高等医药院校器官系统医学教材

血 液 系 统

Principle Hematology

主　编　胡翊群　赵涵芳

副主编　丁　磊　陈　瑜

主　审　沈志祥

上海交通大学出版社

内 容 提 要

高等医药院校器官系统医学教材是为适应"人体器官系统为基础"的医学教育新模式体系而编写的一套医学整合教材。

本书将与血液系统有关的基础知识进行有机整合,结合该器官系统常见疾病作临床导论介绍。全书分为三篇:基础医学、临床医学导论、自我测评,书末还附有名词索引,以供对照参考。多学科整合式的基础知识有助于对临床问题的认识和理解。本书不仅适用于临床医学专业的本科生,也可作为临床住院医生的读本。

图书在版编目(CIP)数据

血液系统/胡翊群,赵涵芳主编.—上海:上海交通大学出版社,2012(2021 重印)
医学器官系统整合教材
ISBN 978-7-313-08029-5

Ⅰ.①血… Ⅱ.①胡… ②赵… Ⅲ.①血液—教材②血液病—诊疗—教材 Ⅳ.①R322.2②R552

中国版本图书馆 CIP 数据核字(2011)第 275143 号

血液系统
Principle Hematology

胡翊群　赵涵芳　主编

上海交通大學出版社出版发行
(上海市番禺路 951 号　邮政编码 200030)
电话:64071208
江苏凤凰数码印务有限公司印刷　全国新华书店经销
开本:787 mm×960 mm　1/16　印张:20　字数:373 千字
2012 年 1 月第 1 版　2021 年 1 月第 3 次印刷
ISBN 978-7-313-08029-5　定价:42.00 元

告读者:如发现本书有印装质量问题请与印刷厂质量科联系
联系电话:025-83657309

序

进入 21 世纪,医学科学面临严峻的挑战,同时也呈现空前的机遇。一言以概之,21 世纪的医学将经历三个重要的战略转移:

目标上移:从以疾病为主导走向以健康为主导。

重心下移:从以医院为基地走向以社区及家庭为基地。

关口前移:从以疾病诊断与治疗为重点,前移到注重疾病的预防与健康促进。

毫无疑问,这三个重要的战略转移必将推动医学理念、医学模式、医疗卫生服务体系及医学科学和技术的巨大变革。"今天的医学生,就是明天的医生",为适应这个重大的变革需求,医学教育改革已势在必行,迫在眉睫。

当前中国的医学教育基本上还是沿袭 20 世纪 30 年代的传统医学教育模式,其主要的弊病可归纳为以下三点:

(1) 培养目标仍然是根据传统生物医学模式,培养立足医院、以疾病诊治为主要任务的医生;

(2) 课程体系仍然是先基础,后临床,基础医学与临床医学基本隔绝;仍然是以几十门学科"各自为政"的课程体系;

(3) 教学方式仍然是以教师为中心、课堂为基础、教材为蓝本的传统方法,学生缺乏主动参与的积极性与能动性。

有鉴于此,上海交通大学医学院经过多年的试点探索,借鉴国内外医学教育改革的宝贵经验,结合中国与上海交通大学医学院的实情,决定从 2008 年开始,试行全新的医学教育模式体系,以期探索一条既符合国际潮流又具有中国特色的医学教育改革的新途径。

这个新的医学教育模式体系有如下五个特点:

(1) 培养目标是能适应 21 世纪需求,符合生物、心理、社会医学新模式的医生。

(2) 重新构筑医学教育体系,使医学通识人文教育、基础医学教育与临床医学教育三者始终不断线,以期三者交叉互动,循序渐进,螺旋上升。

(3) 在保留必要的课程体系完整性与系统性的前提下,开设三门医学整合课程:医学导论、以人体器官系统为基础的医学整合课程及临床医学整合课程。

(4) 采用以学生为中心的参与式教学模式,根据不同的教学内容及学习阶段,采用 PBL(以问题为基础)、CBL(以病例为基础)、TBL(以小组为基础)、RBL(以探索研究为基础)及 CAL(计算机辅助)等学习方法,以期尽可能调动学生学习的主观能动性。

（5）建立新的教学评估体系，知识、能力与素质三者并重；改革考试方法，采用笔试、口试、综合讨论、OSCE（客观标准化临床技能考核）、文献综述、学术报告及论文撰写等多种方法对学生的水平进行客观的综合测评。

为配合这个全新的医学教育模式体系，我们组织了上海交通大学医学院的几十位专家，集思广益，耗时数年编写了这套以人体器官系统为基础的医学整合教材。我们的构思如下：

（1）以人体各器官系统为切入点，将与该器官系统有关的基础知识（解剖、组胚、生理、病理等）加以有机整合，在此基础上结合该器官系统常见疾病作临床导论介绍，为学习今后临床医学课程打好基础。

（2）整合是这套系列教材的灵魂与特色，所谓整合，是指与该器官系统相关的基础医学各学科间的整合，与该器官系统相关的基础医学与临床医学之间的整合，也包括人体十大器官系统相互之间的关联与整合。

（3）每册器官系统整合教材都精心撰写一篇绪论，绪论的目的是力求让读者对该器官系统有一个鸟瞰式的综合认知。绪论包括该器官系统的主要结构与功能，该器官系统与人体其他器官系统的相互关系，以及该器官系统主要疾病与健康问题的流行病学，常见疾病的诊治原则，尤其强调疾病的预防与健康促进的重要性。

（4）这是一套系列医学教材，既不是专著也不是实用手册。因此在编写上我们尽量符合教材编写的要求，即具有科学性、系统性与可读性。每册教材力求文字通顺，图文并茂，以便学生自学。每册教材后均附有自我测评的习题，包括选择题及问答题等，以使学生在学完以后能对自己的水平作一个客观的自我评价。每册教材均由2~3位在医学教育第一线的基础与临床医学教授担任主编，并请一位资深专家进行审阅，以保证全书的质量。

总之，这套以人体器官系统为基础的医学整合教材是几十位教授耗时数年共同努力的结晶。上海交通大学医学院的党政领导也给以了全力支持与鼎助，还有许多默默无闻的工作人员为之付出了大量的心血，对此一并表示衷心的感谢与崇高的敬意。

"实践是检验真理的唯一标准"，这套系列教材的问世只是我们万里长征中的一步。这一步是否正确，必须也只能在今后的实践中加以检验，在今后教学实践中不断调整，逐步完善，与时俱进。我们诚挚地期望使用这套教材的教师、学生及其他读者随时提出批评与建议。你们的反馈与评价是我们不断改进与完善的动力与支撑。但我坚信，只要目标明确，方向对头，每前进一步就会向着我们的既定目标靠近一步。

上海交通大学医学院顾问

王一飞　教授

前　　言

为了适应"人体器官系统为基础"的医学教育新模式体系以及以人体器官系统为基础的医学整合课程而编写的《血液系统》，是将与血液系统有关的基础医学知识有机整合，在此基础上结合血液病诊断基础和疾病分类进行临床导论介绍，为今后临床医学课程的学习打好基础。

全书以绪论作开篇，下面共有三篇。第一篇：基础医学。内容包括血液系统的发生、血液系统的正常结构、生理功能和常见疾病的病理变化。第二篇：临床医学导论。内容包括血液系统疾病的常见症状、病史采集要点及体格检查，血液常见疾病的临床表现及发病机制、常用实验室检查、诊断与分类。第三篇：自我测评，包括最佳选择题、多项选择题、问答题及病例分析。全书以绪论开篇，从血液学发展角度回顾了具有里程碑意义的各个阶段，同时对血液学进展作了综述；对血液学与其他学科的衔接作了说明；对血液病的流行病学和疾病特征做了概括。绪论是对全书学好血液系统疾病的重要保证。最后列出了与本书有关的中英文名词索引。

本书由上海交通大学医学院长期从事基础医学和临床医学教学的一线教学人员和临床医师密切合作编写完成。参考了目前我国高等医学院校正在使用的规划教材，教学内容与我国高等医学教育的教学大纲基本一致，可作为以器官系统为基础整合式教学的教材，也可作为医学院校师生和临床医务工作者学习和参考的材料。血液学与血液病对形态学学习和认识是重要的环节，各种细胞形态为主的图片资料是教材的重要组成成分。但限于篇幅，基于书本的简约性，鼓励学习的多样性和主动精神考虑，我们将大量教学参考图片资料无偿置于上海交通大学医学院课程中心"临床血液学"精品课程网站上，便于大家更好更多地学习。

感谢上海交通大学医学院各级领导对本书的热诚关怀和支持。感谢出版社的精心工作和读者厚爱。由于医学教学改革尚需不断探索，本书的编写是初步尝试，加之编者的水平所限，不足之处欢迎同行和学生不吝指正。

编者

2010－12－6

目　　录

绪　　论

第一篇　基础医学

第二篇　临床医学导论

第三篇　自　我　测　评

绪　　论

第一节　血液学概述

血液学(hematology)是医学科学的一个独立分支。它的主要研究对象是血液和造血组织,包括研究血液中有形成分形态的血细胞形态学;研究细胞来源、增殖、分化和功能的血细胞生理学;研究血细胞组成、结构、代谢和血浆成分的血液生化学;研究血细胞免疫和体液免疫的血液免疫学;研究血液病遗传方式和信息传递的遗传血液学;研究血液流动性和血细胞变形性的血液流变学;研究实验技术和建立实验方法的实验血液学等。近年来,随着基础学科的飞速发展,实验技术的日新月异,促使血液学的研究内容和范畴不断地深入和扩大,开拓了许多新的领域,如血细胞生物学和血液分子生物学等。血液学已成为生理和病理多种专业工作者共同耕耘的园地,血液学范围不断扩大,血液学在医学整体中已成为分子细胞生物学的前驱。总体上,血液学可分为临床血液学、基础血液学、实验血液学和血液检验。

一、血液学的组成

临床血液学(clinical hematology)是血液学基础,也是血液学得以发展的内在动力。我国的临床血液学以《邓家栋临床血液学》为标志,经过几十年的发展,已为中国血液学树立了标杆。临床血液学以疾病为研究对象,是基础理论与临床实践紧密结合的综合性临床学科,主要包括来源于血液和造血组织的原发性血液病以及非血液病所致的继发性血液病。临床血液学重点研究血细胞(如白血病等)、造血组织(如再生障碍性贫血等),出血倾向(如血友病等)和血栓栓塞(如深静脉血栓形成等)等的致病原因、发病机制、临床表现和诊治措施等。此外，也研究临床各科疾病，如肝脏病、肾脏病、冠心病、糖尿病、脑血管病、呼吸病、传染病、免疫病、产科病、恶性肿瘤、遗传病等，以及外科手术、严重创伤、药物治疗等所引起的血液学异常。近年来，利用分子标志物对白血病进行免疫学分型和对血栓前状态进行精确诊断也取得了很大进展。生理学家、生物化学家、免疫学家、遗传学家、肿瘤学家等与临床血液学家密切合作，使临床血液学的预防、诊断和治疗水平不断提高；同时，临床血液学又为多基础学科解决了不少问题，开阔了新的领域。

　　基础血液学（principle and mechanism of hematology）是研究血液的各种组分，是对血液学基本理论、基本概念的研究，是血液病诊断治疗预防的基础，也是指导血液学发展纲领性成果的探索过程。在我国，基础血液学奠基者非朱益栋教授莫属，尤其在血栓止血领域，他为此付出了毕生精力。到目前为止，我国的基础血液学研究能与国际上基础血液学研究相提并论的成果只有血液学领域中的一个方向，即以王振义教授主编《血栓与止血—基础与临床》为标志，此书在引领中国血液学教学、科研和临床工作方面都有极高的价值。

　　实验血液学（experiments in hematology）是根据各种血液学理论和学说进行的体内和体外实验，或者是分子、蛋白水平的模式研究，以证实理论和学说的正确性，并为临床血液学研究提供必要的基础。这不仅是血液学研究的重要环节，也是血液学与其他学科关联、与生命科学协同的重要途径，也被认为是可被独立展开研究的重要组成部分。遗憾的是，直至今日，我国还没有任何真正意义上的实验血液学，但却有太多的学者和研究人员将实验室开展的血液检验与其混为一谈。实验血液学的突破将是我国血液学真正跨入国际先进水平的标志。

　　血液检验（practical laboratory hematology）是以血液学的理论为基础，以检验学的实验方法为手段，以临床血液病为工作对象，创建了一个"理论-检验-疾病"相互结合、紧密联系的体系，而且在实践过程中不断发展、完善和提高。医学分子生物学的进展全面推动了血液分子细胞生物学的发展，血细胞的分子和细胞学结构的研究及其在发病中的作用原理促使研究人员和临床医生对血液疾病的理论和实践有了更深入的认识；在方法学上，多聚酶链反应等分子生物学研究方法在血液学检验和临床诊断中已被广泛应用，使认识和诊断疾病从原来的细胞水平上升到亚细胞水平，把血液学检验提高到崭新的分子水平。公共信息平台的构建和先进实验仪器的快速发展打破了国家间的分界，使中国的血液检验一点也不落后于任何一个国家，但在标准化、实验室论证体系建设仍存在差距。虽然近十多年来，血液检验各类专著教材层出不穷，但在血液学研究领域已严重失衡，只在数量上弥补了血液学其他领域研究的不足。

系统血液学(integrative hematology)并不是一个新的血液学研究领域,它是为教学和自主学习,将血液学的几个组成部分有机整合起来,利用最有效的方法、途径和最紧密的基础临床结合,来提供一个学习平台,提供一个可分为几个阶段完成或不断加深、螺旋提升的血液学课程。目的在于让关注者在血液学基础理论、临床技能、实验研究几个方面能有所获益,在人才培养上进行一种尝试。

二、血液学的发展

血细胞的发现虽已有近300年的历史,但这些细胞的形态学至今还是血液学家研究的重要部分。随着观察血细胞的技术不断改进,光学显微镜的精密度不断提高,染色技术使细胞形态更清晰易于鉴别,研究人员能够区分出各类白细胞并且观察到各种血细胞的异常形态。特殊显微镜的发明使血细胞形态学概念更加充实。目前应用的特殊显微镜有:暗视野显微镜、位相显微镜、偏光显微镜、干涉显微镜以及电子显微镜等。19世纪60年代后开始了解到血细胞产生于骨髓,骨髓中有幼稚血细胞,这些幼稚细胞成熟后才进入血液。1929年发明了骨髓穿刺针,骨髓可像血液一样被吸取和推成薄膜片,在油镜下观察。从此,骨髓细胞观察成为血细胞形态学研究的一个重要内容。类似技术也应用于淋巴组织内的血细胞形态观察。

血液学的发展很大程度上是研究能力和实验技术的发展,如血细胞吸管(1852~1867年)、血细胞计数板(1855年)、血红蛋白定量(1878~1895年)和细胞分类技术(1877~1912年)的发明。1953年,美国Coulter发明世界上第一台血细胞自动计数仪,迄今已有各种半自动化和全自动化血细胞计数分析仪不断问世,并在世界范围内广泛应用,大大推动了血细胞计数和分类计数的发展。

1. 红细胞的认识

对红细胞功能的认识,最先开始于1871~1876年。已知红细胞有带氧功能且能在组织中参与呼吸作用,1900~1930年对此有更全面的了解。1935年才知道红细胞内有碳酸酐酶,能将大量二氧化碳转变成碳酸根离子,使之溶解于血液中,同时也能将碳酸根离子转化成二氧化碳,在肺泡中释放。这一发现不仅明确了红细胞的呼吸作用,而且了解到红细胞和血液酸碱平衡有密切关系。1967年以后明确红细胞内2,3-二磷酸甘油醛可作用于脱氧的血红蛋白分子,有利于组织获得更多的氧。1946年,肯定红细胞寿命在120天左右。人体输血能较安全地开展,是在1900年发现红细胞A、B、O血型之后。在20世纪20年代已知红细胞在体外保存需要葡萄糖,30年代已应用体外保存的血液作输血之用,40年代血库才开始逐渐建立。对红细胞糖代谢的全面了解是在1959年后。近30年来,红细胞结构与脂肪、蛋白的关系已基本明确。

2. 白细胞的认识

（1）对粒细胞的认识 1892～1930 年已知中性粒细胞有趋化、吞噬和杀灭细菌的作用，到 1986 年后才知道杀灭细菌的作用依赖于细胞内存在过氧化物酶，使自身体内的 H_2O_2 起氧化作用之故。嗜酸性粒细胞的功能虽然至今还不十分清楚，但早在 1949 年就知道嗜酸颗粒会转变成**夏科-莱登结晶（Charcot-Leyden crystal）**。近年来得知嗜酸性粒细胞内有阳离子蛋白，具有杀死微小生物的作用。对嗜碱性粒细胞功能也有一定了解。嗜碱颗粒中有多种化学成分，如组胺（血清素）等都是一些参与变态反应的物质。

（2）对单核细胞的认识 单核细胞的吞噬功能在 1910 年后才有报道，此类细胞不但能吞噬一般细菌，而且能吞噬较难杀灭的特殊细菌（如结核杆菌、麻风杆菌），也能吞噬较大的真菌和单细胞寄生虫。故当时有人称之为"打扫战场的清道夫"。20 世纪 60 年代后发现，单核细胞杀死和消化吞噬的物质，主要依靠单核细胞内大量存在的溶酶体。近年来更了解到单核细胞在免疫作用中也起了很大作用，能将外来物质消化后提取抗原供给淋巴细胞，同时又可调节淋巴细胞以及其他血细胞的生长、增殖或受抑功能。1924 年，Aschoff 曾提出所谓**网状内皮系统（reticulo-endothelial system, RES）**这一名称，1976 年后已被否定而被单核细胞有关的**单核吞噬细胞系统（mononuclear phagocyte system, MPS）**取代。现已知单核细胞只是该系统中一个较短暂留在血液内的细胞，以后进入各种组织转变成组织细胞。组织细胞内如已有吞噬物质，则称为巨噬细胞，目前有人称之为吞噬细胞。

（3）对淋巴细胞和浆细胞的认识 对淋巴细胞功能的认识主要在最近 30 年。过去认为淋巴细胞是淋巴系统中最末的一代，已经成熟到不能再分化，而且对它的作用也很不了解。1959 年以来发现，淋巴细胞受到丝裂原和抗原刺激后又转化为抗原（免疫母细胞），并能再进行有丝分裂和增殖。近年来更明确，淋巴细胞虽然形态都相似，但在功能上却显著不同：B 细胞产生抗体；T 细胞中有的起杀伤作用，有的起辅助作用，有的起抑制作用，有的起诱导作用等。其实各类淋巴细胞还有更细的分工：一个淋巴细胞只对 1～2 种抗原起反应，抗原有千千万万，可以想象淋巴细胞分工的复杂性。至于浆细胞是 B 淋巴细胞受到抗原刺激后转化出来的一种能分泌免疫球蛋白的细胞，这已在 60 年代得到肯定。T 细胞还能产生多种**细胞激活素（cytokine）**。

3. 血栓与止血的认识

1842 年发现血小板，直至 1882 年才知它有止血功能和修补血管壁的功能，1923 年知道血小板有集聚功能和黏附功能。它的作用机制和超微结构在近 20 年被逐渐了解,现已知集聚和黏附功能受到体内许多物质的影响。例如,肾上腺素、凝血酶、胶原、前列腺素等;而其中有些物质却又能在血小板内生成并通过微管分泌至血小板外,然后又作用于血小板。血小板超微结构的研究进展明确了血小板内各种亚结构,并且也明确了这些亚结构与上述一些物质的产生和分泌有关。随着使用激光共聚焦显微镜进行单个血小板断层扫描分析单个血小板激活过程中钙离子浓度、应用流式细胞仪观察群体血小板钙离子流变化,证实在血小板激活过程中,血小板外钙内流起重要作用,为临床工作中血栓性疾病的诊断及抗血小板药物的研究建立了重要的方法学基础。

对止血与血栓的认识开始于出血问题上。例如,血友病早在两千年以前的犹太人法典中已有记载。20 世纪 50 年代以后,对凝血机制有了深入的认识,到了 60 年代,"瀑布学说"已成为公认的凝血机制。60 年代以后逐渐认识到血栓形成比止血缺陷对人类健康威胁更大,对血液凝固的研究不仅涉及止血问题,而且也涉及血管内血栓问题。近年来,随着研究工作的深入,不仅在凝血因子方面有了新的发现,同时对体内抗凝蛋白,如蛋白 C、蛋白 S、抗凝血酶和组织因子途径抑制物等也加深了研究。**活化蛋白 C 抵抗(activated protein C resistance,APCR)** 的研究与临床应用,使血栓与止血实验诊断工作进入了新阶段。纤维蛋白溶解问题也取得新的认识和进展。分子标志物检测将是研究和诊断血栓前状态和易栓症的重要方法和依据。

对于凝血、纤溶和血小板等在血栓形成中的作用也从分子水平上有了深入的认识。随着分子生物学、分子免疫学等学科的发展,在血栓和止血方面已发展和建立了一系列的方法用于实验诊断出血性疾病和对血栓性疾病危险因素的检测以及抗凝溶栓治疗的监测。

4. 造血干细胞的认识

造血干细胞是由胚胎干细胞发育而来,在造血微环境及造血因子等诱导下,增殖、分化、发育成熟为各系血细胞,释放至外周血液执行其生物学功能。

造血与造血的调控是生命活动的重要部分。造血系统持续不断生成新的血细胞以替换那些衰老退变的细胞,以维持体内恒定的血细胞数量,从而保证生命活动中机体对各类血细胞的需要。多年来,关于血细胞起源问题,单元论及多元论争论不休。20 世纪初,提出**造血干细胞(hematopoietic stem cell,HSC)** 的概念,当时对这种细胞认识不甚清楚。直至 1961 年 Till 等用致死量放射线照射实验小鼠,然后进行骨髓移植,成功地在脾脏形成结节,发现了造血干细胞,即这类形成脾结节的原始细胞。后采用天然性染色体及性别决定基因作为细胞遗传的标志,结合造血干细胞研究中的单个脾集落转移技术,研究结果表明脾集落生成细胞是一类多能造血干细胞。此后进一步深入研究,在实验血液学研究史上写了光辉的一页。

1979年,体外培养人造血祖细胞成功,对造血干细胞、祖细胞有了崭新的认识。造血干细胞分化为各系祖细胞,进一步分化、成熟为各系成熟细胞。造血干细胞具有高度自我更新(自我复制)及多向分化这两个最基本的特征,是机体赖以维持正常造血的主要原因。

20世纪末,由于造血干细胞、祖细胞检测技术的进展,使血液学研究深入到对造血和血液病发病机制的探索。为了进一步研究造血干细胞的分化性能,采用了天然的细胞标志纯化造血干细胞和发展体外造血干细胞培养技术,同时为应用造血干细胞移植治疗白血病、再生障碍性贫血等打开了新局面。

5. 造血调控的认识

血细胞生成是造血干细胞经历连续增殖与分化的结果。机体根据需要,有条不紊的调控造血干细胞的增殖与分化,保持各类细胞数量的相对恒定。在这个复杂的细胞活动中,造血细胞与间质细胞之间通过受体与配体的相互接触,以及细胞因子与造血细胞受体之间相互作用,并通过不同的信号转导通路启动或关闭一系列的基因而实现对造血细胞增殖、分化与凋亡的调控。近年来,在生理性及病理性造血调控研究方面取得明显进展,对血细胞的发生从分子水平上有了进一步的了解。造血调控研究是造血的基础研究,它对于阐明造血机制以及造血系统疾病的诊断、治疗和病因分析等都有重要作用。细胞因子及其受体的互相作用与信号传导是造血调控研究的另一个热点领域。对各系血细胞的调节因子如SCF、G-CSF、GM-CSF、EPO、TPO、IL等的理化性质、氨基酸序列、作用特点均已有较为详细的了解,细胞因子与受体的纯化、克隆、功能研究等不断有新的进展。造血微环境中同时存在着造血细胞和间质细胞,它们之间的相互作用构成了造血调控的重要内容。造血微环境主要包括基质细胞、细胞外基质分子(ECM)、细胞黏附分子(CAM)及各种正负调控因子等,造血微环境对于造血干细胞的增殖与自我更新,造血细胞的迁移与定位,各系祖细胞的发育、分化与成熟等均具有十分重要的调控作用。各种整联蛋白(integrins)、Ig超家族分子、选择素(selectin)等CAM间的互相识别,各种蛋白多糖(PG)如SHPG、CS、HC等对细胞因子的富集作用,各型胶原、糖蛋白(如Fn、Lm、Hn、TSP等)与造血细胞的定位、分化、成熟、释放等方面的研究也都取得了明显的进展。1973年,Dexter等建立了造血细胞体外长期培养体系,为体外模拟造血迈出了一大步。由骨髓细胞构造的贴壁细胞层对造血干细胞增殖与分化的调控是通过造血微环境细胞分泌的细胞因子实现的。

造血调控的研究一方面为认识生命科学的许多基本问题提供了重要的研究模型和理论;另一方面在血液系统疾病、恶性肿瘤、遗传性疾病等的发病机制、诊断、治疗和预后判断中均具有十分重要的意义。

第二节　血液系统的基本概念

血液系统是围绕血细胞和血浆成分展开的一系列生理和病理生理活动。这些活动的基础是对血细胞造血能力的考验,也是对血栓形成能力为代表的止血作用的判断。要正确认识血液学的各种变化规律,必须首先清楚地认识已知的各种基本概念。

（1）造血（hematopoiesis）　机体有完善的**造血器官（hematopoietic organ）**,其能够生成并支持造血细胞的分化、发育、增殖和成熟。造血器官通过上述步骤,生成各种血细胞的过程称为造血。

（2）红骨髓（medulla ossium rubra 或 red marrow）　是骨髓的造血组织,含大量发育的各阶段血细胞而呈现红色,造血功能十分活跃。

（3）黄骨髓（yellow marrow）　红骨髓的造血细胞被脂肪细胞替代,成为脂肪化的骨髓,正常情况下不再参与造血。

（4）髓外造血（extramedullary hematopoiesis）　生理情况下,出生 2 个月后,婴儿的肝、脾、淋巴结等已不再制造红细胞、粒细胞和血小板。但在某些病理情况下,如骨髓纤维化、骨髓增殖性疾病及某些恶性贫血时,这些组织又可重新恢复造血功能,称为髓外造血。髓外造血是机体的一种代偿方式,有很大的局限性。此时,累及的相应器官均有肿大。由于肝、脾、淋巴结等组织无**骨髓-血屏障（marrow-blood barrier, MBB）**结构,幼稚细胞不经筛选即进入外周血循环,外周血中出现较多幼稚血细胞及细胞碎片;未成熟血细胞在形态、结构和生化特征与成熟血细胞有很大的差异。因此,其也不能发挥正常的生理功能。髓外造血部位也可累及胸腺、肾上腺、腹腔的脂肪和胃肠道等。

（5）造血微环境（hematopoietic microenvironment）　是造血细胞增殖、分化、发育和成熟的场所。造血微环境包括结构上和功能上的组成,即是由除造血细胞以外的所有参加调控造血的间质成分,包括微血管系统、神经成分、网状细胞、基质细胞（成纤维细胞、内皮细胞、巨噬细胞、脂肪细胞）、细胞外基质及其他结缔组织等,统称为造血微环境。

（6）骨髓-血屏障　动脉毛细血管末端分支形成放射状的窦状腔隙——血窦。血窦多呈形状不规则,直径大小不等,25～35 μm。血窦密布于骨髓腔中,彼此相连呈网状,汇合成集合静脉而汇入中央静脉。造血细胞是处于血窦外的窦间区（造血索）。骨髓内成熟血细胞要进入血循环必须穿过血窦壁,血窦壁组成了骨髓-血屏障。

（7）细胞外基质（extracellular matrix）　由基质细胞分泌到细胞外的区域，主要由分泌蛋白和多糖组成，包括三类大分子物质：**糖蛋白（glycoprotein）**、**蛋白多糖（proteoglycan）**和**胶原（collagen）**。糖蛋白中主要有**纤维连接蛋白（fibronectin，Fn）**、**层粘连蛋白（laminin，Ln）**和**血细胞粘连蛋白（hemonectin）**。蛋白多糖即是黏蛋白，有**硫酸软骨素（chondroitin sulfate，CS）**、硫酸肝素（HSPG）和透明质酸等。胶原中主要是Ⅰ、Ⅲ、Ⅳ、Ⅵ型胶原。

（8）血细胞的增殖、分化、成熟和释放　生物的成长伴随着细胞的**增殖（proliferation）**，这是生命重要的基本特征之一。"增殖"是细胞通过有丝分裂进行复制的过程，结果是细胞数量的增加。有丝分裂是血细胞增殖的主要形式。**分化（differentiation）**是细胞在基因的调控下，从一般向特殊演变，在此过程中，细胞内部结构的变化而失去某些潜力但同时又获得新的功能。**成熟（maturation）**是包含在整个发育过程中，其形态特征逐渐明确。**释放（release）**是终末细胞通过骨髓-血屏障进入血循环的过程。

（9）全能性（totipotency）　造血干细胞或其他细胞能够分化为髓系和淋巴系祖细胞，祖细胞再定向分化发育为各系相应的原始、幼稚及成熟细胞，可以称其为全能性。这也说明，所有血细胞都来源于造血干细胞。近年的研究也表明，造血干细胞在一定的条件下还可被诱导分化为多种组织细胞，如肌细胞、神经细胞等，这也体现了全能性。

（10）多态性（polymorphism）　即造血细胞的不均一性。造血细胞只有少数进入分化，分化中的造血干细胞可能还处于不同的分化时刻，其形态和生物物理特征及表面标志都不同，具有**异质性（heterogeneity）**和**等级性（hierarchy）**，也有学者称之为**代龄（generation age）**，即造血干细胞有丝分裂的次数。代龄大表示有丝分裂次数多而将走向衰老。造血干细胞的代龄差异反映出这一群体的**代龄结构（age structure）**，形成造血干细胞的多态性。

（11）祖细胞（progenitor cells）　造血祖细胞由造血干细胞分化而来，是（早期）已部分或（晚期）全部失去了自我更新能力的过渡性、增殖性细胞群。在整个祖细胞阶段，亦存在着性能上不同的祖细胞亚群：**最早期祖细胞（most-primitive progenitor cell）**、早期祖细胞、晚期祖细胞。自我更新和自我维持能力在最早期祖细胞、早期祖细胞尚有保留但极低；晚期祖细胞则完全丧失自我更新能力。最早期祖细胞、早期祖细胞为多向性祖细胞，其进一步分化为单向祖细胞。与造血干细胞不同的是，造血祖细胞的分化伴随着细胞增殖，早期造血祖细胞的增殖即开始了对称性有丝分裂，晚期祖细胞则全部是以对称性有丝分裂进行增殖。所以，造血祖细胞有较强的增殖能力，形成骨髓内充足的祖细胞库，才有外周血庞大的血细胞数量（图0-1和表0-1）。

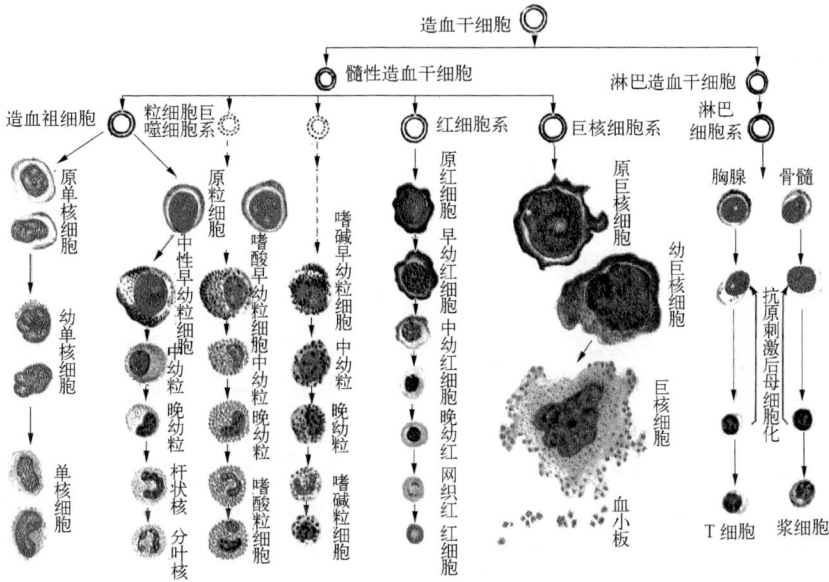

图 0-1 各系血细胞分化发育阶段及名称

表 0-1 血细胞发育过程中形态演变一般规律

项 目	幼 稚 原始——→成熟	备 注
细胞大小	大——小	原始粒细胞比早幼粒细胞小,巨核细胞由小变大
核质比例	大——小	
核大小	大——小	成熟红细胞核消失
核形态	圆——→凹陷——→分叶	有的细胞不分叶
核染色质	细致——粗糙	
	疏松——致密	
核染色受色	淡紫色——深紫色	
核膜	不明显——→明显	淋巴细胞核膜较明显
核仁	有——无	
胞质量	少——多	小淋巴细胞较少
胞质颜色	蓝(嗜碱)——红(嗜酸) 或天蓝——浅蓝	
胞质颗粒	无——少——多	粒细胞分为3种颗粒小淋巴细胞无颗粒

（12）造血调控（hematogenesis control）　对**造血基因调控（hematopoietic gene control）**的复杂机制了解不多,但可以肯定造血干、祖细胞增殖分化的各个环节都受到基因调控,并且是多基因的作用。特别是**原癌基因（proto-oncogen）**和**抑癌基因（tumor suppressor genes）**的表达产物及**信号转导（signal transduction）**途径参与调控作用是公认的。细胞增殖分化过程受正、负信号调节;原癌基因为正信号、显性;抑癌基因为负信号、隐性。当然,造血调控是多因素的组合协作,细胞因子起重要作用,但其发挥作用必须依赖于造血微环境的完整性。造血细胞与细胞外基质的黏附才能使造血细胞生存,只有在一定的细胞外基质中,各种细胞因子的特异信息才能得以传导。所以,微环境中细胞外基质的大分子物质除对造血细胞有黏附、定位、营养、迁移等支持生存作用外,同时也介导细胞与细胞、细胞与基质的各种物理、化学信号传递。从而影响细胞因子、生长因子、转移因子的能力及抑制诱导凋亡基因的表达。所以,细胞外基质也调控造血细胞的增殖、分化,发育、成熟、生化功能及凋亡;没有细胞外基质,造血细胞的功能则不能保证顺利进行。

（13）出血和血栓（hemorrhage and thrombosis）　一般情况下,血液脱离了血管的束缚就是出血。反之,对活体而言,血液在血管内流动的中止,就是血栓。血栓是发生止血的基础。在病理条件下或机体受损时,出血与组织受损处的止血或血管的血栓是一种复杂的、不断变化着的病理生理过程。各种止血因素的改变是造成机体出血或血栓形成的直接原因。一百多年来,人们把血管、血液有形成分、血浆凝固和调节凝固物质、血液循环与血管构成的血流特性,归结于血栓与止血基础理论。

（14）血液凝固（blood coagulation）　是血液由液体状态转为凝胶状态的过程,简称为凝血。人们最早在19世纪初发现凝血中有纤维,并用光学显微镜证实。经过一百多年的努力,凝血理论以瀑布学说到内外凝血途径的互相影响,到近年来的分子凝血机制建立,逐步阐明了凝血的机制,揭示了凝血因子参与的复杂凝血过程。

（15）凝血因子（coagulable factor）　也称**凝血蛋白（coagulable protein）**,迄今已证实有14个因子参与凝血过程,除 Ca^{2+} 外,都是蛋白质。正常血液中,除组织因子分布在全身组织外,其他因子都可在血浆中找到。按国际凝血因子命名委员会规定,以罗马数字命名除激肽系统以外的凝血因子。其中 Ca^{2+} 为因子Ⅳ,因子Ⅵ因被证实是因子Ⅹ的活化形式而废除。在书写和拼读上, Ca^{2+} 不叫Ⅳ;纤维蛋白原也很少称为因子Ⅰ。

（16）血液病（hematologic diseases）　传统上,将原发于造血系统的疾病称为血液病。把其他疾病对血液系统的影响认为是全身疾病的血液系统表现。近年来,也有人只把因基因改变或克隆性、遗传性原发于造血系统的疾病称为血液病。

（17）血液流变学（hemorheology）　是研究血液及血管的流动性、变形性及其在医学中应用的一门科学,它是力学向血液学渗透而形成的一门新兴交叉学科。血液流变学研究的内容非常广泛,包括血液的流动性、血细胞的变形性（包括变形性、聚集性和黏附性)、血液凝固性、血管壁的流变性及它们之间的相互作用以及它们在病理状态下的变化规律。科学技术的迅猛发展拓宽了对血液流变学的研究范围,根据研究侧重点的不同,血液流变学又分为理论血液流变学、分子血液流变学及临床血液流变学 3 个分支,这 3 个分支分别从不同的角度揭示了血液流变的特性,对基础和临床医学均具有重要的理论价值及实用价值。

第三节 血液系统的基本结构与功能

血液是动物进化中产生的,随着生物进化出现循环系统而分成血液与组织液。血液系统是机体生命活动中不可缺少的组成部分,血液的有形成分是血细胞,包括红细胞、白细胞和血小板。白细胞分为粒细胞(中性、嗜酸性、嗜碱性粒细胞)、单核细胞和淋巴细胞。血细胞执行着多种生理功能,并不断地消亡和更新,但其在外周血中的数量仍然保持于一定的范围内,这有赖于血细胞生成和需求的动态平衡。血液的无形成分中溶入了大量的蛋白质,与血细胞一起在机体中不停地运行,对维持机体的内环境稳定具有重要作用。

一、血 液

血液是由细胞成分与非细胞成分两部分组成。细胞成分包括红细胞、白细胞和血小板;非细胞成分称为血浆,其中又包括胶体成分和晶体成分。

1. 细胞成分

红细胞、白细胞、血小板等统称为血细胞。如果将血液采集后立即与一定的抗凝剂混合,放入血细胞比容管中离心 30 min(3 000 r/min),可见血液分为 3 层:上层为淡黄色透明液体,即血浆,占总体积 50% ~60%;下层为红色的红细胞层,占总体积的 40% ~50%,即通常测定的血细胞比容;两层之间还有一层菲薄的白细胞和血小板层,通常称为浅黄色层。从这种分层可知:红细胞的相对密度大,白细胞和血小板次之,血浆相对密度最小。

2. 非细胞成分

血液的非细胞成分是指血浆或血清。如果在血液中加抗凝剂,离心分离出的上清液为血浆;如果不加抗凝剂,几分钟后血液就会凝固成胶冻状的血块。在 37℃水浴中放置 30 min 或更长时间后,血块回缩,体积变小,而挤出淡黄色液体,即为血清。血浆与血清的成分基本相同,血清只是缺少部分凝血因子如因子Ⅰ(纤维蛋白原)、因子Ⅱ(凝血酶原),凝血因子Ⅴ、Ⅷ等。

血液中水占 780 ~ 820 g/L,而血浆含水(910 ~ 920 g/L)较红细胞含水(650 ~ 680 g/L)为多。水作为溶剂参与各种化学反应,参与维持渗透压和酸碱平衡,由于其比热大,有利于维持体温。血液中的无机物绝大部分是以离子的形式存在。在血浆中主要是钠、氯及碳酸氢根离子。在血细胞中主要是钾、碳酸氢根及氯离子。

血浆中维持一定的电解质浓度的重要意义在于:① 参与调节组织中电解质成分。例如,血浆钙离子水平可以影响骨髓的钙盐沉积或脱钙;② 参与维护血浆渗透压和酸碱平衡;③ 保持神经肌肉的兴奋性,特别是钠、钾、钙、镁离子,更为重要。

血液中一些成分因进食后发生变动,故一般血液分析的采血应在空腹安静条件下进行。血液成分的正常值常因测定方法不同而有差异,应予注意。

3. 其他无机物和有机物

包括氧、二氧化碳、糖类、脂酸、磷酸、中性脂肪、胆固醇、氨基酸、尿素、尿酸、肌酸、肌酐、乳酸、酮体、激素、维生素和各种生物活性物质等。其中有些是分解代谢的产物,有些是合成代谢成分,有些供能量消耗之用,有些为调节机体正常生命活动所需。血浆蛋白质是血浆中除水分外含量最多的一类化合物,正常含量为 60 ~ 80 g/L。临床检验中常用硫酸铵或硫酸钠或亚硫酸钠盐析法,将血浆蛋白质分为清蛋白、球蛋白、**纤维蛋白原(fibrinogen)** 等几部分,再进行定量测定。正常值为:清蛋白 38 ~ 50 g/L,球蛋白 20 ~ 30 g/L,两者比值即清球比(A/G) 为 1.5 ~ 2.5。用滤纸电泳或醋酸纤维素薄膜电泳可将血浆蛋白质分为清蛋白,α_1、α_2、β 和 γ-球蛋白及纤维蛋白原等 6 种成分。用聚丙烯酰胺凝胶电泳和免疫电泳等能分出更多种,近年已知血浆蛋白质有 200 多种。血浆蛋白质中有些成分含量甚微,结构与功能还不清楚,所以对血浆蛋白质尚难作出十分恰当的分类。一种分类为:清蛋白、免疫球蛋白、糖蛋白、金属结合蛋白、脂蛋白、酶类等。此外,还有按生理功能进行分类的(多功能蛋白质按其主要功能分类)(表 0-2)。

表 0-2　人血浆蛋白质的分类

种　　类	举　　例
(1) 载体蛋白	清蛋白、运铁蛋白、结合珠蛋白等
(2) 脂蛋白	高密度脂蛋白(HDL)、低密度脂蛋白(LDL)、极低密度脂蛋白(VLDL)等
(3) 免疫球蛋白	IgG,IgM,IgA 等
(4) 补体系统蛋白质	C1 ~ C9 等
(5) 凝血和纤溶蛋白质	因子Ⅶ、Ⅷ、Ⅹ、Ⅻ,凝血酶原,纤溶酶原等
(6) 酶	磷脂酰胆碱-胆固醇酰基转移酶等
(7) 蛋白酶抑制物	α_1-抗胰蛋白酶、α_2-巨球蛋白等
(8) 功能不明蛋白质	β_2-糖蛋白Ⅲ、C 反应蛋白等
(9) 过路蛋白	胰岛素、细胞角蛋白(CK)、乙型肝炎表面抗原等

二、骨　　髓

骨髓腔中的骨髓是人类唯一有效的造血场所,它大约产生 6×10^9 细胞/(kg体重·天)。具有造血活性的红骨髓在出生后逐渐退化,至青春后期它仅集中在低位颅骨、椎骨、肩骨、骨盆、肋骨和胸骨。手、足、腿和臂等处骨骼内由脂肪细胞替代造血细胞而成为黄骨髓。在成人体内,脂肪大约占红骨髓空间的50%,而且这种脂肪变随年龄增长而缓慢发展。在老年人体内,脂肪可呈凝胶样变为黏液样物质,而成为白骨髓。如果存在长时间造血增长的需要,如溶血性贫血,黄骨髓能回复变为有造血活性的骨髓。因此,造血能通过增加红骨髓容量和缩短祖细胞至成熟细胞的发育时间而加强。

骨髓基质主要由窦网组成,它始于皮质毛细管的骨内膜,终止于收集管,然后进入全身静脉血流。3层窦壁由内皮细胞、发育不全的薄基膜和外膜的网状细胞组成。后者是能转变为脂肪细胞的成纤维细胞。内皮和网状细胞是造血细胞因子的来源。造血发生在窦间部位,受复杂的刺激性和抑制性细胞因子网络、细胞间接触和胞外基质成分对邻近细胞的作用调控。在这种独特环境中,淋巴造血干细胞分化成所有血细胞系。成熟血细胞的产生和释放以维持稳定的血细胞水平。造血系统亦能加速造血以满足失血、溶血、炎症、免疫性细胞减少和其他原因所致的额外细胞需求。干细胞可离开骨髓和重回骨髓,作为它们正常循环的一部分。外源性细胞因子和化学因子能促进这种髓外循环。

人类骨髓腔大约于第5胎月形成,不久成为粒系和巨核系细胞增生的唯一场所。此时的红系细胞生成局限于肝脏,妊娠最后3个月骨髓微环境能支持成红细胞的生长。出生时,骨髓腔是唯一具重要造血活性的场所,并完全充满造血细胞。造血活性的连续出现和消失受控于基质源性因子-1(SDF-1)与趋化因子受体-4(CXCR-4),以及细胞黏附分子与配体间相互作用的信号,后者包括 α_4-整联蛋白与血管细胞黏附分子-1(VCAM-1)或 α_4 整联蛋白与纤维蛋白等。

较多脂肪细胞出现在4岁的人类长骨骨干,以后慢慢替代造血成分,并呈向心性扩展;至18岁时,造血骨髓仅存在于椎骨、肋骨、颅骨、骨盆、股骨和股骨的近心端后端。骨髓腔容量的直接测量提示它从出生时体重的1.4%增加到成人时的4.8%,而血容量从新生时体重的8%减少到成人时的7%。骨髓空间的扩张涉及整个生命历程,导致所有骨髓腔(特别是长骨)中脂肪组织的数量进一步增加。近心端骨髓的优先造血已归因于中心组织较高的温度及其丰富的血液供应;然而,既然脂肪骨髓的完全活化能发生于造血扩张诱导的实验动物,其他因素一定涉及这一过程。

三、淋巴组织

淋巴组织分为一级淋巴器官和二级淋巴器官。一级淋巴组织是淋巴细胞由祖细胞发育成功能性和成熟性淋巴细胞的场所。主要的一级淋巴组织是骨髓,是所有淋巴祖细胞寄居并开始分化的场所。一级淋巴组织还有胸腺,骨髓来的祖细胞在此分化成成熟胸腺依赖细胞(T 细胞)。二级淋巴组织是淋巴细胞相互作用以及非淋巴细胞作用,并对抗原产生免疫应答的场所,包括脾、淋巴结和黏膜相关淋巴组织(MALT)。通过这些组织的结构可以了解免疫系统如何区分自体抗原和异体抗原,并构筑起各种特异性和非特异性免疫防御反应,以抵御入侵的病原。

胸腺是胸腺依赖性淋巴细胞即 T 细胞的发育场所。胸腺是一级淋巴器官,是淋巴细胞发育的主要场所。在此,发育中的 T 细胞(即胸腺细胞)由骨髓来源的淋巴干细胞分化成有功能的成熟 T 细胞。正是在胸腺,T 细胞获得了它们所有的特异性抗原受体,以应付一生中将要受到的抗原刺激。一旦 T 细胞发育成熟,就被胸腺释放,在血液中循环,并流经二级淋巴组织。

脾是二级淋巴器官。二级淋巴组织提供免疫系统细胞与抗原以及免疫细胞间相互作用的环境,以形成对抗原的免疫反应。脾是对血源性抗原免疫反应的主要场所。另外,脾的红髓中含有的巨噬细胞,甚至以并非特异性免疫方式清除血液中不需要的外来物质和衰老的红细胞。因此,脾是血液的滤过器。

淋巴结属于次级淋巴组织。它们是抗原滤过网络的一部分。其抗原来自间质的组织液和从外周传递至胸导管的淋巴液。因而,淋巴结是对组织抗原免疫应答的主要场所。

黏膜相关淋巴组织是弥漫分布的淋巴细胞簇,保护呼吸、消化系统上皮。与呼吸道上皮相关的淋巴簇有时称为支气管相关淋巴组织;与肠道上皮相关的淋巴簇有时称为肠道相关淋巴组织。这类组织包括扁桃体、增殖体、阑尾和在回肠中的称为 Peyer 斑的特化了的淋巴结构,它们收集消化道上皮表面的抗原。

含有滤泡结构和生发中心结构的孤立淋巴小结存在于呼吸道、消化道(尤其是回肠)、泌尿道、阴道的黏膜和黏膜下层。慢性炎症时,淋巴小结作为一种局限化的淋巴细胞中心出现,具有显著的淋巴滤泡活性。咽淋巴组织的 Waldeyer 环和回肠的 Peyer 斑为明显的集合的结节性淋巴组织。这些辅助淋巴组织无被膜或无输入及输出淋巴管。

MALT 有丰富的浆细胞和嗜酸性粒细胞。浆细胞产生分泌性免疫球蛋白,转运到气管及消化道管腔内。支气管和肠道黏膜中的大部分浆细胞都含 IgA。IgA 从浆细胞中释放,然后与黏膜上皮合成的分泌片段结合形成分泌型 IgA。然后,分泌型 IgA 通过黏膜上皮的微绒毛分泌到管腔,阻止病原在黏膜定植。覆盖黏膜管腔的淋巴小结是 IgA 生成细胞的前体。这些小结构成了很多微生物和抗原的屏障。肠内特化上皮细胞的微皱褶通过胞饮作用传递抗原物质,随后发生免疫反应,分泌 IgA。

扁桃体是咽 Waldeyer 环淋巴组织的主要组成部分。它们被可变的上皮表层所覆盖,形成深的分枝状凹陷(称为隐窝)。融合的淋巴结与隐窝相邻近,生发中心明显。扁桃体周围有一层致密结缔组织假被膜,其中的隔膜将其分成小叶。与其他 Waldeyer 环的淋巴组织一起,扁桃体构成了阻止病原体从口咽部进入的第一道防线。

第四节　血液系统疾病的基本特点和相互关系

从 20 世纪 50 年代后期开始,我国血液学工作者在全国各地进行了一定规模的正常血液学数据调查工作。各组调查例数多在百人乃至数百人以上,千例以上的调查也不在少数。目前,累计抽样调查总例数已超过 2 万人。为确定我国人正常血液数值提供了可靠的资料。

一、血液病的分类

对原发于造血组织的血液病,按血液组成的发病类型分类,通常分为红细胞疾病、白细胞疾病和出血与血栓性疾病三大类。

(1) 红细胞疾病　传统上按外周血红细胞数量的改变分为红细胞增多症和贫血,包括溶血性贫血、再生障碍性贫血、缺铁性贫血、巨幼细胞性贫血、铁粒幼细胞贫血、失血性贫血等。

(2) 白细胞疾病　一般按疾病性质分为恶性白细胞疾病和反应性白细胞疾病,前者如白血病、淋巴瘤;后者如传染性单核细胞增多症、类白血病反应等。也有按外周血白细胞数量和分类比例的改变分为中性粒细胞增多、中性粒细胞减少、中性粒细胞形态异常,嗜酸性粒细胞增多、淋巴细胞增多、淋巴细胞减少、异形淋巴细胞增多,单核细胞增多,浆细胞增多等。

(3) 出血与血栓性疾病　按血浆蛋白改变分为凝血因子缺乏,如血友病;凝血和血液凝固调节的缺陷,如易栓症等。也可为血小板数量和功能改变单列,如血小板减少症、血小板无力症等。

在特殊情况下,还有将有关血液系统疾病综合征单列分类,如 PNH -再障综合征、**先天性再生障碍性贫血(Fanconi syndrome)**、**先天性纯红细胞再生障碍性贫血**

（Diamond-Blackfan syndrome）、骨髓－胰腺综合征（Pearson syndrome）、Schwachman-Diamond 综合征、先天性白细胞颗粒异常综合征（Chediak-Higashi syndrome）、懒惰白细胞综合征（lazy-leukocyte syndrome）、C5 功能不全综合征、高 IgE 综合征、18q－综合征、先天性胸腺发育不良（di-George syndrome，第 3、4 对咽囊发育不良）、新生儿联合免疫缺陷病（Omenn syndrome）、POEMS 综合征（Crow-Fukase syndrome，Takatsuki syndrome）、Gardner-Diamond 综合征（自身红细胞过敏）、骨髓增生异常综合征（myelodysplastic syndrome，MDS）、嗜血细胞综合征（hemophagocytic syndrome）、Wiskott-Aldrich 综合征、May-Hegglin 异常、Trousseau 综合征、Alport 综合征（Epstien 综合征）、血小板减少伴桡骨缺失综合征（TAR syndrome）、巨大血小板综合征（Bernard-Soulier syndrome）、血管瘤－血小板减少综合征（Kasabach-Merritt syndrome）、血小板第三因子缺陷病（Scott syndrome）、色素沉着性紫癜（Schamberg syndrome）、HELLP 综合征、溶血尿毒症综合征（hemolytic-uremia syndrome）、高黏滞血综合征（hyperviscousemia syndrome）等。

二、血液病的流行病学特点

血液病种类繁复,对全身或者说全身疾病对血液系统影响很大。同时,无论生理情况改变还是年龄环境影响,都可以使同样的疾病表现出完全不同的特点。

1. 一般特点

流行病学调查和研究在中国开展得还很不够,很多数据一直沿用国外的研究结果。就血液细胞调查而言,结果表明,在我国辽阔的幅员内,除海拔 2 000 m 以上的高原、高山区以外,正常血象数值几无明显差别。而与欧美人相较,我国成人红细胞平均数稍低[（3.0~5.0）×10^{12}/L],血红蛋白平均量也稍低(100~150 g/L),其他项目则无明显不同。这种情形与在日本人中所见到的相似,可能主要反映种族的差异。对于我国新生儿、婴儿、儿童以及各少数民族的正常血象也进行了调查。若干血液系统疾病,如恶性贫血,发生率随年龄而增长。以 5 年为间距,白血病、淋巴瘤和骨髓瘤的发生率,显示了造血克隆性(肿瘤性)疾病的明显增长。虽然急性淋巴细胞白血病大约在 3.5 岁时有一高发期,中年以后发病率再度上升,但这并不影响总体鲜明的年龄依赖性发病率。这些研究并未提供年龄依赖性的原因,它们可能反映外部因素造成的累积性伤害、自身体细胞突变的积累效应或这些因素的某种组合。

（1）白血病 1973 年全国白血病座谈会后,全国各地通过死亡回顾调查的方法对白血病的发病情况进行了调查。初步摸清了我国白血病流行病学的基本情况,为今后的同类研究积累了基础资料。调查结果表明,我国多数地区白血病的年发病率在 3/10 万人口上下,在各种恶性肿瘤中占第 6 或第 7 位,而在儿童和青年中则居首位。历年发病率基本上稳定于同一水平,尚看不出肯定的增高趋势。在白血病类型方面,急性明显多于慢性,两者之比约为3.5:1,而且前者有继续增多趋势。急性白血病中以粒细胞型多见,约占半数左右;慢性白血病中绝大多数为粒细胞型,慢性淋巴细胞白血病十分少见。这些情况与欧美各国明显不同,而与日本等亚洲国家相似。此外,我国在分析大量病例的基础上提出了一种特殊类型的粒细胞白血病——亚急性粒细胞白血病。

(2)贫血 再生障碍性贫血在我国并不少见,据个别地区调查,年发病率为2.1/10万人口。近年来,关于脾切除术和硝酸士的宁对本病的疗效进行不少观察和总结。此外,关于氯化钴的疗效以及肾上腺皮质激素在本病中应用的指征等也积累了一定的经验。阵发性睡眠性血红蛋白尿症从20世纪50年代初开始,有本病的零星个案报告,且被认为是罕见的疾病。到20世纪50年代后期,诊断的病例明显增多,而且在临床上注意到了酷似再生障碍性贫血的不典型病例。强调了病例与再生障碍性贫血的相互关系和鉴别诊断的重要性,以及尿含铁血黄素试验、酸化血清溶血试验和蛇毒因子溶血试验的诊断价值。指出有些病例就是国际上所谓的阵发性睡眠性血红蛋白尿-再生障碍性贫血综合征(PNH-AA综合征)。表现为PNH-AA综合征者相对较多,而发生栓塞并发症者极少。对于用铁剂和肾上腺素治疗本病方面也积累了一定的经验。近年来,双重膜蛋白缺失、基因突变及造血干细胞、定向造血干细胞水平,探讨了该病的性质及发病机制,以便探求更好的诊治手段。红细胞葡萄糖-6-磷酸脱氢酶(G6PD)缺乏症始见于1952年国内报道的蚕豆病,其后对本病的认识迅速提高,此病在广东、四川相当多见。稍后又注意到了伯氨喹类药物性溶血性贫血。1964年,广东省首先通过群体普查,初步查明了该省居民中G6PD缺乏症的发病率为8.6%。从1976年以来,中山医学院附属二院证实了广东地区新生儿高胆红素血症与红细胞G6PD缺乏症的密切关系,并报告了由于红细胞G6PD缺乏症伴发的先天性非球形红细胞性溶血性贫血,进一步丰富了国内对这类遗传性酶缺乏性疾病的认识。珠蛋白生成障碍性贫血在我国一向被认为是只见于华南地区的罕见疾病,而且认识仅限于重型β-珠蛋白生成障碍性贫血。20世纪60年代初期以来,随着血红蛋白电泳技术在国内的建立和推广,对于本病,特别是对于轻型病例的诊断水平明显提高,查明本病在我国分布甚广,而且并非罕见。在东南沿海以及长江以南各省几乎都有发现,而在过去多被误诊。值得注意的是,僻处西南边疆的西藏和西北地区的宁夏也有这类病例的报告。这似乎提示,本病在我国的地理分布在一定程度上同我国古代与西域的交往通道相符合,从而支持了本病的地理分布是由于人群迁移而致的看法。1964年,浙江省首先报告了血红蛋白H复合血红蛋白Bart病。近几年来广东报告了一系列的血红蛋白H病。这反映了对于α-珠蛋白生成障碍性贫血的认识和诊断水平提高。

其他贫血中的巨幼细胞贫血中以营养性特别是妊娠期巨幼细胞贫血为多。主要见于北方某些地区,尤其是陕西、山西等地。病因盖因与饮食习惯不良及妊娠过频、过密有关。随着卫生知识的普及和计划生育的推行,发病率已经减少。恶性贫血在我国十分少见,这与欧美各国明显不同而与亚洲国家相似。缺铁性贫血在我国相当多见,病因方面以各种原因引起的慢性失血占绝大多数。强调了骨髓小粒中含铁血黄素含量在本病确定诊断和指导治疗方面的价值。铁粒幼细胞贫血于近10余年已逐渐受到重视。

(3) 出血性疾病 20 世纪 50 年代后期建立了常用的凝血试验,提高了常见凝血机制障碍疾患的诊断水平。20 世纪 60 年代初期曾注意摸索建立血小板功能检查试验。20 世纪 70 年代初期弥散性血管内凝血受到了广泛的注意,建立了相应的实验室诊断指标,提高了对这一综合征的诊断和治疗水平。多年来对特发性血小板减少性紫癜和过敏性紫癜进行了大量观察,对于血友病类疾患提高了诊断和类型鉴别的准确性,并逐渐开始了抗血友病球蛋白、凝血酶原复合物等的特异性治疗。近年来,对血管性血友病(von Willebrand disease)、某些血小板疾病和凝血因子异常疾病的研究已达到分子水平。并对一些易栓症的潜在发病原因也开始进行了研究,且有所发现。

2. 循证医学特点

循证医学(evidence-based medicine,EBM)是近年来国际临床医学领域迅速发展并逐渐被广泛应用的学科。循证医学是寻求、应用证据的医学,也称为实证医学、求证医学。寻找证据包括证据查询和新证据探索;应用证据是将找到的最新、最佳的证据指导临床实践,并验证这些证据的可靠性,是新证据探索的基础,故 EMB 的基本要素是证据,其核心是追踪当前最好的外在证据以回答临床待解决的问题。在疾病的诊断过程中,将个人的临床专业知识与现有的最好的证据结合起来进行综合考虑,为每个患者做出最佳的医疗(诊断、预防和治疗)决策,是对传统**医学模式-经验医学(opinion-besed practice)**的挑战。与经验医学模式不同,EBM强调以国际公认的大样本**随机对照实验(randomized-controlled trial,RCT)**和RCT 的**系统评价(systematic reviewe,SR)**及**荟萃分析(Meta-analyses)**或称为趋势分析(或汇总分析)的结果作为评价诊断和某种治疗的正确性、有效性和安全性的最可靠依据。临床医师可在医学的信息海洋中迅速、有效地查寻所需要的临床证据使医疗实践从经验医学向循证医学转化,为患者的诊治做出最佳、最科学的决策。

以血液诊断与循证医学的关系为例,随着血液学学科的进展及高新技术的发展,血液学诊断亦在不断赋予新的内涵,实验项目的逐渐增多;现代检验的开展;检测手段的日新月异;信息数量的成倍增长,血液检验在血液病的诊断和治疗中发挥着越来越重要的作用,当今临床检验诊断在医疗实践中的意义及地位是以往任何时候都无法比拟的。如何从众多的资料中有效地搜索出需要且符合实际的证据?如何明确各实验项目对诊断的特异性和敏感性,以筛选有效而经济的检测指标,避免误用和滥用? 如何选择高质量的诊断方法? 这就需要按照循证医学"以当今最好的证据为基础"的原则;用临床流行病学的方法学规范医学检验的研究设计和文献评价;用当今最好的检测技术和质量控制体系对检测的结果进行严格的质量控制和评价;深入认识和评价诊断试验的科学性、诊断价值及临床适用性,以提供大量、充分、现今最佳的证据,结合每个患者的表现和疾病,谨慎而明确地予以应用,为早期正确的诊断和有效地治疗决策提供可靠的、最佳的证据。这就是**循证检验医学**(evidence-based laboratory medicine,EBLM)。对血液学检验的循证可称为**循证血液检验医学**(evidence-based hemotologic laboratory medicine,EBHLM)。在 EBHLM 中最佳证据来自对诊断检验项目作系统性回顾研究。血液检验实践循证的步骤如下: ① 循证问题,提出要解决的问题;② 进行系统的文献查阅,全面收集和进行所有相关、可靠的大样本随机对照试验(RCT),即设立对照、随机分组、盲法试验;③ 应用荟萃分析(Meta-analysis)方法对文献、资料、数据进行严格的评价(critical appraised),评价其可靠性、真实性而得出全面、真实的评价结果;④ 进行调整,确定最佳方案进行临床实践;⑤ 在实践中发现新问题,对进行的临床实践做出有效评价,发布新的结论与实践结果,指导临床实践。在这种循证基础上得出的结论才能真正指导临床诊断和治疗、提高医学水平,这标志着血液学检验发展的新阶段。尽快地学习并努力地实践循证血液学是医师的迫切任务。

3. 新生儿血液学特点

新生儿代表了从受精和植入到器官发生的发育过程的顶点。胚胎需要红细胞转运母体的氧气供给这种生长和发育。出生后血液循环和氧合作用即发生显著变化,这种变化影响造血,因为出生转变了生存方式。

(1) 新生儿红细胞造血　血红蛋白、血细胞比容和红细胞指数,在足孕期脐血,平均血红蛋白水平为 168 g/L,95% 的数值在 137~201 g/L。这种差异与围产期事件有关,尤其是窒息,也反映了分娩后从胎盘转移到婴儿的血量。脐带延迟结扎可使婴儿血容量和红细胞总量增加 55%。足月儿出生后平均总血容量为86.3 ml/kg,早产儿为 89.4 ml/kg。随后几周,每千克体重的血容量开始减少,3~4个月时平均值约 65 ml/kg。正常情况下血红蛋白和血细胞比容在出生后头几个小时会增加,因为此时血浆从血管内向血管外间隙渗出。足月儿静脉血红蛋白浓度<140 g/L 和(或)生后第 1 天血红蛋白浓度或血细胞比容下降是异常现象。新生儿毛细血管血的血细胞比容要高于同时采得的静脉血样的值,尤其是在出生后前几天。这种差异反映了循环因素的影响,在早产儿和病儿中这种差异更大。

（2）新生儿白细胞生成　集落刺激因子和粒系单核系细胞生成在足月和早产儿血中,中性粒细胞的绝对数通常高于年长儿。早产儿中性粒细胞计数一般低于足月儿,而中性粒细胞和杆状核中性粒细胞比例较高。在中性粒细胞增多症期间,血清和尿液集落刺激活性增高。研究婴儿脐血、外周血和骨髓中的粒细胞生成时发现,尽管临床表现为中性粒细胞增多,其巨噬细胞集落形成单位却占优势,即使不同来源的集落刺激因子,也不会改变这种模式。在用成人骨髓进行的试验中,脐静脉血或体循环静脉血的单个核细胞产生的内源性细胞因子支持粒细胞集落的生长。然而与成人单个核细胞不同的是,受刺激的新生儿其 GM - CSF、G - CSF 和 IL - 3 的合成以及 RNA 的表达均减少,这可限制新生儿对细菌感染的反应。患病婴儿的血中 CFU - GM 集落数较少,在培养中,它们的内源性 CSF 合成亦减少。新生儿粒细胞生成的调节紊乱可以削弱其对感染的反应。给予新生大鼠干细胞因子和 G - CSF 可降低其实验性 B 族链球菌感染的死亡率。

（3）新生儿血小板生成　足月儿和早产儿的血小板计数介于$(150 \sim 400) \times 10^9/L(150\ 000 \sim 400\ 000/\mu l)$ 之间,和成人差不多。血小板计数 $< 100 \times 10^9/L$ $(100\ 000/\mu l)$ 的血小板减少可出现于有呼吸窘迫或败血症的高危儿、形体小于孕龄的婴儿和三体综合征患儿。即使是正常新生儿也不能完全有效地调节血小板生成和髓细胞造血。尽管新生儿骨髓和脐血中定向巨核系祖细胞(CFU - Meg)量增多,但处于严重应激状态时它们难以产生足够数量的血小板。脐血血清的血小板生成刺激活性要低于成人血清,G - CSF、GM - CSF、IL - 3 和 IL - 11 水平下降可能是其原因。IL - 11 和 IL - 3 协同作用增强小鼠 CFU - Meg 的生长,这些细胞因子和其他一些因子,如 TPO、IL6 和 Steel 因子的作用目前正在进行研究。

（4）新生儿淋巴细胞造血　T 淋巴细胞功能-细胞免疫在新生儿淋巴细胞的绝对数与年长儿的相当,但早产儿出生时数量较低。胸腺源性细胞(T 细胞)出现早。新生儿血中 CD3$^+$ 和 CD4$^+$(辅助细胞/诱导细胞表型)T 细胞亚型的绝对值显著高于成人。这是由于同成人相比,新生儿(和年长儿)的淋巴细胞总数增加了。当用流式细胞仪测定时,新生儿、儿童和成人主要淋巴细胞亚群(CD2,CD3,CD4,CD8,CD19,CD16)的比例并无显著不同。体液(B 细胞)免疫也在孕早期即开始发育,但直到出生后充分发挥作用。新生儿约 15% 的淋巴细胞在其表面有免疫球蛋白(Ig),包括所有同种型 Ig。有一定比例的这类细胞是 CD5$^+$B 细胞(B - 1 细胞),能合成多反应性自身抗体,其功能不清楚。CD5$^+$B 细胞的比例在胎儿中显著高于成人。表达特异性免疫球蛋白同种型的 B 细胞的比例与这种类型免疫球蛋白的血浆水平不相关。对特异性抗原的抗体反应的差异与巨噬细胞、T 细胞和 B 细胞的相互作用有关。新生儿 B 淋巴细胞功能良好。

（5）新生儿凝血　足月儿与年长儿和成人相比,已发现凝血和纤溶系统有若干不同。对于早产儿和足月儿发育过程中凝血因子水平和凝血试验结果的变化已有综合评价。足月儿因子Ⅱ、Ⅸ、Ⅹ、Ⅺ、Ⅻ、前激肽释放酶和高分子量激肽原的平均血浆水平均减低(少于成人水平的60%)。相反,因子Ⅷ的血浆浓度与年长儿和成人相近,von Willebrand因子反而较高。尽管因子水平较低,但功能试验(凝血酶原时间和部分凝血活酶时间)仅较成人正常值轻微延长。虽然不同的凝血因子显示出不同的出生后成熟模式,但大部分成分至6月龄时即已接近成人值。因子Ⅱ(凝血酶原)、Ⅶ、Ⅸ、Ⅹ合成过程的最后步骤γ谷氨酰羧化中需要维生素K的参与。在出生后的头3~4天内这些因子减少,但给予维生素K可使之减轻,从而有效地防止经典的早发(生后头几天内)新生儿出血性疾病。一些新生儿血浆中已发现了无活性凝血酶原分子,给予维生素K后即消失。早发出血性疾病经常与母体服用某些药物有关,如可减少维生素K依赖性因子的苯妥英钠和华法林。极少数病例原因不明。

(6) 出血和血栓形成　低出生体重儿比足月儿更经常出现显著出血。在出生后共2天内的早产儿中经常有毛细血管脆性增加,但没有血小板减少。头皮下或其他体表出血可能是由创伤加之毛细血管脆性增加所致。更严重的室周-室内出血和肺出血可能主要不是由凝血功能紊乱导致的,虽然这些凝血功能紊乱可加重出血。缺氧似乎可影响低出生体重儿的凝血状态。许多有明显凝血酶原时间异常的婴儿在分娩时或娩出后不久均有缺氧。心脏停滞或深休克中的心血管衰竭可致弥散性血管内凝血和广泛性出血。在许多患病早产儿,同时存在的休克、败血症、肝发育不全、缺氧和其他一些因素可造成凝血异常。

新生儿的动、静脉血栓形成的概率比其他年龄组相对大一些,超过90%的动脉血栓以及超过80%的静脉血栓均与插管有关。自发性血栓形成要少见得多,大多数涉及肾静脉,偶尔出现于肺血管系统。新生儿相对的高凝性可能是由于血管内皮细胞的差异、凝血级联活化、凝血抑制因子活性低下或纤溶缺陷所致。凝血抑制因子包括抗凝血酶、肝素辅因子Ⅱ、蛋白C和蛋白S。新生儿中维生素K依赖性蛋白C和S以及抗凝血酶和肝素辅因子的水平均较低;在一定范围内,它们与遗传性缺陷成人患者的血栓形成有关。此外,因子V Leiden可见于6%的新生儿。它可造成对蛋白C作用的抵抗,从而易于形成血栓。而且,仅次于20210A等位凝血酶原基因,高凝血酶原血症发生于1%的人群,与静脉血栓形成增加有关。这些抗凝蛋白的联合缺陷可进一步增加血栓形成的危险。然而,这些凝血抑制因子在新生儿高凝状态中的确切作用尚未确定,因为此时也有成比例的维生素K依赖性前凝血因子(Ⅱ、Ⅶ、Ⅸ、Ⅹ)的减少,另外一种凝血抑制因子α_2巨球蛋白也是增加的。

4. 老年血液学特点

造血系统受年龄影响,65岁以后表现尤为突出。随年龄的增长造血性骨髓容量持续下降,但在外周血,除男子平均血红蛋白浓度轻微下降外(≤10 g/L),粒细胞、单个核细胞、血小板计数并无明显的变化。中性粒细胞对外源性刺激的募集反应能力轻度下降,但对感染的反应能力并未受到明显的影响。中性粒细胞的功能并不随机体的年龄增长而显著下降。尽管维生素 B_{12} 和叶酸的平均水平随年龄增长而降低,但除个别明显维生素 B_{12} 及叶酸缺乏症患者外,从血细胞计数看,这种改变并不降低造血。老年人贫血的检查和年轻人相同。一些凝血蛋白随年龄增长而改变明显,其凝血及代偿性纤溶增强,使凝血和纤溶处于新的平衡状态。在老年,免疫细胞的功能下降是最常有的变化,并且,最重要的还是功能性的变化。尽管老年人淋巴细胞数有下降趋势,但免疫功能下降的主要原因还是 T 细胞功能失调造成的,这或许是由于胸腺萎缩太久所致。这样,由于 T 辅助细胞功能受限而影响到细胞免疫和抗原抗体反应。许多衰老研究的分析都存在样本量不足的问题,相对于横向分析,很难(因之也少)有纵向分析,经性别和年龄分组后样品量太少,以及70~100 岁老人分组需要运用更小的年龄间距(因为在此年龄范围差异显著)的问题。

三、血液病的诊断步骤

面对患者,医生应辨别重要的症状,并通过适当问诊、了解患者现病史和既往史,以尽可能获取大量有关疾病发生和发展以及患者一般健康状况的相关信息。复习以前的病历可以增加对疾病发生或发展的了解。应仔细寻访、评价遗传和环境因素。内科医师一边体检一边询问治疗史以获得患者一般健康状况的数据,并仔细检查病史所提供的疾病体征,在体格检查中获得额外的病史;提出额外诊断或更改诊断。因此,应结合病史和体检,提供基本的信息以助进一步的诊断。

原发性血液病不多见,而继发于其他疾病的血液病却时常发生。例如,贫血的症状和体征及淋巴结肿大是与血液病有关的常见表现,但它们甚至更常被当作某些继发的、最初不考虑为血液病的血液系统紊乱的临床表现。许多疾病可产生血液病的症状和体征,如转移性的肿瘤患者有贫血的所有症状和体征,有明显的淋巴结肿大,但是通常还有除血液和淋巴结以外一些最初受累系统的临床表现。深入细致的病史询问和体格检查以系统地掌握其疾病的本质开始。而血液病的诊断必须结合临床化学和临床病理的检查,提供充分的依据,并在疾病的演变过程中实行全面监测。

四、血液病与其他疾病的关系

血液通过血管循环全身,各种组织都与血液密切接触。全身各系统的疾病可以反映在血液变化中,血液系统疾病也可影响其他器官和组织的功能。

1. 非血液系统疾病合并血液病

许多非血液系统疾病可以出现血液系统的并发症。红细胞异常增高可见于氧交换困难的呼吸系统疾病,也见于某些肿瘤,如小脑肿瘤、肾肿瘤等。贫血可见于消化系统疾病、肾功能衰竭、肝炎后、自身免疫性疾病、恶性肿瘤和全身衰竭等。白细胞增高几乎见于极大多数的感染情况,白细胞计数显著增高称为"类白血病反应"(leukemoid reaction)。白细胞减少有时可以提示发生了伤寒杆菌和一些病毒性的感染,白细胞显著减少见于应用某些药物治疗之后,如抗癌药物或药物过敏等。出血现象可见于肝脏疾病、肾功能衰竭等。肺外科手术、心血管外科手术、肝胆系统外科手术和妇产科的妊娠分娩前后、死胎、胎盘早剥等,以及内科严重感染都可以出现**弥散性血管内凝血**(disseminated intravascular coagulation, DIC)。此类情况出血时不仅有血小板减少,而且有多种凝血因子被消耗,有时却为高凝状态,常需血液学专科医师协助处理和研究。

另有许多非血液系统疾病可以同时存在血液系统疾病。外科医师在脾切除术后发现患者血小板显著增高,实际是潜在着**骨髓增生性疾病**(myeloproliferative disease)。妊娠伴有自身免疫性血小板减少性紫癜时,常需血液科医师帮助处理。至于许多遗传性血液病常可于其他疾病就诊或住院时发现,其中尤以遗传性出血性疾病会给外科医师和妇产科医师带来麻烦。血液系统肿瘤有时也会因同时有其他疾病而收入其他非血液科的病室。

2. 血液病合并非血液系统疾病

血液系统疾病有时也需其他专科医师帮助治疗。有些患者因症状特异,就诊于其他科室才发现血液病,也有些血液疾病在其他脏器出现特异表现,需求助于其他专科医师的检查。例如,巨幼细胞贫血,可因神经系统症状而就诊于神经科,因消化系统症状就诊于消化科。轻型血友病因关节症状可能首次就诊于骨科。骨髓瘤可因肾功能衰竭就诊于肾脏科,因骨痛或神经症状就诊于骨科或神经科。皮肤性淋巴瘤如 Sezary 综合征和蕈样肉芽肿多被皮肤科医师所诊断。白血病可有多种皮肤表现,包括红皮病也常由皮肤科医师发现。粒细胞缺乏症和白血病有时可有严重喉头感染和水肿而急诊住入五官科病室。有经验的眼科医师可以从眼底检查中发现血液疾病,包括巨球蛋白血症的典型眼底。

3. 血液制品的临床应用

血液含有形成分(红细胞、白细胞、血小板)和无形成分(清蛋白、球蛋白、凝血蛋白)。根据临床的不同需要,可以选择有针对性的血液成分进行输注,以达到挽救患者生命和特效治疗的目的。例如,对于急性大失血的患者,可输全血、红细胞悬液或血浆;对于粒细胞缺乏症患者,可以输注粒细胞;对于血小板重度减少的患者,可以输注血小板;对于免疫缺陷患者,可以静脉输注丙种球蛋白;对于血友病 A 的患者可以输注抗血友病球蛋白制剂;对于肝脏疾病出血和手术出血的患者可以输注凝血酶原复合物等。这种补充(替代)治疗可获得显著疗效,已广泛应用于临床。

(胡翊群)

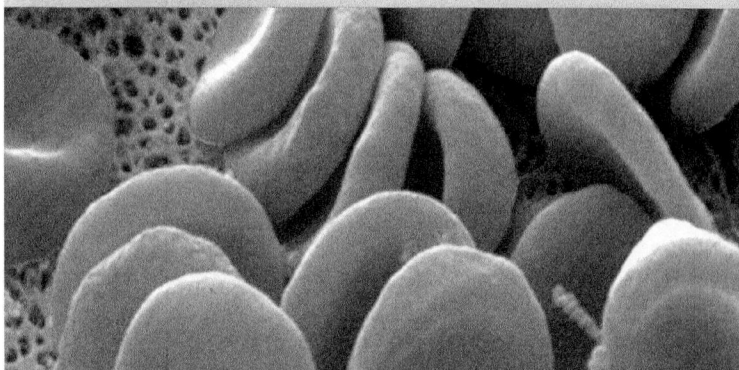

第一篇

基础医学

第一章 造血与骨髓检查

造血细胞包括：红细胞系统、粒细胞系统、巨核细胞系统的细胞,还包括淋巴细胞系统(浆细胞系统)及单核细胞系统等细胞。造血器官是能够生成并支持造血细胞分化、发育、成熟的组织。造血器官生成各种血细胞的过程称为造血。

在人体发育的胚胎期和出生后,主要的造血器官是不相同的。

第一节 造血组织和造血调控

一、造 血 器 官

1. 胚胎期造血的基本概况

(1) 中胚叶造血期 中胚叶造血大约在胚胎发育第 2 周末开始,其时卵黄囊壁上的胚外中胚层细胞聚集成簇形成血岛。第 3 周,卵黄囊血岛内层的细胞演变成为原始血细胞,即最早的造血干细胞。此时仅产生形态上类似巨幼样的原始红细胞,称为第 1 代巨幼红细胞,血岛内不产生粒细胞和巨核细胞。随着胚胎的发育,胚内细胞团出现胚胎干细胞及胚胎内血液循环的建立,胚胎干细胞随血流迁移到最适宜的微环境中增殖、分化,在胚胎第 9 周时,卵黄囊造血停止。

(2) 肝造血期 始于胚胎第 6 周,停止于胚胎第 7 个月。胚胎干细胞(造血干细胞)随着血流迁入肝内增殖,胚胎 3 ~ 6 个月,肝是主要的造血场所,主要产生有核红细胞,以合成胎儿血红蛋白 F(HbF)为主,此为第 2 代幼红细胞。胚胎第 4 个月以后,胎肝才产生粒细胞及少量的巨核细胞,在胚胎第 5 个月后,胎肝造血逐渐减少,至出生后停止。

胚胎 6 ~ 7 周时,胸腺产生淋巴细胞及少量的红细胞和粒细胞,在胚胎后期,经血流来自胎肝的造血干细胞在胸腺内经诱导和分化为前 T 细胞。

脾在胚胎第 3 个月时首先以产生红细胞为主,以后产生粒细胞,第 5 个月后,产生淋巴细胞和单核细胞,出生后成为产生淋巴细胞的器官。

淋巴结短暂产生红细胞,胚胎第 4 个月后至终身只产生淋巴细胞和浆细胞。

(3) 骨髓造血期　骨髓在胚胎第 3 个月时,在长管骨骨髓中已开始造血。胚胎第 8 个月时,骨髓造血高度发育,产生红细胞、粒细胞、巨核细胞、淋巴细胞和单核细胞。红细胞的血红蛋白除血红蛋白 F(HbF)外,已产生了少量的血红蛋白 A(HbA)和少量的血红蛋白 A_2(HbA$_2$)。在骨髓造血旺盛时,肝、脾等造血功能逐渐减退。

胚胎期各类血细胞形成的顺序是:红细胞、粒细胞、巨核细胞、淋巴细胞和单核细胞。红细胞的形态由巨型逐渐向正常形态演变。

2. 出生后造血概况

出生后在生理情况下,人体主要的造血器官是骨髓。骨髓是唯一产生粒细胞、红细胞、巨核细胞的造血器官,同时也产生淋巴细胞及单核细胞。此外,胸腺、脾、淋巴结等也参与造血,终身产生淋巴细胞。

骨髓是一种海绵状、胶状或脂肪性组织,封闭在坚硬的骨髓腔内。其由神经、血管、基质细胞、细胞外基质及各类造血实质细胞共同组成,呈现为红色。健康成人骨髓组织重量为 1 600~3 700 g,平均 2 800 g;占体重的 3.4%~5.9%,平均 4.6%。

红骨髓:红骨髓主要由结缔组织、血管、神经及造血实质细胞组成,造血功能十分活跃。在红骨髓内有红细胞造血岛、粒细胞造血岛、巨核细胞、单核细胞和淋巴细胞等,它们按一定的区域分布进行造血活动。如果血细胞分布的特定区域发生改变,则可出现病理状况。

5 岁以下的儿童,全身骨髓腔内都充满红骨髓;5~7 岁以后,骨髓逐渐开始脂肪化,由远心端向近心端扩展。18 岁时,红骨髓仅存在于扁骨、短骨及长管骨的近心端,如颅骨、胸骨、脊椎骨、肋骨、髂骨及肱骨和股骨的近心端。

骨髓中的血管系统,血窦是最突出的结构。

黄骨髓:造血细胞被脂肪细胞替代,呈现为黄色,成为脂肪化的无造血功能的骨髓,但仍保留有极少的造血细胞,是潜在性的造血组织。

3. 淋巴器官造血概况

骨髓是 B 淋巴细胞发育成熟的场所,成熟的 B 淋巴细胞可随血流迁至周围淋巴器官。因此,骨髓是中枢淋巴器官。

胸腺:胸腺的主要功能是产生淋巴细胞和分泌胸腺素,是 T 细胞发育成熟的器官。

　　脾：脾的胸腺依赖区,主要被 T 细胞定居场所。脾小体由大量的 B 细胞构成。主要产生 T、B 淋巴细胞。

　　淋巴结：淋巴小结的生发中心,主要是 B 细胞定居场所;副皮质区主要是 T 细胞聚集之处。髓索主要含 B 细胞和浆细胞,以及吞噬细胞、肥大细胞、嗜酸性粒细胞等。出生后淋巴结只产生淋巴细胞和浆细胞。淋巴细胞可以不断地进行再循环,这主要是促进 T、B 记忆细胞与抗原递呈细胞接触,更好地进行免疫监控和发挥免疫功能。

4. 髓外造血

　　在某些病理情况下,骨髓的造血组织受到破坏,肝、脾、淋巴结等组织重新恢复其造血功能,以此部分代偿骨髓的造血功能,称为髓外造血。髓外造血有很大的局限性,在外周血中可出现幼稚细胞,有核红细胞、晚幼粒细胞、中幼粒细胞甚至早幼粒细胞及原粒细胞。

二、造血微环境

1. 造血微环境概念

　　造血微环境是由除造血细胞以外的所有参加调控造血的间质成分,包括微血管系统、神经成分、网状细胞、基质细胞(成纤维细胞、内皮细胞、吞噬细胞、脂肪细胞)、细胞外基质及其他结缔组织等组成,统称为造血微环境。是造血干细胞赖以生成的场所,造血细胞在微环境各种因素的调控下增殖、分化、发育及成熟。

2. 造血微环境的组成

　　造血微环境主要有神经、微血管、基质细胞及其分泌的细胞因子和细胞外基质。

　　(1)骨髓神经　来自脊神经,其神经束分支呈网状分布于骨髓动脉;神经纤维终止于动脉平滑肌。也有很细的无鞘神经纤维在造血细胞之间终止或分布在骨髓表面或骨内膜。神经调节对造血的作用是：影响血管的扩展或收缩,从而影响血流速度和压力,调节血细胞的释放等。

　　(2)骨髓-血屏障　血窦是骨髓内重要的组织结构,它是动脉毛细血管末端分支形成的放射状窦状腔隙,密布于整个骨髓腔内。造血细胞处于血窦外的窦间区(造血索)。骨髓内成熟血细胞要进入外周血循环必须穿过血窦壁,所以,血窦壁组成了骨髓-血屏障。

　　大部分的血窦壁只有一层内皮细胞或两层胞膜。内皮细胞转运细胞的孔道常达 2~3 nm。因此,穿越的细胞必须具有变形性。成熟的有核白细胞穿过时核必须重排成线状而进入血窦内;而幼稚红细胞的核坚固不能变形被阻挡在血窦壁外。在正常情况下,红细胞系只有网织红细胞和成熟红细胞才能进入血循环。巨核细胞只有胞质穿过向血窦内释放血小板。造血旺盛的骨髓血窦丰富,造血功能低下的骨髓血窦减少。

（3）基质细胞 骨髓基质细胞主要包括内皮样细胞、成纤维细胞、脂肪细胞、吞噬细胞、骨细胞、基质干细胞等。基质细胞能分泌许多细胞因子及细胞外基质。细胞因子如 GM - CSF、干细胞因子(·SCF)白血病抑制因子(LIF)、细胞黏附分子(CAM)等,这些细胞因子影响着血细胞的生成和发育。基质细胞表面也有许多细胞因子受体,能接受外源信息影响其细胞因子分泌的程度及种类。

（4）细胞外基质 细胞外基质由基质细胞分泌到细胞外的区域,主要由分泌蛋白和多糖组成,包括三类大分子物质:糖蛋白、蛋白多糖和胶原。糖蛋白中主要有纤维连接蛋白、层粘连蛋白和血细胞粘连蛋白。蛋白多糖有硫酸软骨素、硫酸肝素和透明质酸等。胶原主要是 I 、III、IV、VI型胶原。

这些物质都与造血细胞的黏附有关。细胞黏附分子是造血干、祖细胞和骨髓基质细胞之间重要的桥梁,是细胞之间信息传递的分子基础。所以,基质细胞分泌的多种细胞因子及细胞外基质对造血干、祖细胞的增殖、分化和发育起正、负调控作用。

三、造血干(祖)细胞

现已公认,造血干细胞来源于胚胎干细胞。

1. 造血干细胞

造血干细胞的基本特征包括:

（1）自我更新和自我维持 造血干细胞在骨髓中仅占有核细胞的 0.1% ~ 0.5%。正常情况下 95% 以上又处于 G0 静止期。在分化后自身的数量和特征保持不变,这一特征持续终身。

造血干细胞以不对称性的有丝分裂方式产生两个子细胞,其中一个立即分化为早期祖细胞,但另一个子细胞则保持原有全部特性不变。这样,造血干细胞在骨髓中达到了自我更新而数量又保持不变。

（2）多向分化性 造血干细胞能够分化为髓系和淋巴系祖细胞,祖细胞再定向分化发育为相应的各系原始、幼稚及成熟细胞,故可以称其为全能干细胞。

（3）多态性 即造血干细胞的不均一性。造血干细胞的群体在形态和生物物理特征及表面标志都不同,具有"异质性"和"等级性"。

造血干细胞缺乏形态特征,难以辨认,相似小淋巴细胞,常只能依据其表面标志特征来识别。目前,通常认为造血干细胞绝大多数表达的是:CD34[+]、Thy - 1[+](CD90[+]),低表达和不表达 CD38 和 HLA - DR,缺乏系特异系列抗原表面标志

（Lin‾）等，其中最重要的是 CD34 抗原。CD34 抗原在干细胞为强阳性，到晚期祖细胞直到分化为各系原、幼细胞时，CD34 抗原消失。

2. 造血祖细胞

造血祖细胞由造血干细胞分化而来，是（早期）已部分或（晚期）全部失去了自我更新能力的过渡性、增殖性细胞群。造血祖细胞全部是以对称性有丝分裂方式进行增殖，一边增殖一边分化，祖细胞阶段也存在着不同的亚群。在骨髓中的单向祖细胞是：淋巴系祖细胞（CFU‐L），可分化为 T 细胞祖细胞（CFU‐TL）和 B 细胞祖细胞（BL‐CFU）。髓细胞系的粒、单系祖细胞（GM‐CFU），可分化为粒细胞系祖细胞（CFU‐G）和单核细胞系祖细胞（CFU‐M）。红系中有红细胞早期（或爆式）集落形成单位（BFU‐E）、红细胞系祖细胞（CFU‐E）、巨核细胞系祖细胞（CFU‐Meg）、嗜酸粒细胞祖细胞（CFU‐Eo）和嗜碱粒细胞祖细胞（CFU‐Bas）。它们只能定向分化为各系原、幼细胞，直至发育成熟为终末细胞。

造血祖细胞表面标志是：早期 $CD34^+$ 逐渐到晚期 $CD34^-$、$CD38^+$、$CD71^-$、Lin^+ 等。

目前，常采用流式细胞术用多参数分析来分选造血干细胞和造血祖细胞。

3. 造血干、祖细胞的临床应用

造血干、祖细胞的临床应用主要是造血干细胞移植。基本原理是以正常造血干细胞替代异常造血干细胞，使患者的造血功能和免疫功能重建。

造血干细胞移植有：骨髓移植、外周血干细胞移植、脐血干细胞移植、胎肝干细胞移植等。近年发展较快的是外周血干细胞移植。$CD34^+$ 细胞是公认的理想造血干细胞移植物，在基因治疗中造血干细胞也是公认的理想靶细胞。造血干、祖细胞临床用于治疗恶性血液病、实体瘤，某些遗传性疾病、自身免疫性疾病能达到较好的效果。

四、血细胞的增殖和成熟

"增殖"是细胞通过有丝分裂进行复制的过程。"分化"是细胞在基因的调控下，从一般向特殊演变，在此过程中失去某些潜力但同时又获得新的功能。"成熟"是包含在整个发育过程中，形态特征逐渐明确。"释放"是终末细胞通过骨髓-血屏障进入血循环的过程。有丝分裂是血细胞增殖的主要形式。

1. 血细胞的增殖

原、幼细胞的增殖都是对称性的，但巨核细胞则不同，巨核细胞的增殖全部在祖细胞阶段。从原始巨核细胞起，不再进行细胞分裂。细胞中 DNA 可以连续成倍增殖，细胞核也成倍增加，每增殖 1 次，核就增大 1 倍，但细胞质并不分裂，故细胞体积逐渐增大，属多倍体细胞。

2. 血细胞的发育和成熟

血细胞的发育是连续性的,成熟是指由原始细胞经幼稚细胞到成熟细胞的过程。血细胞分化、发育和成熟的程序是:造血干细胞经由多能干细胞(包括髓系和淋巴干细胞)、各系祖细胞阶段而定向发育为原始细胞;此时其形态特征已可辨认。各系原始细胞进一步发育成熟为具有特定功能的终末细胞。

3. 血细胞的命名

骨髓造血细胞按所属系列分为五大系统,各系依其发育水平分为原始、幼稚及成熟 3 个阶段;红系和粒系的幼稚阶段又分为早幼、中幼和晚幼 3 个时期。各系的发育顺序是:

(1)红细胞系 原红细胞、早幼红细胞、中幼红细胞、晚幼红细胞、网织红细胞、成熟红细胞。

(2)粒细胞系 原粒细胞、早幼粒细胞、中幼粒细胞、晚幼粒细胞、杆状核粒细胞、分叶核粒细胞。粒细胞系也包括嗜酸性粒细胞和嗜碱性粒细胞。

(3)淋巴细胞系(浆细胞系) 原淋巴细胞、幼淋巴细胞、淋巴细胞(原浆细胞、幼浆细胞、浆细胞)。

(4)单核细胞系 原单核细胞、幼单核细胞、单核细胞。

(5)巨核细胞系 原巨核细胞、幼巨核细胞、颗粒型巨核细胞、产板型巨核细胞、血小板。

4. 血细胞发育成熟的一般规律

血细胞发育过程中有共同的形态学特点(表 0 - 1)。

五、造 血 调 控

造血干、祖细胞的增殖和分化受多种因素影响,如调控的基因、微环境中细胞因子、细胞因子受体、细胞黏附分子、细胞外基质及各种细胞信号传递途径等。不同方面的信息相互结合,形成不同的信息复合体而对造血细胞发挥调控作用。

1. 造血的基因调控

基因调控主要是原癌基因和抑癌基因的表达产物及信号转导参与对细胞增殖和分化的调控。

(1)原癌基因 如:c-myc 基因、ras 相关基因、c-abl 基因、bcl-2 基因、c-kit 基因等。原癌基因编码的产物可为:细胞因子、细胞因子受体、细胞内蛋白激酶、细胞内信号传递分子及转录因子等。它们促进造血干细胞的增殖及分化。原癌基因在化学、物理、生物等因素作用下,通过点突变、染色体重排、基因扩增等途径引起结构改变可转化为癌基因,导致细胞增殖失控和分化停滞。

(2)抑制癌基因 如:p53 基因、WT1 基因、NF1 基因、PRB 基因、DCC、Rb 基

因等。抑癌基因编码的蛋白质产物可以是正常细胞增殖的负调节因子,抑制细胞增殖、诱导终末分化、维持基因稳定、调节生长、负性生长因子的信号传导、诱导细胞凋亡等。

(3)信号转导的调控 基因转录由称为转录因子的蛋白控制。转录因子参与信号转导途径。信号转导通路形成复杂的信号网络,并与转录因子相互作用、相互协调,使细胞在特定信号作用下基因转导作出专一性表达来诱导或抑制细胞增殖与分化。

2. 造血细胞因子的调控(体液调控)

调控造血的细胞因子及其作用是目前研究的主要方向。细胞因子是由基因编码的细胞外信号分子,主要功能是在细胞之间传递信息以调节细胞增殖及分化。细胞因子由骨髓基质细胞产生的,称为近程因子,如 CSF、IL-3 等;由内分泌器产生经血液循环达到造血组织起作用的,称为远程因子,如红细胞生成素及血小板生成素。近程因子用 4 种方式发挥作用:旁分泌(邻近)、自分泌(自身调节)、内分泌和并置分泌(相邻)。近程因子和远程因子可共同发挥作用(表 1-1)。

表 1-1　造血正、负调控的细胞因子

正 向 调 控	负 向 调 控
SCF、FL	肿瘤坏死因子-α、β
白细胞介素类	转化生长因子-β
集落刺激因子	白血病抑制因子
红细胞生成素	干扰素 α、β、γ
血小板生成素	趋化因子
白血病抑制因子	

(1)造血正向调控的细胞因子 造血正向调控主要是通过促进造血的细胞因子来完成的。包括:① 主要作用于早期造血细胞的细胞因子:SCF、FL 及白细胞介素类。这些因子多是协同作用。② 集落刺激因子(CSF),主要有 4 种类型:粒-单细胞集落刺激因子(CSF-GM),是一种多系集落刺激因子。能够刺激红系、粒系、单核系、巨核系等集落形成。粒细胞集落刺激因子(CSF-G),主要是粒细胞系特异的集落刺激因子。单核细胞集落刺激因子(CSF-M),促进单核细胞、吞噬细胞集落形成。巨核细胞集落刺激因子(CSF-Meg),促进巨核细胞的增殖和分化,促进血小板产生。多系集落刺激因子(CSF-Multi),即是白细胞介素 3(IL-3),刺激多系集落生长。③ 白细胞介素(IL):是一类由活化白细胞产生的信号分子,目前已正式命名 IL-1~IL-20。IL-1、IL-3 和 IL-6 作用于造血干细胞分化出髓系干细

胞,IL-3主要对造血干细胞及早、晚期造血祖细胞和对粒系、红系、巨核各系都有促生长作用;IL-1和IL-6作用于造血干细胞分化出淋巴系干细胞。此后,淋巴系干细胞再分化出前T、前B细胞的过程中也有IL-1和IL-6的作用。IL-11,其有多方面功能,能促进巨核细胞产生血小板,目前在临床上,它是唯一能提高外周血血小板数的细胞因子。④ 红细胞生成素(EPO)由肾、胎肝产生,促进红系集落形成、促进幼红细胞分化及血红蛋白合成及减少红系祖细胞的凋亡等。重组人EPO临床应用治疗各种贫血。⑤ 血小板生成素(TPO)是生理性调节血小板生成最重要的因子,具有对巨核系的特异性,促进巨核细胞的增殖、分化与血小板的产生。⑥ 白血病抑制因子(LIF)促进胚胎干细胞的增殖、促巨核祖细胞的增殖与分化。

(2) 造血负向调控的细胞因子　抑制造血生长因子的称为负调节因子。包括: ① 转化生长因子-β(TGF-β)是主要的抑制因子,作用是抑制细胞周期及抑制早期祖细胞的增殖。② 肿瘤坏死因子-α、β(TNF-α、β)对造血的调控作用是: 能抑制CSF-GEMM、CSF-GM、CSF-Meg、BFU-E、CFU-E等的生长,抑制细胞周期。③ 白血病抑制因子(LIF)具有双向作用,但对造血更多的是负调节,主要是抑制胚胎干细胞和造血干细胞的分化。④ 干扰素α、β、γ(IFN-α、β、γ)具有增强和调节免疫、抗病毒、抗肿瘤、抑制细胞增殖作用。⑤ 趋化因子(CK)参与造血调控的有血小板第4因子、IL-8、MIP-1α。PF$_4$抑制巨核细胞的增殖;MIP-1$_α$又称为吞噬细胞炎性蛋白,在体内、外均可抑制造血细胞集落形成。

3. 细胞外基质对造血的调控

造血调控中细胞因子外基质也起重要作用。细胞外基质对造血细胞的黏附、定位、迁移等有支持生存作用,同时也介导细胞与细胞、细胞与基质的各种物理、化学信号传递,影响细胞因子、生长因子、转移因子的能力及抑制诱导凋亡基因的表达,从而调控造血。

六、细 胞 凋 亡

1. 细胞凋亡基本概念

细胞死亡有两种方式:一种死亡方式是细胞坏死;另一种死亡方式称**细胞凋亡**(**apoptosis**),这是细胞死亡的一种生理形式,是在基因调控下细胞主动死亡过程,也可称为程序性细胞死亡。

2. 细胞凋亡的形态学变化及主要生物化学特征

细胞凋亡不伴细胞溶酶体及胞膜破裂,没有细胞内容物的外溢,故不引起组织的炎症反应(表2-3)。

(1) 细胞膜的变化　细胞脱水、胞体变小、变圆,然后与邻近细胞脱离。膜出现发泡状并有不规则的突起,但胞膜并不破坏而是完整的。

（2）细胞核的变化　染色质凝集(核固缩)呈月牙状聚向核膜周边或凝集在核中央,染色质可碎裂成多个大小不等的小块。

（3）细胞质的变化　线粒体呈空泡状,内质网扩大疏松并逐渐与细胞膜融合。

（4）凋亡小体形成　细胞膜逐渐内陷,包裹着核碎片、胞质、细胞器形成一些大小不一的球状小体脱落,即凋亡小体。该凋亡小体很快被吞噬细胞识别而吞噬。

（5）细胞凋亡的主要生物化学特征　内源性核酸内切酶激活,DNA 被其在核小体间的连接处切断,染色质 DNA 降解为长度 $180 \sim 200$ bp 整倍的寡聚核苷酸片段,其琼脂糖凝胶电泳图呈特殊的梯状条带图形。另外,胞内 Ca^{2+} 浓度增高,引起众多靶酶的活化,触发细胞凋亡。并有 RNA 和蛋白质大分子的合成来抵御细胞凋亡发生(表 1-2)。

表 1-2　细胞凋亡和细胞坏死的区别

特　　征	细 胞 凋 亡	细 胞 坏 死
诱发因素	特定的或生理性	各种病理性
细胞数量	单个细胞丢失	成群细胞死亡
质膜	完整保持	肿胀溶解破坏
细胞核	固缩碎裂为片段	溶解　破碎
染色质	凝集呈半月状	模糊　疏松
线粒体	肿胀通透性增加　细胞色素 C 释放	肿胀　破裂
细胞器	完整	损伤
内容物释放	无	有
炎症反应	无	有
核 DNA	降解为完整倍数大小的片段	随机不规则断裂
凝胶电泳	梯状条带形	分散形态

3. 细胞凋亡的基因调控

细胞凋亡的调控基因按其功能分为两类：一类是促进细胞增殖和存活的基因如：c-myc、c-abl、ras、Bcl-2、c-kit 等;另一种是细胞死亡的基因如：p53 基因、RB 基因及 WT-1 基因等。

（1）Bcl-2 基因　是凋亡的重要调节因子,其家族有较多成员,在功能上有促进凋亡和抗凋亡的作用。Bcl-2 抗凋亡机制主要体现在：能抑制氧化物诱导的细胞凋亡,抑制细胞周期动力学,促进对损伤染色体 DNA 的修复,抑制其他促凋亡蛋白的活性,能够阻断由多种信号诱导的细胞凋亡。

（2）p53 基因 是重要的抑癌基因,它能够保护细胞 DNA 的完整性。当 DNA 损伤而不能修复时,p53 基因诱导细胞凋亡。p53 基因分野生型和突变型两种,突变型 p53 基因能够抑制野生型 p53 基因的功能使细胞转化,抑制细胞凋亡,并可导致肿瘤发生。

4. 细胞凋亡的常用检测方法

（1）形态学观察 包括普通显微镜检查法、倒置显微镜检查法、荧光显微镜检查法及电子显微镜检查法。

（2）生物化学检测 琼脂糖凝胶电泳见特征性梯形电泳图。

（3）原位末端脱氧核糖核苷酸转移酶标记技术。

（4）酶联免疫受体检测法（ELISA）。

（5）流式细胞仪检测。

5. 细胞凋亡的生物学意义

细胞凋亡清除了无用的细胞、多余的细胞、发育不正常的细胞、已完成了功能的细胞及有害的细胞。在生命活动中,细胞凋亡与细胞增殖是矛盾的统一,在其相互制约、相互协调下,保证了机体正常的生长和发育。

在血液系统中,活跃的细胞凋亡机制,才能维持造血干细胞的自我更新、维持分化和血细胞消亡的平衡,保持血细胞数量和功能的恒定。对细胞凋亡机制的研究必将深入地探讨恶性血液肿瘤的发病机制及治疗的新方法,最终达到控制和战胜疾病的目的。

第二节 骨髓检查

一、骨髓穿刺技术

1. 骨髓穿刺部位、方法及注意事项

（1）骨髓穿刺部位 骨髓标本大部分采用穿刺法吸取。常用骨髓穿刺部位一般为：① 髂骨后上棘,为临床上首选的穿刺部位;② 髂骨前上棘;③ 胸骨穿刺;④ 其他部位,3 岁以下的小儿还可选择胫骨头内侧;⑤ 局部有症状者,可直接穿刺有症状的部位（即定位穿刺）。骨髓穿刺部位的不同,细胞的数量和组成可能有一定的差异,尤其是病变呈局灶性分布的疾病,差异可能会更明显。因此,必要时应多部位取材,以便全面了解骨髓的造血情况。

（2）穿刺方法及注意事项 常规的骨髓穿刺方法主要包括以下步骤：① 选择体位,常采用侧卧位或俯卧位;② 定位;③ 常规消毒;④ 局部麻醉;⑤ 进骨髓穿刺针;⑥ 抽吸骨髓液。穿刺过程中应注意：① 严格遵守无菌操作,防止骨髓感染;② 初诊患者治疗前进行;③ 死亡病例需要作骨髓检查时一般要在半小时内进行;④ 抽取骨髓液时,量不宜过多,一般以 <0.2 ml 为宜;⑤ 某些疾病须进行多部位穿刺和特定部位穿刺,以提高诊断率。

2. 骨髓"干抽"概念和发生"干抽"的原因

干抽(dry tap)是指非技术原因或穿刺位置不当,多次、多部位穿刺抽不出骨髓液的现象。常见于：① 原发性和继发性骨髓纤维化;② 骨髓极度增生,细胞排列过于密集;③ 骨髓增生减低;④ 肿瘤骨髓浸润等。

3. 骨髓取材满意的指标

包括：① 抽吸骨髓液时患者有特殊的痛感。② 抽出的骨髓液中有较多的骨髓小粒和脂肪滴。③ 显微镜下涂片有骨髓特有的细胞,如：巨核细胞、浆细胞、组织嗜碱细胞、成骨细胞、破骨细胞、肥大细胞、网状细胞、网状纤维等。④ 骨髓中中性杆状核粒细胞/中性分叶核粒细胞比值大于外周血中性杆状核粒细胞/中性分叶核粒细胞比值。

二、骨髓涂片检查

1. 骨髓涂片制作、染色方法

(1) 制片　骨髓涂片制作方法与血片制作方法基本相同,但因有骨髓小粒和脂肪滴,有核细胞较多,因此较血液黏稠,推片略难于血片,推片时角度要小一些,速度要慢一些,避免骨髓片过厚。

(2) 染色　临床常用的染色方法主要有：① 瑞氏(Wright)染色;② 吉姆萨(Giemsa)染色;③ Marshall 提出的标准化的 Romanowsky 染色;④ R－G(Romanowsky-Giemsa)染色;⑤ Wittekind 1987 年介绍的 R－G 染色。

2. 骨髓片检查的程序及方法

(1) 髓涂片检查　包括：① 低倍镜。Ⅰ. 观察取材、涂片、染色是否满意等。Ⅱ. 判断有核细胞增生程度。低倍镜下选择细胞分布均匀部位观察骨髓片有核细胞增生情况,根据骨髓片中有核细胞的密度或有核细胞与成熟红细胞的比例来估计有核细胞的增生程度。骨髓有核细胞增生程度通常分为 5 级(表 1－3)。Ⅲ. 观察全片巨核细胞的数量。巨核细胞数量变化较大,如将骨髓膜标准化为 1.5 cm × 3.0 cm(4.5 cm^2),则参考值为 7~35 个。Ⅳ. 观察骨髓片边缘和尾部有无体积较大的或成堆的特殊病理细胞。② 油镜。分类计数 200 或 500 个有核细胞(不包括分裂型细胞和破碎细胞)。按各细胞的种类、发育阶段分别记录,并计算出百分比。同时仔细观察各系、各阶段细胞的形态是否正常。

表 1 - 3　骨髓有核细胞增生程度 5 级估计标准

增生程度	成熟红细胞:有核细胞	有核细胞均数（高倍镜视野）	常见病例
增生极度活跃	1:1	>100	各种白血病
增生明显活跃	10:1	50～100	各种白血病、增生性贫血
增生活跃	20:1	20～50	正常骨髓象、某些贫血
增生减低	50:1	5～10	造血功能低下
增生极度减低	200:1	<5	再生障碍性贫血

（2）血涂片检查　分类记数 100～200 个白细胞,计算各类白细胞的百分率,描述红细胞形态,血小板数量和分布情况。如见到幼红细胞按分类 100 个白细胞中幼红细胞的数量来报告,并说明其阶段性。

（3）骨髓报告

1）结果计算:计算出各系和各阶段细胞占有核细胞总数的百分数;再算出各阶段粒细胞百分数的总和与各阶段幼红细胞百分数之总和,将前者除以后者即得出粒:红比值(G:E)。粒红比值代表粒系和红系的相对数量关系,正常人约为 2:1～4:1。如有核细胞增生亢进,G:E 增大,则为粒系增多;如有核细胞增生低下,G:E 增大,则为红系减少。

2）骨髓象报告单的填写:应用简明扼要的语言,突出重点,填写骨髓检查报告单。① "骨髓特征"一栏主要内容为:Ⅰ. 对取材、涂片、染色的评价;Ⅱ. 骨髓有核细胞的增生程度和粒红比值;Ⅲ. 分别叙述各系细胞的情况。Ⅳ. 巨核细胞和血小板的数量、形态由全片来评估;Ⅴ. 是否见到特殊的病理细胞和寄生虫。② 报告血涂片检查结果。③ 报告细胞化学染色结果。④ 填写诊断意见。综合骨髓象、血象,结合临床资料,客观地向临床提出细胞学诊断意见或可供临床参考的意见,一般诊断意见有以下 5 种:Ⅰ. 肯定性诊断;Ⅱ. 符合性诊断;Ⅲ. 疑似性诊断;Ⅳ. 阴性(或排出性)诊断,这种情况一般报告"大致正常骨髓象";Ⅴ. 若骨髓象有某些特征性改变但并非特异性的改变,对临床诊断提不出具体支持和反对意见,也不能用临床表现加以解释者,可直接扼要地描述骨髓象特征,继续观察和随访。

三、常用血细胞化学染色

1. 过氧化物酶染色的原理和临床意义

（1）原理　粒细胞和单核细胞胞质中含有的**过氧化物酶**(peroxidase,POX)能将底物过氧化氢分解,产生新生态氧,它将四甲基联苯胺氧化为联苯胺蓝。联苯胺蓝自我脱氢氧化,显棕色四甲基苯醌二胺,再加入亚硝基铁氰化钠与联苯胺蓝结合,可形成稳定的蓝色颗粒,定位于细胞质内酶所在的部位。

(2) 临床意义　临床上主要用于急性白血病类型的鉴别:急性淋巴细胞白血病。原、幼淋巴细胞 POX 染色均呈阴性反应;急性粒细胞白血病。原粒细胞 POX 染色呈局灶分布的阳性反应;急性早幼粒细胞白血病。颗粒增多的早幼粒细胞 POX 染色呈强阳性反应;急性单核细胞白血病。原、幼单核细胞 POX 染色多呈细小颗粒弱阳性反应。

2. 过碘酸-雪夫染色的原理和临床意义

(1) 原理　过碘酸-雪夫(pexiodic acid-schiff,PAS)染色又称糖原染色。胞质内存在的糖原或多糖类物质(如黏多糖、黏蛋白、糖蛋白、糖酯等)中的乙二醇基(CHOH—CHOH)经过碘酸(periodic acid)氧化,转变为二醛基(CHO—CHO),与雪夫(Schiff)试剂中的无色品红结合,形成紫红色化合物而沉积于胞质中糖原类物质所存在的部位。该反应称为过碘酸-雪夫(PAS)阳性反应。

(2) 临床意义

1) 急性白血病类型的鉴别:红白血病的幼红细胞 PAS 染色多呈阳性反应,阳性率高,反应强;成熟红细胞有时亦可为阳性;急性淋巴细胞白血病的原、幼淋巴细胞 PAS 染色多为红色颗粒或块状阳性反应;急性粒细胞白血病的原粒细胞呈阴性或胞质呈弥漫淡色阳性反应;急性早幼粒细胞白血病。异常早幼粒细胞的 PAS 染色为阳性反应;急性单核细胞白血病。原、幼单核细胞 PAS 染色阳性反应,呈弥漫分布的红色细颗粒,巨核细胞白血病。原巨核细胞 PAS 染色呈阳性或强阳性反应,表现为红色颗粒或块状。

2) 各类贫血的鉴别:骨髓增生异常综合征(MDS)、缺铁性贫血、珠蛋白生成障碍性贫血(曾称地中海贫血)的幼红细胞 PAS 染色多为阴性反应,有时可出现阳性反应;巨幼红细胞贫血、溶血性贫血、再障的幼红细胞 PAS 染色为阴性。

3) 其他细胞类型的鉴别:戈谢细胞呈强阳性反应;尼曼-匹克细胞 PAS 染色为弱阳性,空泡中心阴性。非霍奇金淋巴细胞 PAS 染色呈阳性反应;多核分叶状巨细胞(R－S)则为弱阳性或阴性反应。骨髓内转移的腺癌细胞 PAS 染色呈强阳性反应,表现为红色颗粒或块状。

3. 中性粒细胞碱性磷酸酶染色的原理和临床意义(偶氮偶联法,Kaplow)

(1) 原理　中性粒细胞内碱性磷酸酶(neutrophile alkaline phosphatese, NAP)在 pH 9.2 ~ 9.8 时,能水解磷酸萘酚钠,释放出磷酸与萘酚,再以重氮盐与萘酚偶联成不溶性有色沉淀于胞质内酶所存在的部位。

(2) 临床意义

1) 白血病:急性粒细胞白血病 NAP 阳性率及积分值均降低,急性淋巴细胞白血病 NAP 积分值明显增高;慢性粒细胞白血病(无继发感染时)NAP 积分值显著降低,甚至为"0",类白血病反应 NAP 积分值明显增高,是两者鉴别的重要检测项目;慢性中性粒细胞白血病 NAP 积分值显著增高,常在 200 分/100 中性粒细胞计数(NC)以上,也有利于与慢性粒细胞白血病鉴别。

2) 其他血液病:① 各类贫血再障。NAP 积分值增高,阵发性睡眠性血红蛋白尿症(PNH)和 MDS 时 NAP 积分值一般减低。因此,NAP 检测有助于与 PNH、MDS 等疾病的鉴别。② 真性红细胞增多症。NAP 积分值显著增高,继发性红细胞增多症 NAP 积分正常或降低,这是两者的鉴别方法之一。其他慢性骨髓增生性疾病,如骨髓纤维化、原发性血小板增多症等,NAP 积分值增高。③ 恶性组织细胞病。NAP 积分值明显减低,而反应性组织细胞增多时 NAP 积分值往往增高,有助于两者鉴别。④ 细菌性感染。NAP 积分值增高,病毒感染或寄生虫、立克次体感染时 NAP 积分值一般正常或降低。该检测对鉴别细菌感染与其他感染有一定价值。

4. 氯乙酸 AS－D 萘酚酯酶染色的原理和临床意义

(1) 原理　细胞内的氯乙酸 AS－D 萘酚酯酶(naphthol AS－D chloroacetate esterase,NAS－DCE)水解基质液中的氯乙酸 AS－D 萘酚,产生 AS－D 萘酚,进而与基质液中的重氮盐偶联形成不溶性的有色沉淀,定位于细胞质内酶所存在的部位。本试验常用的重氮盐为坚牢紫酱 GBC,形成的有色沉淀为红色。NAS－DCE 几乎仅出现在粒细胞,其特异性高,因此又称为"粒细胞酯酶"、"特异性酯酶"。

(2) 临床意义　① 临床上主要用于急性白血病类型的鉴别。急性粒细胞白血病和急性早幼粒细胞白血病原粒细胞 NAS－DCE 染色多呈(＋)~(＋＋),白血病性早幼粒细胞呈(＋＋)~(＋＋＋)。② 急性单核细胞白血病。原、幼单核细胞多呈阴性反应。③ 急性淋巴细胞白血病。原、幼淋巴细胞呈阴性反应。

5. 中性非特异性酯酶染色的原理和临床意义

(1) 原理　中性非特异性酯酶包括醋酸 AS－D 萘酚酯酶(naphythol AS－D acetate esterase,NAS－DAE)染色和 α－醋酸萘酚酯酶(α－naphythyol acetate esterase, α－NAE)染色。细胞内的 α－醋酸萘酚酯酶(α－naphythyol acetate esterase, α－NAE)在 pH 中性的条件下水解基质液中的 α－醋酸萘酚,释放出 α－萘酚,进而与基质液中的重氮盐偶联形成不溶性的有色沉淀,定位于细胞质内酶所在的部位。

(2) 临床意义　主要用于急性白血病类型的鉴别。NAS－DAE 染色属于中性非特异性酯酶染色,在鉴别白血病类型时需同时做氟化钠(NaF)抑制试验。急性粒细胞白血病的原粒细胞 NAS－DAE 染色可呈阳性反应,且不被氟化钠抑制;急性早幼粒细胞白血病的白血病性早幼粒细胞 NAS－DAE 染色为阳性或强阳性反应,亦不被氟化钠所抑制;急性单核细胞白血病的原、幼单核细胞 NAS－DAE 染色多呈阳性或强阳性反应,但能被氟化钠抑制;急性粒-单核细胞白血病的阳性反应的单核细胞系白血病细胞能被氟化钠抑制,而粒系白血病细胞则不被抑制;急性淋巴细胞白血病的原、幼淋巴细胞呈阴性或弱阳性反应,且不被氟化钠抑制。

6. 碱性 α－丁酸萘酚酯酶染色的原理和临床意义

(1)原理　细胞内的 α－丁酸萘酚酯酶(α－naphythyol butyrate esterase, α－NBE)在 pH 碱性条件下水解基质液中的 α－丁酸萘酚,释放出 α－萘酚,后者与基质液中的重氮盐偶联形成不溶性的有色沉淀,定位于细胞质内酶所存在的部位。本试验常用的重氮盐为坚牢紫酱 GBC,形成的有色沉淀为红色。α－NBE 主要存在于单核细胞中,其阳性产物能被氟化钠抑制,而其他细胞系列的阳性产物不能被氟化钠抑制。

(2)临床意义　常用于急性白血病类型的鉴别。急性粒细胞白血病的原粒细胞和早幼粒细胞呈阴性反应,少数为弱阳性反应;急性单核细胞白血病的原、幼单核细胞多呈阳性反应,能被氟化钠抑制;急性淋巴细胞白血病的原、幼淋巴细胞常呈阴性反应;多毛细胞白血病的多毛细胞呈弥散分布、颗粒细小的阳性反应,亦可见聚成半月形的粗颗粒,不被氟化钠抑制;恶性组织细胞病的异常组织细胞可呈阳性,但不被氟化钠抑制。

7. 酸性磷酸酶染色的原理和临床意义

(1)原理　细胞内的酸性磷酸酶在酸性条件下,将基质中的磷酸萘酚 AS－BI 水解,释出萘酚 AS－BI,再与重氮盐偶联,形成不溶性有色沉淀,定位于胞质中。

(2)临床意义

1)白血病类型鉴别:多毛细胞白血病的多毛细胞 ACP 染色呈强阳性或中度阳性反应,并耐 L-酒石酸抑制作用;急性单核细胞白血病的原、幼单核细胞 ACP 染色为强阳性反应;急性淋巴细胞白血病的原淋巴细胞 ACP 染色常呈弱阳性反应;急性粒细胞白血病的原粒细胞对 ACP 染色反应不一;慢性淋巴细胞白血病和淋巴瘤的淋巴细胞 ACP 染色也可阳性,但可被 L-酒石酸抑制,有助于与多毛细胞鉴别。

2)鉴别 T 淋巴细胞和 B 淋巴细胞:T 淋巴细胞 ACP 染色呈阳性反应,颗粒粗大、密集、局限性块状;B 淋巴细胞 ACP 染色呈阴性反应,或为颗粒稀疏、细小的弱阳性反应。

3)戈谢细胞和尼曼-匹克细胞的鉴别:戈谢细胞 ACP 染色呈强阳性反应;尼曼-匹克细胞呈阴性或弱阳性反应。

8. 酯酶双染色的原理和临床意义

(1)原理　在同一张涂片上进行两种酯酶染色的方法称为酯酶双染色。多数采用一种特异性酯酶加一种非特异性酯酶染色,常用的有 α－醋酸萘酚酯酶与氯乙酸 AS－D 萘酚酯酶双染色、α－丁酸萘酚酯酶与氯乙酸 AS－D 萘酚酯酶双染色等。反应的原理基本上同各自的染色原理,同一张涂片上的细胞要分别在两种不同的基质液中作用一定时间,最后复染、显微镜观察。

（2）临床意义　酯酶双染色可同时观察两种不同的白血病细胞,因此在鉴别白血病类型方面明显优于单项染色。

1）急性粒-单核细胞白血病:该染色法在急性粒-单核细胞白血病的同一张涂片上可分别出现 α－NBE 染色和 NAS－DCE 染色阳性反应的细胞,甚至少数病例在单个细胞内同时出现以上两种酯酶染色的双重阳性反应。因此,酯酶双染色反应在急性粒-单核细胞白血病的诊断上具有独特价值。

2）急性粒细胞白血病:粒细胞白血病 NAS－DCE 染色可出现不同程度的阳性反应,α－NBE 染色则为阴性。

3）急性单核细胞白血病:α－NBE 染色为阳性或强阳性反应,NAS－DCE 染色为阴性,有助于与急性粒细胞白血病的鉴别。

4）急性淋巴细胞白血病:NAS－DCE 染色及 α－NBE 染色在淋巴细胞均呈阴性反应。

9. 骨髓铁染色的原理和临床意义

（1）原理　骨髓中的含铁血黄素（细胞外铁）和中、晚幼红细胞胞浆中的铁蛋白聚合物（细胞内铁）经普鲁士蓝反应形成蓝色的亚铁氰化铁沉淀,定位于细胞内外铁存在的部位。正常人骨髓细胞外铁为 + ～ + + 。铁粒幼细胞阳性率为19% ～44% 。**铁染色(iron stain;IS)** 中的细胞外铁反映骨髓中铁的储存量,细胞内铁反映骨髓中可利用铁的量。

（2）临床意义

1）鉴别缺铁性贫血与非缺铁性贫血:前者细胞外铁减少甚至消失,铁粒幼细胞的阳性率明显减低,铁颗粒着色浅淡。

2）有助于铁粒幼细胞贫血的诊断和鉴别诊断:铁粒幼细胞贫血时铁粒幼细胞增多,且可见环形铁粒幼细胞,比例可达30% ～90% 。MDS 的 RAS 型也可见环形铁粒幼细胞增多（占幼红细胞的15% 或更多）,借此可与再生障碍性贫血鉴别。

四、血细胞免疫标记技术

1. 流式细胞仪的构造、原理、主要技术指标和临床应用

（1）流式细胞术和流式细胞仪　流式细胞术(flow cytometry, FCM) 是集计算机技术、激光技术、电子技术、流体力学、细胞化学、细胞免疫学等多种高新技术与方法为一体的现代细胞分析技术。它以**流式细胞仪(flow cytometer)** 为工具,在单细胞水平上对大量细胞进行快速、准确、多参数的定量分析或分选,是现代血细胞学研究中较先进的分析技术。

流式细胞仪(flow cytometer)是流式细胞分析和分选所必需的仪器。FCM 的主要构造可分为:① 流动室与液流驱动系统;② 激光光源及光束成形系统;③ 光学系统;④ 信号检测、储存、显示、分析系统;⑤ 细胞分选系统。

(2)流式细胞仪工作原理 待测标本与荧光素标记的单克隆抗体(McAb)或与某些荧光染料结合后形成一定浓度的细胞悬液并放入流式细胞仪的样品管中,细胞在气体的压力下进入流动室。在流动室内鞘液的约束下,细胞排成单列从流动室的喷嘴高速喷出成为细胞液柱。细胞液柱与入射激光束垂直相交,相交点为测量区。通过测量区的细胞被激光照射后产生光散射并发出荧光,散射光与荧光穿过滤光片,被光电倍增管或光电二极管接收并转变为电信号,这些信号经加工处理储存于计算机中,用计算机软件对储存数据进行图像显示、运算、分析等,即可特异地获得血细胞的一系列重要的物理、生化、免疫学特征和功能状态等参数。

(3)流式细胞技术在血液系统疾病中的应用 ① 白血病免疫分型。FCM 免疫分型较多用于以下几种情况:Ⅰ. 用形态学、细胞化学染色不能确定细胞来源的白血病;Ⅱ. 形态学类似急性淋巴细胞白血病(ALL)或急性未分化白血病(AUL);Ⅲ. 混合性白血病。白血病的免疫分型对急性髓系细胞白血病(M_0、M_1、M_2、M_3、M_6、M_7)的分型诊断有重要意义,但对急性粒单细胞白血病(M_4)和急性单核细胞白血病(M_5)的分型还有一定的难度,对微量残留白血病的检测也有重要价值。② 淋巴细胞免疫表型分析。③ 血小板病诊断。④ 网织红细胞分析。⑤ 造血干/祖细胞计数。⑥ 细胞免疫功能分析。⑦ DNA 倍体与细胞周期分析。⑧ 白细胞分类计数。⑨ 细胞分选。流式细胞仪可将样本中所需要的细胞亚群从群体细胞中分离出来,即所谓分选(sorting)。

2. 常用 FISH 技术的种类、原理、方法和临床应用

(1)普通 FISH 荧光原位杂交技术 (flourenscent in situ hybridization, **FISH**)。它用生物素(biotin)标记探针,通过荧光-抗生物素蛋白(avidine)酶联反应,在荧光显微镜下观察荧光信号即表示探针杂交的部位。FISH 包括染色体 FISH、间期核 FISH 等。FISH 技术不仅可以测定中期染色体的特异序列,而且也能敏感地测定间期细胞核中的特异序列。这一优势在白血病的检测中尤为重要,因为它弥补了白血病患者骨髓细胞培养后难以获得高质量中期染色体的缺陷。

(2)DNA 纤维荧光原位杂交 DNA 纤维 FISH 的优点是分辨率高,可达到 1 ~ 500 kb,可快速对探针排序、确定方向、测定探针间距离;较适用于端粒附近基因富集区的基因排序;对材料要求不高,新鲜组织,冷冻组织或石蜡标本等均可;对基因拷贝数的判定比较准确,可消除传统的中期 FISH 由于信号分裂引起基因拷贝数判断的错误。

(3) 比较基因组杂交(CGH)　CGH 方法是近年来在多色染色体 FISH 基础上发展起来的一种新的分子遗传学技术,可用来确定间期核或中期细胞的染色体异常,且不需进行肿瘤细胞培养和制备其中期染色体标本,也不需事先了解染色体的结构和可能存在的异常。在一次实验中就可对整个基因组中所有的染色体异常进行总的分析。该技术在血液系统恶性肿瘤研究中已得到广泛应用。

(4) 多重 FISH(M-FISH)　M-FISH 可以检测许多具有结构异常标本或肿瘤样本中简单或复杂的染色体异常,可以解决常规染色体分析不能精确识别的染色体异常。如 M-FISH 可识别染色体数目异常及一些结构重排,如整条染色体的获得或丢失、简单或复杂的易位。应用比例长度分析及染色体条带转换图也可以识别染色体易位断裂点。M-FISH 可以从已定论的疾病如白血病中发现新的隐匿的染色体异常。

3. 免疫细胞化学染色

免疫细胞化学染色是指将血液、骨髓液、浆膜腔积液等各种体液组织制成的涂片和骨髓等组织的切片经各种单克隆抗体的标定和常用的过氧化物酶或碱性磷酸酶显色后对白血病细胞直接镜检,以确定细胞类型。

免疫组织化学染色方法繁多,可根据标记物的不同分为:免疫酶细胞化学染色、免疫荧光细胞化学染色、免疫金银染色技术以及亲合免疫组织化学染色技术等。目前血液系统疾病检查常用免疫细胞化学染色方法有 3 种:过氧化物酶-抗过氧化物酶(PAP)法、碱性磷酸酶-抗碱性磷酸酶(APAAP)法和亲和素-生物素-过氧化物酶复合物(ABC-AP)法。

应用骨髓切片免疫组织化学技术可以对骨髓细胞进行原位观察,通过对细胞特异性抗原的定性、定位和定量分析,了解骨髓组织和细胞的结构和变化,对血液系统疾病尤其是血液系统肿瘤的诊断、鉴别诊断,以及血液肿瘤的分类、分型和预后的判断提供了有利的研究手段。

五、造血干/祖细胞培养

体外造血干/祖细胞培养主要是利用造血干/祖细胞的生物学特性检测其在骨髓、血液和脐血中的数量及生物活性,同时也可应用于体外造血干/祖细胞类型、特性及生理意义的实验研究,在造血系统疾病的发生机制、诊断、疗效、预后判断及治疗药物的选择等方面具有十分重要的意义。

1. 粒-单系造血祖细胞培养

（1）原理　受检者血液、骨髓或脐血经过分离获得的单个核细胞在 HGF 的作用下,在体外半固体琼脂上形成由不同成熟阶段的粒细胞和单核细胞组成的细胞集落。刺激 CFU－GM 生长的造血生长因子主要有：GM－CSF、IL－3、G－CSF、M－CSF 及 SCF 等。

（2）临床应用　① CFU－GM 减少。常见于再生障碍性贫血、阵发性睡眠性血红蛋白尿症（PNH）、急性白血病、慢粒急变期、红白血病、骨髓纤维化及骨髓增生异常综合征。② CFU－GM 增加。慢性粒细胞白血病（CML）、真性红细胞增多症（部分患者伴白细胞增多）及部分缺铁性贫血患者。

2. 红系祖细胞的培养

（1）原理　CFU－E 集落为由 8～50 个细胞组成的细胞团。BFU－E 集落为 50 个以上细胞组成的细胞团,形似烟火礼花,故称 BFU－E。在培养体系中选择甲基纤维素作为支持物,加入适量 EPO 和 BPA,使骨髓中红细胞系造血细胞形成 BFU－E 和 CFU－E。每个集落可视为由一个红系祖细胞增殖分化而来,所以集落数的多少可反映培养物中红系祖细胞的量。CFU－E 与 BFU－E 对 EPO 和 BPA 的敏感性及集落细胞多少的不同,培养时间和培养方法也有所不同。

（2）临床应用　① BFU－E 或 CFU－E 减少。见于再生障碍性贫血、单纯红细胞性再障（PRCA）、急性白血病（AML 和 ALL 更明显）、慢粒急变、红白血病及铁粒幼细胞性贫血（SA）等。② BFU－E 或 CFU－E 增加。见于真性红细胞增多症、原发性骨髓纤维化（PMF）及部分慢粒患者。

3. 巨核系祖细胞培养

（1）原理　以血浆凝块或甲基纤维素为支持物,加入再生障碍性贫血患者血清或 TPO、IL－3 及 SCF 等生长因子,使骨髓中巨核系祖细胞形成 CFU－MK。

（2）临床应用　① CFU－MK 减少。常见于再生障碍性贫血、获得性无巨核细胞性血小板减少性紫癜、骨髓增生性疾病、血小板减少症和白血病等。② CFU－MK 增加。常见于慢性粒细胞白血病、在慢粒急变时仍有较高的 CFU－MK。

4. 混合祖细胞培养

（1）原理　以甲基纤维素作为支持物,配以各种造血生长因子如 IL－3、GM－CSF 和 EPO 或 PHA－LCM 加 EPO 作为 CFU－MIX 刺激因子,体外受检者骨髓造血细胞可形成含有红、粒、单核及巨核细胞系的混合集落（CFU－MIX 或 CFU－GEMM）。

（2）临床应用　CFU－GEMM 有助于调节多向祖细胞分化与增殖的各种刺激因子的生物活性的定量研究。CFU－GEMM 产率较低,临床疾病研究还较少,一般再生障碍性贫血 CFU－GEMM 减少,慢性粒细胞性白血病 CFU－GEMM 增殖率增高。

六、血细胞染色体检验

1. 非显带染色体和显带染色体相关概念和技术

（1）非显带染色体技术

1）直接法：抗凝骨髓标本不经培养，以 PBS 稀释后加入秋水仙素"阻留"中期细胞，经低渗液处理后，再经预固定、固定后即可制片、染色、镜检。秋水仙素能干扰有丝分裂纺锤体形成，使细胞"阻留"在分裂中期，增加中期细胞数目。低渗处理则使染色体分散、铺展开来，便于分析。

2）短期培养法：抗凝骨髓标本在含小牛血清的培养液中于 37℃ 培养 24 h 或 48 h 左右，加入秋水仙素"阻留"中期细胞。其他同直接法。

3）非显带染色体的识别和命名：中期染色体的形态：每条染色体上有一收缩成极小的部分，称为着丝粒，该处为染色体的缩窄处，又称为**主缢痕（primary constriction）**。着丝粒在染色体上的位置各不相同，可将染色体分为两部分，染色体的**短臂（short arm）**用 p 表示；染色体的长臂（long arm）用 q 表示。在染色体上也可看到其他的收缩凹陷处，称为**次级缢痕（secondary constriction）**。有些染色体的一端还可有球形小体，称为**随体（satellite）**，多见于近端着丝粒染色体。每条染色体的短臂和长臂末端称为**端粒（telomere）**。根据着丝粒位置的不同，可将染色体分成 3 种：**中着丝粒染色体（metacentric chromosome）、亚中着丝粒染色体（submetacentric chromosome）**和**近端着丝粒染色体（acrocentric chromosome）**。

人类 46 条染色体可分为 7 组：A 组，1～3 号染色体，为大型中着丝粒染色体；B 组，4、5 号染色体，为大型亚中着丝粒染色体；C 组：6～12 号和 X 染色体、为中型亚中着丝粒染色体；D 组，13～15 号染色体，为中型近端着丝粒染色体；E 组，16～18 号染色体，为中型亚中着丝粒染色体；F 组，19、20 号染色体，为小型中着丝粒染色体；G 组，21、22 号和 Y 染色体，为小型近端着丝粒染色体。

将人体细胞秋水仙素中期染色体经显微摄像后，按以上分组排列成一套染色体图像，称为**核型分析（karyotyping）**。这一套染色体图像就称为**核型（karyotype）**。

（2）显带染色体技术

1）G 显带：标本先经某种处理，再以姬姆萨染色后使染色体显带的方法。G 显带的机制较复杂，一种观点认为，DNA 上富含 A－T 碱基对的 DNA 和组蛋白结合紧密，胰酶处理时不易高度抽提，和染料亲和力较强，呈深带；而富含 G－C 碱基对的区段结合的蛋白质容易被胰酶抽提，和染料亲和力降低，呈浅带。

2）R 显带：R 带带纹与 G 带、Q 带正好相反，即前者的阳性带相当于后者的阴性带，而前者的阴性带则相当于后者的阳性带。R 带按制备方法不同可分为荧光 R

带和姬姆萨 R 带两种类型。其显带机制尚未完全明了,可能由于 DNA 受热变性,使富含 A – T 碱基对的区段单链化,故不易为姬姆萨染色,呈浅带;而富含 G – C 碱基对的区段仍保持正常的双链结构,易于染色,故显深带。

3)染色体同步化及高分辨染色体技术:中期染色体常规显带方法在一套单倍体仅能显示 322 条带,分裂中期的早、中阶段染色体较长,而晚中期以后的染色体较短小。为了获得较长而带纹更加丰富的染色体,采用某些药物如甲氨蝶呤(MTX)等阻断 DNA 的合成达一定时间,细胞高度阻滞在细胞周期的同一位置,当阻断作用解除后各细胞的 DNA 合成重新同步进行,细胞即处于同一分裂周期,可获得分裂较早期的细胞。在上述同步化基础上,使用某些抑制剂抑制染色体的收缩,可使染色体长度增加 20% 左右,显带后可达到 400～800 条带,即所谓高分辨染色体显带。

2. 常见染色体数目和结构异常的有关概念和表示方法

(1)染色体数目异常　染色体数目异常的主要原因是由于减数分裂或有丝分裂时染色体不分离(non-disjunction)。常见的有整倍体、非整倍体和嵌合体 3 种。

1)整倍体:如果所有的同源染色体在生殖细胞成熟分裂时全部归于一个细胞,那么这个生殖细胞的染色体数目仍然是二倍体。此生殖细胞和正常的生殖细胞结合就会形成**三倍体(triploid)**。如果两个这种生殖细胞结合就会形成**四倍体(tetraploid)**。这些均属**整倍体(euploid)**。

2)非整倍体:如果生殖细胞在成熟分裂时仅仅有个别染色体发生不分离,结果造成受精卵中染色体的数目不是染色单体的倍数,则称为非整倍体。因个别染色体增加而染色体总数超过二倍体者,称为**超二倍体(hyperdiploid)**;少于二倍体者,称为**低二倍体(hypoidploid)**。如果染色体数目仍然是二倍体,但不是 23 对,而是个别染色体增加合并,个别染色体缺失,则称为**假二倍体(pseudodiploid)**。

3)嵌合体:如果染色体不分离现象发生在受精卵卵裂过程及胚胎发育早期的细胞分裂过程中,则此胚胎的部分细胞发生染色体数目异常,一个个体具有几个不同核型的细胞系,称为嵌合体。嵌合体的临床表型一般比较轻。

(2)染色体结构异常

1)缺失(deletion):指染色体臂的部分丢失,用 del 表示。

2)重复(duplicatlon):指同源染色体中一条断裂后,其断片连接到另一条同源染色体的相对应部位或由同源染色体间的不等交换,使一条同源染色体上部分基因发生重复,而另一条同源染色体相应缺失,一般用 dup 表示。

3)倒位(inversion):指染色体中的某一片段断裂下来,颠倒 180° 后重新连接,造成原来基因顺序的颠倒。倒位用 inv 表示。

4)易位(translocatiol):指染色体的节段位置发生改变,即一条染色体断裂后,其片段接到同一条染色体的另一处或接到另一条染色体上去。易位用 t(A;B)的形式表示,A、B 分别表示发生易位的两条不同染色体。

　　易位分相互易位(reciprocal translocation)和非相互易位(nonreciprocal translocation)两种。相互易位是指发生易位的两条染色体都发生断裂,断片相互交换。非相互易位是指仅一条染色体发生断裂,断片插入到另一条染色体中或接在另一条染色体的末端。

　　凡是易位后主要的遗传物质没有丢失,个体表型正常的,称为**平衡易位**(**balanced translocation**)。而易位后丢失了部分遗传物质,造成个体表型异常的,称为**不平衡易位**(**unbalanced translocation**)。

　　3. 染色体分析在临床血液学中的应用

　　(1)在白血病中的应用

　　1)在白血病诊断和分型中的应用:在多种白血病和其他血液系统疾病中可发现特异性的和非特异性的染色体异常。染色体异常的检出对血液系统疾病的诊断、鉴别诊断等显示越来越重要的作用。如 CML 患者中费城(Ph)染色体发生率可达 90% 以上,成为慢性粒细胞白血病的细胞遗传学标志。该染色体异常是 9 号染色体长臂 3 区 4 带(9q34)和 22 染色体长臂 1 区 1 带(22q11)相互易位所致,对 CML 的诊断具有重要意义。50% ~80% 的急性髓细胞白血病(AML)中可发现克隆性染色体异常。由于特异性染色体异常对疾病诊断有标志和分类的意义,故被 MIC 协作组列为急性白血病 MIC(形态学、免疫学和细胞遗传学)分型的主要指标之一。

　　2)急性髓系白血病(ANLL)的染色体异常: ① t(8;21)(q22;q22);t(8;21)(q22;q22)。累及 8q22 的 ETO 基因和 21q22 的 AM_1 基因,见于 12% AML 患者,主要为 M_{2b} 型,少数见于 M_4、M_1 和儿童 ALL。伴有 t(8;21)的白血病细胞可分化至成熟的粒细胞,对化疗敏感性较好,是克隆性染色体异常中预后较好的一类。② t(15;17)(q22;q21);t(15;17)(q22;q21)。是急性早幼粒细胞白血病(APL)特征性的染色体易位,在 98% 的 APL 患者中可以检测到这种易位,累及 15q22 的早幼粒白血病基因(PML)和 17q21 的维甲酸受体 α(RARa)基因,产生 PML - RARα 融合基因。急性早幼粒白血病对全反式维甲酸治疗具有独特的敏感性。因此,具有典型 t(15;17)易位的 APL 患者被认为有较好的预后。③ t(6;9)(p23;q34)。t(6;9)染色体易位产生 DEK - CAN 融合基因,多见于儿童、青年 M_2 型白血病和 M_4 型白血病,偶见于 M_1 型白血病。出现该染色体异常的患者一般年龄较小,预后不佳。④ inv(16)(p13;q22),inv(16)(p13;q22)或较少见的 t(16;16)(p13;q22)。见于约 10% 的 AML 患者(主要为 M_{4Eo}),累及 16q22 的 CBFβ 和 16p13 的 SMMHC 基因。带有该染色体异常的白血病患者化疗缓解率高,但中枢神经系统白血病的发生率也较高。⑤ 累及 11q23 的染色体异常。与其他非随机染色体易位相比,涉及 11q23 的易位、丢失和倒位可以发生在淋系和粒系。11q23 处受累的基因为 MLL

基因。MLL 基因易位在年龄 <1 岁的婴儿粒系白血病和淋系白血病中分别占到 45% 和 80% 。⑥ t(3;21)(q26;q22)、t(3;3)(q21;q26)和 inv(3)(q21;q26)：t(3;21)(q26;q22)。多见于治疗相关 MDS、AML 和 CML 急变，易位导致 AML1 和 3 个基因发生融合；EAP(见于 MDS)，MDS1 和 EVI1(见于 CML 急变)，不同的剪接方式产生不同的转录本。EVI1 基因可见于 M₁、M₂、M₄、M₇等多种白血病，与巨核细胞异常增生有关。

3)慢性粒细胞白血病的染色体异常：其特征性的染色体易位,t(9;22)(q34;q11)，即位于 9q34 的 ABL 原癌基因易位至 22q11 的 BCR 基因的 3′端,形成 BCR - ABL 融合基因，由此衍生 22 号染色体(Ph 染色体)。几乎所有的 CML 患者都有 Ph 染色体，也可在 20% 的成人 ALL、5% 的儿童 ALL 和 3% ~5% 的 AML 患者中检出。此外，在 CML 中，还可有变异型染色体易位，即除了 t(9;22)外，还有第 3 条或多条染色体参与易位。CML 患者还可能出现附加染色体异常，如双 Ph、+8、+19、+21、-17、- Y、+ Y 等，这些染色体异常与疾病加速期和急变期有关。

4)淋巴细胞白血病的染色体异常：① B 细胞白血病。在表面 Ig 阳性的 B 淋巴母细胞的白血病和 Burkitt 淋巴瘤中，最常见的遗传学改变是 t(8;14)(q24;q32)染色体易位。T(8;14)染色体易位使 MYC 重排至 Ig 重链基因增强子附近，导致 MYC 的异常表达。② T 细胞白血病。在 T 细胞白血病和淋巴瘤中，染色体的断裂点总是位于 T 细胞特异性受体基因增强子附近，包括 7q34 的 TCRβ，14q11 的 T 细胞受体(TCR)α/δ 和 7q15 的 TCR γ。t(1;14)(p32;q11)累及 TAL1 基因和 TCRα/δ 基因，基因 3% T 细胞急性淋巴细胞白血病和淋巴瘤。t(11;14)(p13;q11)存在于 10% ~20% 儿童 T - ALL 中，是 T - ALL中最常见的一种易位。

5)E2A 融合基因：① E2A - PBX1：t(1;19)(q23;p13)。见于大约 25% 儿童前 B 细胞 ALL,也见于成人 ALL。染色体易位导致 E2A 与位于 1q23 的 PBX1 基因发生融合。具有 E2A - PBX1 融合基因的前-B 细胞 ALL 患者诊断时白细胞计数偏高，易于发生中枢神经系统白血病，预后差。因此，E2A - PBX1 是个高度危险的分子生物学标志，在这些患者中需要用强化疗来达到完全缓解。② E2A - HLF：t(17;19)(q22;p13)。使 E2A 与位于 17q21 - 22 的 HLF 基因发生融合，主要见于早 B 细胞 ALL，与临床 DIC 和高钙血症有关。

6)TEL - AML1 融合基因：① t(12;21)染色体易位。见于约 25% 的儿童和 3% 的成人 B 细胞 ALL 患者，产生 TEL - AML1 融合基因。TEL - AML1 的表达与 B 细胞 ALL 患者预后明显相关，伴有 TEL 基因重排的儿童患者 5 年无病生存率达(91 ±5)%。早期检测 TEL - AML1 融合基因对临床预后，确定合适的治疗方案有重要的意义。② t(5;12)(q33;p13)。见于嗜酸性细胞增多型慢性粒细胞白血病和慢性粒细胞性白血病。

7）MLL‑AF4：t(4;11)(q21;q23)是 ALL 最常见的染色体易位之一,见于 2%～5% 儿童 ALL,42%～66% 婴儿 ALL,在成人 ALL 中占3%～6%。对儿童 ALL 大规模的调查中发现 t(4;11)易位与女性性别、婴儿期发病、高白细胞计数、早期前 B 细胞表型和髓系抗原表达有关。t(4;11)阳性的 ALL 患者预后较差,儿童 ALL 的无病生存率仅9%～19%。

8）在白血病预后判断、指导治疗中的作用：AML 中具有 t(15;17)、inv(16)、t(8;21)异常的患者对治疗反应良好,缓解期较长,而具有 −5、−7、+8 及 t(9;22)的 AML 患者则预后较差。在 ALL 中,染色体数 >50 的超二倍体者对治疗的反应良好,而 t(9;22)、t(4;11)及 t(8;14)者则预后很差,生存期多小于 1 年。

慢性粒细胞白血病(CML)患者出现双倍 Ph、+8、i17q 等新的异常克隆时,往往预示着急变,核型异常对慢性淋巴细胞白血病(CLL)的预后判断具有重要意义。

9）鉴别白血病微小残留病灶：**微量残留白血病(minimal residual leukemia, MRL)**是指白血病经化疗或骨髓移植后达到完全缓解,而体内残存微量白血病细胞的状态,估计此时仍有 10^6～10^8 个白血病细胞存在,但用形态学方法已难以检出。这些残留的白血病细胞是复发的根源,是导致白血病患者不能长期生存的重要因素。当临床及形态学还没有复发的证据时,检测到原已消失的克隆性染色体异常和(或)新的克隆性染色体异常时,往往预示疾病将复发。

(2)在骨髓增生异常综合征中的应用　染色体异常可见于 40%～80% 的 MDS,常表现为染色体的丢失、缺失,亦可见染色体增加和结构异常如 −7、−17、−Y、5q−、7q− 以及 +8、+11 和 t(3;3)(q^{21};q^{26})、t(5;17)(q^{32};q^{12})等。在 MDS 与再障、阵发性睡眠性血红蛋白尿(PNH)等疾病的鉴别中染色体分析技术有十分重要的作用。染色体分析也有利于判断 MDS 的转归及预后。

(3)在淋巴瘤中的应用　核型异常同恶性淋巴瘤亚型相关。如大多数 Burkitt 淋巴瘤具有 t(8;14),少数为 t(2;8)和 t(8;22)。核型异常对淋巴瘤的预后判断价值也是明确的,如约85%的**滤泡性(follicular)**淋巴瘤具有 t(14;18),或单独存在或与其他异常一起存在,前者预后良好而后者预后差。

(4)在其他血液病中的应用　约 40% 的真性红细胞增多症(PV)有克隆性染色体异常,常见的染色体异常有 del(2v)(q^{11}),+8 和 +9,可见于 PV 病程的始末,存在克隆性染色体异常,应列为 PV 的主要诊断条件之一。染色体核型分析为 PV 诊断和鉴别诊断提供了有力的证据。

原发性骨髓纤维化染色体异常核型检出率约为 30%,最常见的染色体异常为 −7、−9、+8、+2 或 1q、13q 等结构异常。由于许多情况可伴继发性骨髓纤维化,而单纯骨髓和外周血检查又难以确诊,须依靠排除性诊断。核型分析有助于原发性骨髓纤维化的诊断和鉴别诊断。

(5) 在骨髓移植中的应用 染色体检查是验证骨髓移植是否成功的常用方法。在供、受者性别不合时,如男性受者接受了女性骨髓,移植后造血细胞中 Y 染色体消失,或女性受者接受了男性骨髓,造血细胞中出现了 Y 染色体,均表示完全的植入。染色体的转换常发生于移植后 1 个月内。

如受、供者性别相同,则可用常染色体多态性标志进行鉴别。如移植前具有随体的受者移植后随体消失或移植前不具有随体的受者移植后出现了随体,均表示植入成功。具有核型异常的白血病受者移植后原有的异常核型为正常核型所代替,也可证明移植成功。

七、分子生物学检查

1. 分子生物学检查的方法

血液分子生物学检验技术主要包括聚合酶联反应(PCR)技术、DNA 测序技术、限制性片段长度多态性(RFLP)、转基因技术及基因芯片(DNA - chip)技术等分子生物学技术。目前这些技术已应用于血液病基因分析、基因诊断、白血病分型、指导治疗、判断预后和微小残留病检测等方面。

2. 分子生物学检查在血液学中的应用

(1) 恶性血液病融合基因的检测 白血病染色体相互易位是导致染色体重排的最常见原因。染色体重排在分子水平上常形成融合基因。重组产生的融合基因及其融合蛋白是疾病的特异性分子标志。融合基因检测对疾病的诊断、分型、治疗方案的选择、预后判断及微小残留病的检测都有重要的意义。

慢性粒细胞白血病(CML)Ph 染色体易位的后果是使位于 $9q^{34}$ 上的 ABL 原癌基因易位至 $22q^{11}$ 的 BCR 基因上,形成 BCR - ABL 融合基因,表达一个具有高酪氨酸激酶活性的 BCR - ABL 融合蛋白,后者是 CML 发病的分子基础。

急性早幼粒细胞白血病(APL)特异性染色体易位是 t(15;17)(q22;q21),易位的结果使 15 号染色体的 PML 原癌基因与 17 号染色体上的维甲酸受体 a(RARa)基因融合产生 PML - RARa 融合基因。临床上变异型 APL(M_3v,M_3b)与急性粒细胞白血病部分分化型(M_2)较难鉴别,M_2 的 t(8;21)可产生一种融合基因 AML_1 - ETO,这种融合基因在 M_2 中的发生率为 20% ~40% ,在 M_{2b} 中可达 90% ,通过融合基因的检测可准确鉴别这两种白血病。融合基因的检测对治疗方案的选择有明确的指导作用,在 ATRA 和化疗达完全缓解(CR)的 M_3,PML - RARa 融合基因阳性者极易在 10 个月内复发,而融合基因阴性者,复发率低。

(2) 免疫球蛋白重链(IgH)基因和 T 细胞受体(TCR)基因重排的检测 IgH 和 TCR 的编码基因具有多态性。IgH 基因重排是产生个体多样性和独特性的主要原因。由于白血病细胞源于造血干细胞,所以白血病细胞是单克隆性的。用 PCR 方法对重排基因进行扩增,正常白细胞的扩增产物大小不等,呈模糊的阶梯状,而白血病细胞扩增产物经电泳后条带是单一的。约80%的B淋巴细胞白血病可检测到IgH基因重排。通过PCR方法检测IgH和TCR基因重排,有助于急性淋巴细胞白血病的分型以及微量残留的检测。

(3)遗传性血液病的诊断 血红蛋白病是常见的遗传性溶血性疾病,血友病是常见的遗传性出血性疾病。基因缺陷包括基因缺失、点突变、插入、倒位等。对于基因重排,可通过RT-PCR进行检测;对于点突变则可用PCR结合酶切位点分析,即当点突变使某一酶切位点消失或在某一区域出现新的酶切位点时,可用该酶切点两侧的引物进行扩增,然后将扩增产物用适当的内切酶切割,根据电泳图谱来判断有无内切酶切点的改变。对于与限制性内切酶点无连锁的点突变,则可采用PCR结合特异寡核苷酸探针(ASO)斑点杂交法进行诊断。

(4)组织相容性白细胞抗原(HLA)基因多态性检测 采用PCR扩增产物的反相杂交(斑点杂交)进行HLA基因多态性检测十分简便、有效。将每个位点的所有寡核苷酸探针固定在固相支持物上,引物先经生物素化后,进行待测DNA的基因扩增,从而得到生物素化的DNA放大产物。用此产物与膜上的探针杂交,然后进行显色或化学发光。这样每个样本只需杂交一次即可完成。此方法适合骨髓移植的HLA基因配型及HLA基因与疾病相关性分析等。

(5)肿瘤细胞多药耐药基因的检测 **多药耐药性(multidrug resistance,MDR)** 是指肿瘤细胞接触了一种药物以后,不但对该药产生耐药性,而且对其他结构的作用机制不同的药物也产生耐药性。研究发现,MDR的出现常与多药耐药基因(MDR1)过度表达有关,目前已建立Northern印迹法、斑点和狭缝印迹法、逆转录酶-聚合酶联反应(RT-PCR)法及原位杂交法,从mRNA水平对患者进行测定,了解肿瘤细胞的耐药特性。研究表明,急性髓细胞白血病MDR1的表达与预后有密切相关,即MDR1阳性者CR率低,生存期短,且易早期复发。

(6)基因治疗 基因治疗的目的是应用DNA重组技术和基因转移技术,把野生型的基因导入患者体细胞内,成为正常的基因产物,来补偿缺陷基因的功能,从而使疾病得到纠正。目前认为基因治疗的靶细胞是造血干细胞或间质干细胞等。常用的载体是逆转录病毒和腺病毒。采用含人因子IX基因逆转录病毒载体转染血友病B患者的原代皮肤成纤维细胞,使其表达一定浓度的因子IX,这将为血友病B患者治疗提供新的方法。

(王也飞)

第二章　血浆蛋白功能与特征

第一节　血液的组成及其化学成分和功能

一、血液的组成

血液(全血)(blood) 是由液态的血浆与混悬在其中的红细胞、白细胞、血小板等有形成分组成。正常人血液的 pH 为 7.35 ~ 7.45,相对密度为 1.050 ~ 1.060,相对密度的大小取决于所含有形成分和血浆蛋白质的量,血液的黏度为水的 4 ~ 5 倍,37℃时的渗透压为 6.8 个大气压,1 大气压(atm) = 101.325 kPa。离体血液加适当的抗凝剂后离心使有形成分沉降,所得的浅黄色上清液为血浆(plasma),占全血体积的 55% ~ 60%。如离体血液不加抗凝剂任其凝固成血凝块后所析出的淡黄色透明的液体即为**血清(serum)**。在临床医疗工作中,经常要采取全血、血浆、血清 3 种血液标本,它们的主要区别及制备方法是:

1)全血 = 血浆 + 有形成分(制备时需加抗凝剂);

2)血浆 = 全血 - 有形成分(制备时需加抗凝剂,全血样品离心后吸取上层清液);

3)血清 = 全血 - 有形成分 - 纤维蛋白原

　　　　= 血浆 - 纤维蛋白原(制备时无须加抗凝剂)。

血浆与血清的主要区别在于参与血液凝固的成分在量和质上的区别。

二、血液的化学成分

体内新陈代谢过程中生成的各种物质不断地与血液进行交换。生理状况下,血中各化学成分含量恒定波动范围小。若血中某些成分在较长时间或较大幅度波动且超过正常范围,则反映体内某些代谢失常或某些重要脏器发生病变,故通过对血液化学成分的分析,可了解体内的异常情况,这对临床诊断、病情进展及预后判断都能提供有用的信息。

正常人血液化学成分可简要概括为下列 3 类：① 水。正常人全血含水约 81% ~86% ,血浆中含水达 93% ~95% 。② 气体。氧、二氧化碳、氮等。③ 可溶性固体。分为有机物与无机盐两大类。其中,有机物包括蛋白质(血红蛋白、血浆蛋白质及酶与蛋白类激素)、非蛋白含氮化合物、糖及其他有机物和维生素、脂类(包括类固醇激素)。无机物主要为各种离子如 Na^+、K^+、Cl^- 等。

三、血液非蛋白含氮化合物

血液中除蛋白质以外的含氮物质,主要是**尿素(urea)、尿酸(uric acid)、肌酸(creatine)、肌酐(creatinine)、氨基酸、氨、肽、胆红素(bilirubin)**等。这些物质总称为非蛋白含氮化合物,而这些化合物中所含的氮量则称为**非蛋白氮(non-protein-nitrogen,NPN)**。正常成人血中 NPN 含量为 143 ~250 mmol/L。这些化合物中,绝大多数为蛋白质和核酸分解代谢的终产物,可经血液运输到肾随尿排出体外,当肾功能障碍影响排泄时,会导致其在血中浓度升高。体内蛋白质摄入过多,消化道出血或蛋白质分解加强等也会使血中 NPN 升高,临床上将血中 NPN 升高称为氮质血症。

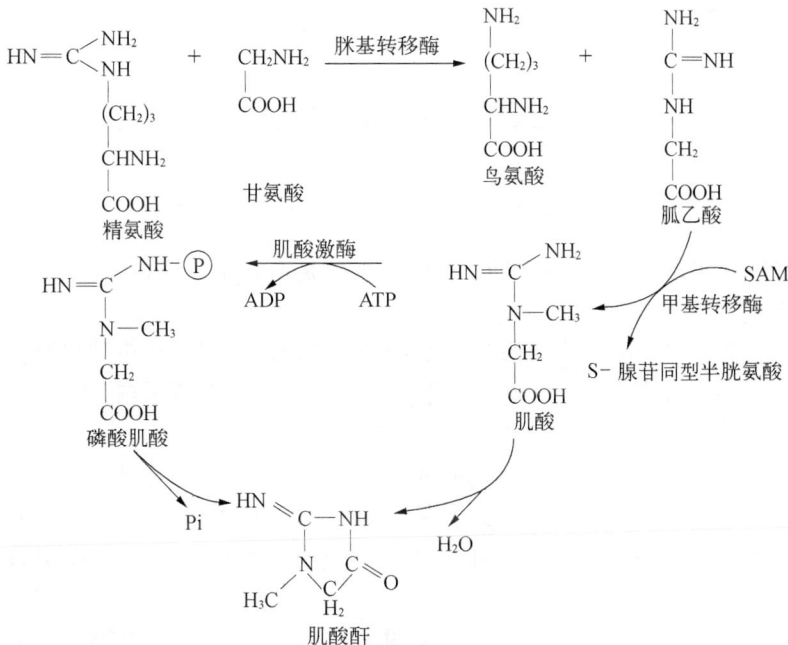

图 2-1　肌酸的生成与降解

尿素是非蛋白含氮化合物中含量最多的一种物质,正常人**血尿素氮**(**blood-urea-nitrogen,BUN**)含量占血中 NPN 总量的 1/2 ~ 1/3,故临床上测定血中 BUN 与测定 NPN 的意义基本相同。

近年来,可通过直接测定血中尿素的含量反映肾的排泄功能及蛋白质在体内的代谢状况,此法更为方便和正确。

尿酸是体内嘌呤化合物分解代谢的终产物,当机体肾排泄功能障碍或嘌呤化合物分解代谢过多时,尿的含量偏高。如痛风、白血病、中毒性肝炎等疾病均可使血中尿酸升高。

肌酸是肝细胞利用精氨酸、甘氨酸和 S-腺苷甲硫氨酸(SAM)为原料而合成的(图 2-1),主要存在于肌肉和脑组织中,正常人血中含量为 228.8 ~ 533.8 μmol/L。肌酸和 ATP 反应生成磷酸肌酸是体内 ATP 的储存形式。肝功能障碍或肌萎缩等广泛性肌病时血中肌酸含量下降,肌酐是由肌酸脱水或由磷酸肌酸脱磷酸脱水而生成且反应不可逆。因此,它是肌酸代谢的终产物,正常人血中肌酐的含量为 88.4 ~ 176.8 μmol/L,肌酐全部由肾排泄,且食物蛋白质的摄入量不影响血中肌酐的含量,故临床检测血肌酐含量较尿素更能正确地了解肾功能。

正常血氨浓度为 5.9 ~ 35.2 μmol/L,氨在肝中合成尿素,当肝功能障碍时,血氨升高,血中尿素含量则下降。

第二节　血浆蛋白质

一、血浆蛋白质的含量及分类

血浆中除水分外,含量最多的一类化合物就是血浆蛋白质,正常人含量为 60 ~ 80 g/L,是多种蛋白质的总称。

按不同的分离方法可将血浆蛋白质分为不同组分,如用盐析法可将其分为**清蛋白**(**albumin**)、**球蛋白**(**globulin**)和纤维蛋白原。正常人清蛋白(A)含量为 35 ~ 55 g/L,球蛋白(G)为 10 ~ 30 g/L,清蛋白与球蛋白的比值(A/G ratio)为 1.5 ~ 2.5。用电泳法则可将血浆蛋白质分为不同的组分,如用简便快速的醋酸纤维薄膜可分为清蛋白、α_1 球蛋白、α_2 球蛋白、β 球蛋白和 γ 球蛋白,用分辨率更高的聚丙烯酰胺凝胶电泳法或免疫电泳法则可分成更多组分,目前已分离出百余种血浆蛋白质。

按不同的来源则将血浆蛋白质分为两大类。一类为血浆功能性蛋白质,是由各种组织细胞合成后分泌入血浆,并在血浆中发挥生理功能。如抗体、补体、凝血酶原、生长调节因子、转运蛋白等。这类蛋白质的量和质的变化反映了机体代谢方面的变化。另一类则是在细胞更新或遭到破坏时溢入血浆的蛋白质。如血红蛋白、淀粉酶、血清氨基转移酶等。这些蛋白质在血浆中的出现或含量的升高往往反映了有关组织的更新、破坏或细胞通透性改变。

血浆功能性蛋白质具有以下几个共同特点：

1）除γ球蛋白是由浆细胞合成，少数是由内皮细胞合成，大多数血浆蛋白质是由肝细胞合成的。

2）一般是由粗面内质网结合的核糖体合成的，先以蛋白质前体出现，经翻译后的修饰加工如信号肽的切除、糖基化、磷酸化等而转变为成熟蛋白质。血浆蛋白质自肝脏合成后分泌入血浆的时间为 30 min 到数小时不等。

3）几乎都是糖蛋白，含有 N 或 O 连接的寡糖链，根据其含糖量的多少可分为糖蛋白（glycoprotein）和蛋白多糖（proteoglycan）。糖蛋白中糖的含量 <40%，糖链主要有己糖、氨基己糖、甲基戊糖（岩藻糖）及唾液酸（N-乙酰神经氨酸，sialic acid）等组成；蛋白多糖中含糖量可达 90%～95%，糖链由重复二糖单位（一个氨基己糖和一个己糖硫酸酯）或糖醛酸组成。现认为糖蛋白中的糖链具有许多重要的作用，如血浆蛋白质合成后的定向转移，细胞的识别功能。此外，糖链还可使一些血浆蛋白质的半寿期延长。

4）多种血浆蛋白质，如运铁蛋白、铜蓝蛋白、结合珠蛋白等都具有多态性，这对遗传研究及临床工作有一定意义。

在一些组织损伤及急性炎症时，某些血浆蛋白质的含量会升高，这些蛋白质称为**急性时相蛋白质（acute phase protein，APP）**，包括 C-反应蛋白（CRP）、α_1 抗胰蛋白酶、结合珠蛋白、α_1 酸性蛋白和纤维蛋白原等。白细胞介素-1 是单核吞噬细胞释放的一种多肽，它能刺激肝细胞合成许多急性时相蛋白。这些急性时相蛋白在人体炎症反应时发挥一定的作用，如 α_1 抗胰蛋白酶能使急性炎症反应时释放的某些蛋白酶失活。但是有些蛋白质如清蛋白与转铁蛋白则在急性炎症反应时含量下降。

二、血浆蛋白质的主要生理功能

1. 调节血浆胶体渗进压和 pH

血浆胶体渗透压是由血浆蛋白质产生的，其大小取决于蛋白质的浓度和分子大小。清蛋白是血浆中含量最多的蛋白质，正常人含量为 35～55 g/L，相对分子质量为 68 500（多数血浆蛋白质的相对分子质量为 16 万～18 万），含 585 个氨基酸，等电点（PI）为 4.7。1% 清蛋白可产生 0.74 kPa 的胶体渗透压，而同浓度的球蛋白仅产生 0.19 kPa 的胶体渗透压，血浆胶体渗透压中 75% 是由清蛋白产生，故清蛋白的主要功能是维持血浆胶体渗透压。清蛋白是由肝合成的,成人每日每千克体重合成 $120 \sim 200$ mg。占肝脏合成分泌蛋白质总量的 50% 。临床上,血浆清蛋白含量降低的主要原因包括:合成原料不足(如营养不良等)、合成能力降低(如严重肝病)、丢失过多(肾脏疾病,大面积烧伤等)、分解过多(如甲状腺功能亢进、发热等)。清蛋白含量下降,导致血浆胶体渗透压下降,使水分向组织间隙渗出从而产生水肿。

正常人血液 pH 为 $7.35 \sim 7.45$,血浆大多数蛋白质的 PI 在 pH $4 \sim 6$,血浆蛋白质可以弱酸或部分以弱酸盐的形式存在,组成缓冲对参与维持血液 pH 的相对恒定。

2. 运输功能

血浆中难溶于水或易从尿中丢失、易被酶破坏及易被细胞摄取的小分子物质,往往与血浆中一些蛋白质结合在一起运输。这些蛋白质通过专一性结合不同的物质而有不同的作用:① 结合运输血浆中某些物质到作用部位,防止经肾随尿排泄而丢失。如**血浆结合珠蛋白(haptoglobin,HP)** 可特异地与血红蛋白(Hb)结合,形成 HP·Hb 复合物运至肝脏加以利用,同时又防止血红蛋白沉积于肾小管而导致肾功能损害;**运铁蛋白(transferrin)** 则是由 1 分子脱铁运铁蛋白与 2 个 Fe^{3+} 结合而成,主要功能是结合运输 Fe^{3+} 至肝、脾、骨髓等组织储存利用,防止铁由肾脏滤过随尿排泄丢失;而**铜蓝蛋白(ceruplasmin)** 是一种亚铁氧化酶,使 Fe^{2+} 氧化成 Fe^{3+},再被运铁蛋白运输,因其分子中含铜,而铜呈蓝色而名。血浆中 80% 铜存在于此蛋白中,但它不是铜的运输形式。② 运输难溶于水的化合物。如类固醇、脂类、胆红素等与清蛋白、载脂蛋白(见脂类代谢)、类固醇结合球蛋白(CBG)甲状腺素结合球蛋白(TBG)等结合运输。③ 结合运输某些药物,具有解毒和促进排泄的功能。④ 对组织细胞摄取被运输物质起调节作用。如三碘甲腺原氨酸(T_3)、甲状腺素(T_4)易被组织摄取,但与甲状腺素结合球蛋白结合后,可防止组织过多摄取。

3. 免疫功能

机体对入侵的病原微生物可产生特异的抗体,血液中具有抗体作用的蛋白质称为**免疫球蛋白(immunoglobulin,Ig)**,由浆细胞产生,电泳时主要出现于γ球蛋白区域。Ig 能识别并结合特异性抗原形成抗原抗体复合物,激活补体系统从而消除抗原对机体的损伤。Ig 分为五大类,即 IgG、IgA、IgM、IgD 及 IgE,它们在分子结构上有一共同特点即都有一四链单位构成单体。每个四链单位由两条相同的长链又称为**重链(heavy chain,H 链)** 和两条相同的短链又称为**轻链(light chain,L 链)** 组成。其中,IgG、IgD、IgE 均为一个四链单位组成(单体),IgA 是二聚体,IgM 则是五聚体。H 链由 450 个氨基酸残基组成,L 链由 $210 \sim 230$ 个氨基酸残基组成,链与链之间以二硫键相连。从 N 端算起,L 链的 1/2 肽段和 H 链的 1/4 肽段,即 1~108 个氨基酸残基,各类 Ig 的氨基酸氨基酸残基排列顺序变化较大,称为**可变区(variable region,V 区)**。该区的主要功能是决定不同的 Ig 与抗原结合的特异性。L 及 H 链的其余肽段的氨基酸残基序列较恒定,称为**恒定区(constant,C 区)**。C 区的功能是决定 Ig 的效应作用,如通过胎盘、激活补体等。同时,C 区又是 Ig 分类的基础,按 L 与 H 链,C 区的免疫化学特异性分别可分成 α、γ、δ、ε、μ 五大类及 κ、λ 两型。故 Ig 可分为两型五类即 κ 型五类与 λ 型五类。

补体(complement) 是血浆中存在的参与免疫反应的蛋白酶体系,共有 11 种成分,抗原抗体复合物可激活补体系统,成为具有酶活性的补体或数个补体构成的活性复合物从而杀伤靶细胞、病原体或感染细胞。

4. 凝血与抗凝血功能

多数凝血因子和抗凝血因子属于血浆蛋白质,且常以酶原形式存在,在一定条件下被激活后发挥生理功能。

此外,血浆蛋白质可作为营养物质被组织细胞摄取分解为氨基酸,用于组织蛋白质更新合成,或用于氧化分解供能及转变为其他含氮物。

5. 营养作用

体内的某些细胞如单核吞噬细胞,吞饮血浆蛋白,然后将其分解为氨基酸,进入体内的氨基酸代谢库,参与组织蛋白质的更新及其他含氮化合物的合成。

三、血浆酶类

血浆蛋白质中还包括一些具有酶活性的蛋白质,按其来源与作用不同可分为两类。

1. 血浆功能性酶

在肝或血管内皮细胞合成后分泌到血浆中,并在血浆中发挥作用。如血液凝固及纤维蛋白溶解有关的酶、肾素、脂蛋白脂肪酶(LPL)等,当肝功能障碍时这些酶在血浆中的活性下降。

2. 血浆非功能性酶

这类酶在细胞内合成并存在于细胞中,正常人血浆中含量极低,基本无生理作用。按其作用部位分为下列两类:

(1)细胞酶　存在于细胞中并在其中发挥作用。当细胞在生理病理情况下其细胞膜的通透性改变或细胞损伤时逸入血浆。它们在血浆中虽无生理作用但却有临床诊断价值,尤其是一些组织特有的酶在血浆中含量的变化有助于判断该组织的病变。

(2)外分泌酶　外分泌腺分泌的酶。如淀粉酶、脂肪酶、碱性磷酸酶等。正常时仅少量逸入血浆,但当腺体病变时,进入血浆的量增多。如急性胰腺炎时血浆中淀粉酶含量明显增多。

第三节 疾病状态血液成分变化

一、血液无机成分是机体平衡的重要标志

水和电解质的动态平衡是维持机体内环境稳定的重要因素,体液量的2/3在细胞内称为细胞内液,1/3为细胞外液。细胞外液可分为细胞间液和血管内液。体液的主要电解质为 Na^+、K^+、Ca^{2+}、Mg^{2+}、Cl^-、HCO_3^-、HPO_4^- 及 SO_4^{2-} 等。细胞外液的主要阳离子是 K^+,主要阴离子是 Cl^- 和 HCO_3^-,细胞内液的主要阳离子是 Na^+,主要阴离子是 HPO_4^-。

当细胞外液容量不足时可发生脱水;并且由于电解质的缺乏可形成低 Na^+、低 K^+ 血症等。反之,当细胞外液过多则会发生水肿,此外,由于 H^+ 及 HCO_3^- 等的含量变化,还可发生酸、碱中毒。体液及血液中的水及 Na^+ 等无机离子的代谢紊乱是多种疾病最常见的表现。

二、病理情况下血浆酶的变化

血浆蛋白中还有一些酶类根据其来源及作用可分为两类:一类为血浆功能酶,主要是指与血液凝固相关的酶及肾素、脂蛋白脂肪酶(LPL)、卵磷脂、胆固醇酰基转移酶等;另一类为血浆非功能性酶,它们属于细胞酶和外分泌酶,正常存在于细胞中,而血浆中含量极低,只有在一些病理性情况下,才进入血液内。这些血浆酶无生理作用,但对于某些疾病的诊断有一定的意义。

三、很多疾病可改变血浆蛋白质含量

在营养不良时,蛋白质合成下降,可使血浆蛋白减少。肝功能严重障碍可使清蛋白合成障碍,因而血浆清蛋白减少。肾功能障碍清蛋白从尿中丢失。上述疾病都可因清蛋白减少、血浆胶体渗透压下降而产生水肿。肝功能严重障碍时还可能使凝血酶原合成减少,患者有出血倾向。有时,某些血浆蛋白水平会增加,急性时相蛋白在急性炎症或某些组织损伤时增加。增高的蛋白包括 C-反应蛋白(CRP,因与肺炎球菌的 C 多糖起反应而得名)、α_1-抗胰蛋白酶、α_1-酸性蛋白和纤维蛋白原等。在慢性炎症及肝癌时,也可升高。急性炎症时,清蛋白、运铁蛋白等也有可

能降低。此外,高脂蛋白血症时,血浆脂蛋白升高。

四、α₁-抗胰蛋白酶缺乏可引起肺气肿

α_1-抗胰蛋白酶(相对分子质量 52 000)由肝细胞及巨噬细胞合成,由 394 个氨基酸残基组成,含 3 条寡糖链,在血浆中占 α_1-球蛋白的大部分,是血浆中主要的丝氨酸蛋白酶抑制剂。当 α_1-抗胰蛋白酶不足,抗肺组织损伤能力下降而易患肺气肿。吸烟可使 α_1-抗胰蛋白酶的第 358 位甲硫氨酸残基氧化为氧甲硫氨酸而失活;同时因为 α_1-抗胰蛋白酶的第 358 位甲硫氨酸与蛋白酶的结合有关,所以吸烟也可使 α_1-抗胰蛋白酶失去与蛋白酶结合的能力而不能有效地发挥丝氨酸蛋白酶抑制剂的作用。

第四节 血 液 凝 固

血液凝固(blood coagulation)是血液由液态转变为凝胶态的过程,它是哺乳类动物止血功能的重要组成部分。Macfarlane 等于 1964 年提出了凝血过程的**级联式反应学说(cascade reaction hypothesis)**,认为凝血是一系列凝血因子被其前因子激活最终生成凝血酶,凝血酶则使纤维蛋白原转变为纤维蛋白凝块的一系列酶促反应过程。近年来,随着分子生物学技术的应用,使多种凝血因子和凝血过程的多个环节在分子水平得到了阐述,但至今机体内正常的凝血过程还未完全清楚。

一、凝 血 因 子

参与血液凝固的因子称为凝血因子,已知有 14 个,即国际凝血因子委员会于 20 世纪 60 年代初根据发现的先后顺序分别以罗马数字命名的凝血因子 12 个(其中因子Ⅵ为因子Ⅴ的活性形式,不再视为一独立的凝血因子)和 2 个激肽系统,即**高相对分子质量激肽原(high molecular weight kininogen,HMWK)**和**前激肽释放酶(prekallikren,PK)**。近年来,有学者主张因子Ⅰ到因子Ⅳ采用同义名称,即分别为纤维蛋白原、**凝血酶原(prothrombin)**、组织因子(tissue factor,TF)和钙离子,因子Ⅴ至因子Ⅷ用罗马数字表示。在上述凝血因子中除因子Ⅳ为无机钙离子外,其余为蛋白质;除因子Ⅲ是组织细胞合成并存在于全身各组织中的脂蛋白外,其余主要是肝合成并存在于血浆中的糖蛋白,故当肝功能障碍时,可造成凝血因子合成减少从而影响凝血过程。此外,除因子Ⅰ为纤维蛋白原,因子Ⅲ、Ⅳ、Ⅴ、Ⅷ、HMWK 为

Principle Hematology
血液系统

辅因子外,其余均以酶原形式存在,凝血时需相继激活后才能发挥作用(在其编号的右下角加 a,为活性形式),凝血因子的部分特性见表 2-1。

表 2-1 凝血因子的部分特性

凝血因子	同义名称	化学本质	合成场所及是否依赖维生素 K	血浆浓度 (mg/L)	参与凝血途径	主要功能
I	纤维蛋白原	糖蛋白	肝	3 000	共同	形成纤维蛋白凝胶
II	凝血酶原	糖蛋白	肝,是	100	共同	丝氨酸蛋白酶催化纤维蛋白原转化为纤维蛋白
III	组织因子	脂蛋白	组织内皮细胞单核细胞	/	外源	VII的辅因子
IV	钙离子			约5	内、外及共同途径	多种因子的辅因子
V	前加速素	糖蛋白	肝	5~10	共同	X的辅因子
VII	血清凝血酶原转变加速素(SPCA)	糖蛋白	肝,是	2	外源	丝氨酸蛋白酶激活X
VIII	抗血友病 A 球蛋白(AHG)	糖蛋白	肝?	0.1	内源	IX的辅因子加速X的生成
IX	抗血友病 B 因子(PTC)	糖蛋白	肝,是	5	内源	丝氨酸蛋白酶激活X
X	Stuart Prower 因子	糖蛋白	肝,是	10	共同	丝氨酸蛋白酶激活II
XI	抗丙种血友病因子	糖蛋白	肝	5	内源	丝氨酸蛋白酶激活IX
XII	接触因子	糖蛋白	肝	30	内源	丝氨酸蛋白酶激活XI及PK
XIII	纤维蛋白稳定因子	糖蛋白	肝,血小板	25	共同	纤维蛋白交联稳定转谷氨酰酶
	前激肽释放酶(PK)	糖蛋白	肝	2~5	内源	激活XII丝氨酸蛋白酶
	高相对分子质量激肽原(HMWK)	糖蛋白	肝	7	内源	辅因子激活XII,PK

凝血因子的结构与功能等特点可将其分为以下 4 类:

(1) 依赖维生素 K 的凝血因子　包括因子 II、VII、IX、X。它们的共同特点是在其氨基末端含有数量不等的**γ羧基谷氨酸(γ-carboxyglutamate,Gla)**残基。上述因子的谷氨酸残基在γ碳原子上的羧化作用是翻译后由γ-谷氨酰羧化酶催化的。该酶的辅酶为维生素 K,作用机制见图 2-2。氢醌式维生素 K 接受γ-碳原子的一个质子,使其带负电荷而和二氧化碳结合,2,3-环氧维生素 K 则被硫辛酸还原而重复利用。

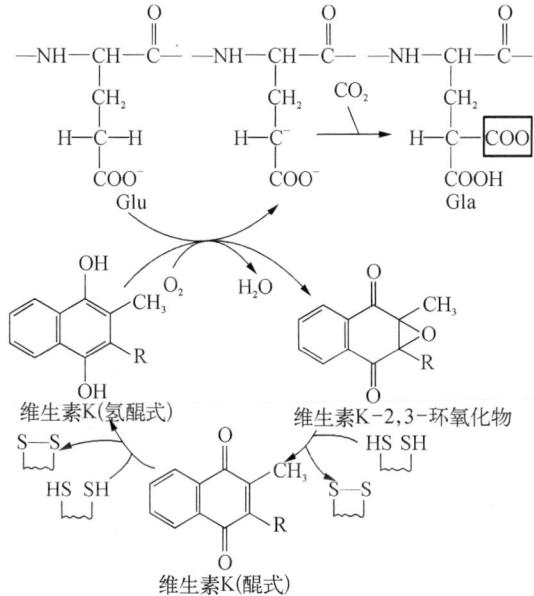

图2-2　维生素 K 参与 Gla 生成的机制

　　双香豆素类抗凝药物**华法林钠(warfarrin sodium)**能抑制该步反应,因此这两种药物有抗凝作用。由于 Gla 的γ-碳原子上有 2 个羧基,故有螯合 Ca^{2+} 的能力,并通过 Ca^{2+} 将这些因子与血小板或因子Ⅲ的磷脂表面结合,加速反应的进行。若缺乏维生素 K,上述凝血因子的正常合成受影响,在血浆中出现无凝血活性的异常凝血因子导致凝血障碍,引起皮下、肌肉、胃肠道出血等症状,故因子Ⅱ、Ⅶ、Ⅸ、Ⅹ 又称为维生素 K 依赖的凝血因子。因缺乏维生素 K 所致的出血症状可经补充维生素 K 而得到治疗,所以维生素 K 又称为凝血维生素。

　　(2) 具有丝氨酸蛋白水解酶作用的凝血因子　包括因子Ⅱ、Ⅶ、Ⅸ、Ⅹ、Ⅺ、Ⅻ 及 PK。分析这些凝血因子的氨基酸组成,发现其活性中心附近肽段的氨基酸序列与一些蛋白水解酶的相应区域非常相似。

　　从图 2-3 中可知,这些凝血因子与胰蛋白酶等蛋白水解酶一样,都以 Ser 为酶的活性中心基团,在其周围均有 Gly-Asp-Ser-Gly-Gly-Pro 的相同序列,所以以一且这些凝血因子被激活后,都具有水解蛋白质的作用。即XII因子被激活后形成的 XIIa 就可以XI为底物,使其活化为XIa,XIa 使IX激活成IXa 等,依次作用,形成连锁反应,根据微量的活性酶可以激活大量底物的机制,所以凝血过程是一个级联式的反应过程,有明显的放大效应。

	176		180		190		195				
牛因子XIIa	Leu	Cys Ala Gly	Phe......	Asp	Ala	Cys	Gln	Gly	Asp	SER	Gly Gly Pro
人因子XIa	Ile	Cys Ala Gly	Tyr......	Asp	Ala	Cys	Lys	Gly	Asp	SER	Gly Gly Pro
人因子Xa	Phe	Cys Ala Gly	Tyr......	Asp	Ala	Cys	Gln	Gly	Asp	SER	Gly Gly Pro
人因子IXa	Phe	Cys Ala Gly	Phe......	Asp	Ser	Cys	Gln	Gly	Asp	SER	Gly Gly Pro
牛因子VIa	Phe	Cys Ala Gly	Tyr......	Asp	Ala	Cys	Lys	Gly	Asp	SER	Gly Gly Pro
人凝血因子	Phe	Cys Ala Gly	Tyr......	Asp	Ala	Cys	Gln	Gly	Asp	SER	Gly Gly Pro
牛胰蛋白酶	Phe	Cys Ala Gly	Tyr......	Asp	Ser	Cys	Gln	Gly	Asp	SER	Gly Gly Pro
牛糜蛋白酶	Ile	Cys Ala Gly	Ala......	Ser	Ser	Cys	Met	Gly	Asp	SER	Gly Gly Pro
猪弹性蛋白酶	Val	Cys Ala Gly	Gly......	Ser	Gly	Cys	Gln	Gly	Asp	SER	Gly Gly Pro

图2-3 具有蛋白水解酶活性的凝血因子与几种丝氨酸蛋白水解酶活性中心区段的氨基酸序列的比较

近年来的研究表明,血液凝固中的这些丝氨酸蛋白水解酶虽具有与胰蛋白酶等蛋白酶一样的作用,而且所水解的位置也多为肽链 Arg 残基的羧基端所形成的肽键,但它们与消化酶相比,不少方面仍有差异,它们所催化的反应多需要 Ca^{2+}、磷脂和某些蛋白质辅因子参加。

(3) 辅因子 包括因子Ⅲ、Ⅴ、Ⅷ、HMWK 和 Ca^{2+}。因子Ⅲ(组织因子,tissue fact,TF)是唯一由多种组织细胞合成,且不存在于正常人血浆中,而广泛分布于各种不同组织细胞中的凝血因子。当组织损伤、感染及肿瘤如早幼粒白血病等可使 TF 释放入血,从而作为因子Ⅶ的辅因子,共同启动外源性凝血过程。因子Ⅴ、Ⅷ分别是因子Ⅹ与因子Ⅸ的辅因子,可促使反应加速进行。因子Ⅷ是存在于血浆中的一种球蛋白,曾被称为**抗血友病因子(antihemophilic factor,AHF)**。在 20 世纪初,人们即注意到血浆中因子Ⅷ的存在,不久又认识到它在凝血中的作用,但因其在血浆中含量很低(0.1 mg/L)且不稳定,造成研究困难,以前一直认为因子Ⅷ是由 von Willebrand 因子(简称 vW 因子或 vWF)与有促凝活性的因子Ⅷ两部分组成复合物,故 vWF 被称为因子Ⅷ相关抗原。近年来,随着分子生物技术的发展,研究得以不断深入。人们认识到因子Ⅷ与 vWF 是由各自不同的基因编码,生理作用也不相同。但鉴于两者在血浆中是形成一复合物,所以它们的活性可互相影响,血浆 vWF 是由内皮细胞和巨核细胞合成,其作用有两方面:① 作为因子Ⅷ的载体蛋白对因子Ⅷ起稳定作用;② 参与血小板黏附和凝集功能。因编码因子Ⅷ或因子Ⅸ的基因突变或缺失导致血浆中因子Ⅷ或因子Ⅸ缺乏,称为血友病:因子Ⅷ缺乏称为**血友病A(haemophilia A)**;因子Ⅸ缺乏则称为**血友病 B(haemophilia B)**。两者均是 X 连锁遗传性疾病,大多有皮肤黏膜出血症状,重症患者有关节、肌肉等深部出血症状。临床治疗以注射含因子Ⅷ或因子Ⅸ的冷冻浓缩血浆为主,但易发生病毒感染等不良反应。由于所缺乏的因子在血浆中只需极低水平即可维持正常的止血功能,且无须精细的调控,因此血友病已成为近年来基因治疗研究的热点之一。近年来,也已克隆了人因子Ⅷ的 cDNA,并构建了含人因子ⅧcDNA 的高效真核表达载体,并进行了初步的动物实验。

HMWK 的作用则是作为ⅩⅡa 和 PK 的辅因子参与内源性凝血途径的接触活化。Ca^{2+} 在凝血过程中的作用是通过草酸盐和柠檬酸盐的抑制凝血过程而被认识到。现已明确 Ca^{2+} 参与多步凝血反应过程,主要作用是介导凝血因子与磷脂表面形成复合物,从而加速凝血因子的激活。

(4) 纤维蛋白原　纤维蛋白原是凝血过程的中心蛋白,凝血的最后阶段是生成凝血酶而使纤维蛋白原水解,快速地多聚体化,并在具有转谷氨酰胺酶活性的ⅩⅢa催化下形成稳定的纤维蛋白多聚体,完成凝血过程。

二、血液凝固过程

凝血系统的基本生理功能是在血管损伤引起出血时,通过血液凝固的级联式酶促反应使可溶性的纤维蛋白转变为纤维蛋白单体,再聚合成可溶性的纤维蛋白多聚体而进一步转变为稳定的纤维蛋白多聚体,在血管壁受损局部,继血小板黏附、聚集、释放、收缩和形成血小板血栓后,由稳定的纤维蛋白多聚体包绕血小板及其他血细胞形成坚固的血凝块。以往认为血凝过程**内源性凝血途径(intrinsic coagulation pathway)**、**外源性凝血途径(extrinsic coagulation pathway)**及内外源性凝血途径,都需经过凝血的**共同途径(common pathway)**。并曾认为由ⅩⅡ、前激肽释放酶(PK)、激肽释放酶(KK)和高相对分子质量激肽原(HMWK)构成启动内源性凝血途径。

由于心血管内膜受损等因素使因子ⅩⅡ接触活化而启动,且血液凝固过程中参与的凝血因子全部存在于血浆中,故称为内源性凝血途径。其过程为:活化的ⅩⅡ因子在 HMWK 的辅助下,可激活ⅩⅠ因子和 PK,活化的ⅩⅠ因子随后在 Ca^{2+} 的参与下,催化因子Ⅸ裂解两个肽键,并释放出 35 个氨基酸残基的肽段,该肽段被认为是因子Ⅸ激活的分子标志物。活化的Ⅸ继而与 Ca^{2+} 和Ⅷ形成Ⅸ- Ca^{2+}-Ⅷ复合物,在此复合物中因子Ⅸ可催化因子Ⅹ转变为具有较强酶活性的Ⅹa,但单独的Ⅸa 的催化效率较低,需与因子Ⅷ结合形成1:1的复合物。这一反应需 Ca^{2+} 参与,因子Ⅷ是辅因子,能使Ⅸa对因子Ⅹ的激活反应速度提高约数千倍,且在磷脂的存在下,可使底物的米氏常数(K_m)降低 5 000 倍,由此推测,1 分子Ⅸa对因子Ⅹ的激活若由因子Ⅸa单独作用需 6 个月才能完成。但临床上却观察到先天性缺乏因子Ⅻ、PK 及 HMWK的患者都无出血症状,提示在体内由Ⅻ激活而启动生理性凝血过程的作用是极其微小,相反,Ⅻ和激肽系统主要有促进纤溶和抗凝作用。

尽管体内凝血过程分为内、外源性两条途径,但它们并非完全独立而是相互关联。如内源性凝血途径中,Ⅻa 生成后除可激活因子Ⅺ外,对因子Ⅶ也有一定的激活作用;而外源性凝血过程中生成的Ⅶa · Ca^{2+}-Ⅲ复合物除能激活因子Ⅹ外,也可激活因子Ⅸ。此外,通过内外源性凝血途径激活的因子Ⅹ、Ⅱ则可通过正反馈加速凝血过程。事实上,机体的凝血过程是个非常复杂的生理过程,需要有内外源性两条凝血途径同时进行,分别起着不同的作用。在 20 世纪前 50 年,外源性凝血途径一直被认为肩负着机体正常的凝血功能,而当 60 年代提出了凝血级联式反应学说后,则内源性凝血被认为在生理性凝血中起主导作用。但根据对临床病例观察的结果,近年来人们对外源性凝血途径的作用有了新的认识,甚至有人提出内源性凝血途径只在体外有促凝作用,而在体内则是以血管破裂后所触发的外源性凝血途径起着至关重要的作用。目前认为组织因子(TF)是激活凝血过程最重要的生理性启动因子,由于其与细胞膜的紧密结合还可起着"锚"的作用,使凝血过程局限于受损组织部位(图 2-4)。

现主要介绍外源性凝血途径与凝血的共同途径。

1. 外源性凝血途径

因组织损伤释放组织因子而启动,且参与的凝血因子除来自血浆外,还来自组织,因此又可称组织因子途径。

(1)组织因子的释放　组织因子,即因子Ⅲ,是存在于多种细胞质膜中的一种跨膜脂蛋白,生理条件下不会在血浆中出现。但在组织损伤、血管内皮细胞或单核细胞受细菌、内毒素、免疫复合物等刺激下,即被释放。现已证明,因子Ⅲ分子的 N端有因子Ⅶ的受体,可与血浆中的因子Ⅶ结合,其分子 C 端的磷脂部分可提供凝血反应的催化表面。组织因子作为凝血因子Ⅶ及其活性形式Ⅶa 的受体,在凝血过程中发挥重要作用。它是一个相对分子质量为 47 000 的单链跨膜糖蛋白,分为胞外区和胞内两个结构域。胞内区有 4 个潜在的磷酸化位点:Ser25、Ser53、Ser258和 Ser 263。然而,近年来的研究发现,TF 除了具有自动凝血的功能外,在肿瘤血管形成、肿瘤生长、信号传导、炎症、动脉粥样硬化和胚胎发育等方面都有一定的作用。

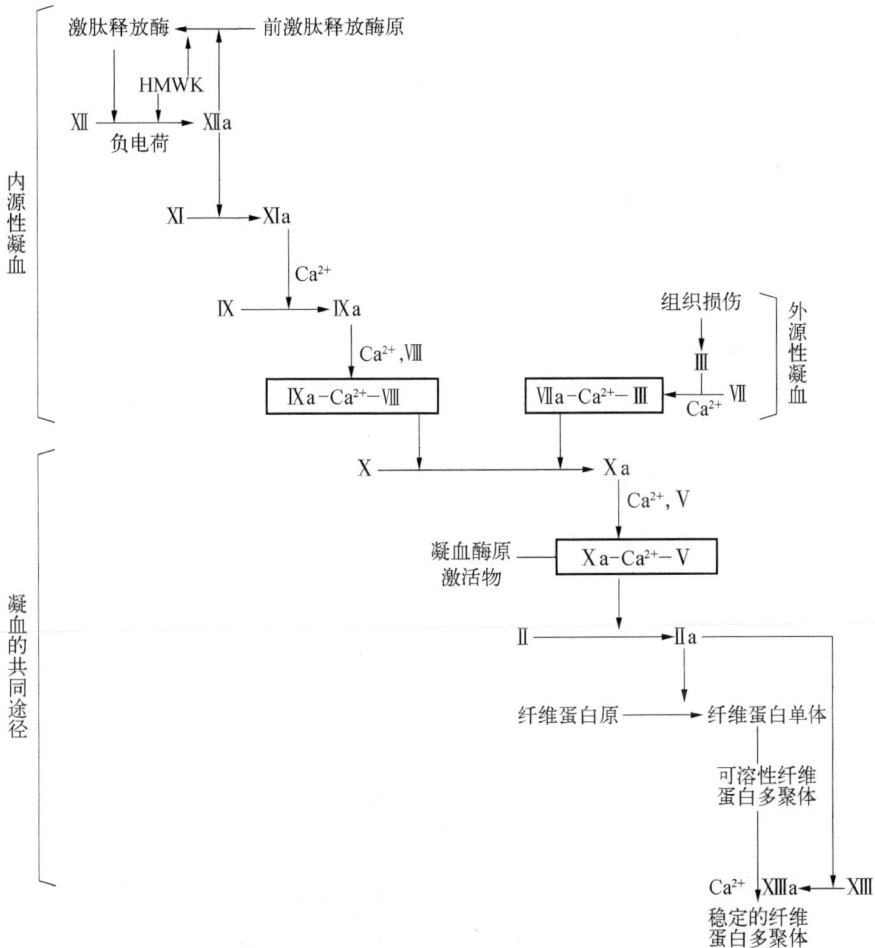

图2-4　血液凝固的级联式反应模式

（2）$VIIa-Ca^{2+}-III$复合物的生成　因子VII是一种单链糖蛋白,含有 Gla 残基,可与 Ca^{2+} 结合。当它与释放入血的因子III结合后,分子构象改变,活性中心形成而转变为VIIa,并形成$VIIa-Ca^{2+}-III$复合物。在此复合物中,VIIa 作为丝氨酸蛋白酶发挥对因子X的水解作用,使其转变为具有酶活性的Xa,而因子III则是辅因子,能使VIIa 的催化效率提高数千倍,且活化的X 又可激活VII的活化起正反馈调节作用。此外,$VIIa-Ca^{2+}-III$复合物还可激活IX,从而在血小板膜磷脂(PL)上,IXa 可形成$IXa-Ca^{2+}-VIIIa-PL$复合物,使X活化为Xa。故$VIIa-Ca^{2+}-III$复合物以两种方式引发体内凝血。一种方式为水解因子IX将其激活为IXa,然后IXa在其辅助因子VIIIa的协助下,将因子X水解为有活性的X;第二种方式为直接激活X因子为Xa,但 TF

本身没有蛋白水解酶活性。

因此,体内有两种复合物即Ⅶa－Ca^{2+}－Ⅲ和Ⅸa－Ca^{2+}－Ⅷa均可激活因子X,循环系统中存在的少量游离的Ⅶa。水解因子Ⅸ和X的活性很低,而一旦与TF结合则水解活性急剧升高。正常生理情况下,虽然循环系统中有Ⅶ因子存在,但所占比例很少,大多数以酶原的形式存在。另外,组织因子胞外区也不总是暴露于循环系统中,因此不会有病理性的凝血现象。但当血管受到损伤使TF暴露出来时,Ⅶ便很快和TF结合,并迅速被水解成有酶解活性的Ⅶa因子,凝血途径被启动,防止大量出血。

2. 凝血的共同途径

在内源性和外源性凝血途径中,因子X可分别被Ⅸa－Ca^{2+}－Ⅷa复合物和Ⅶa－Ca^{2+}－Ⅲ复合物激活为Xa(图2－5),而在体外因子X还可以被蝰蛇毒液激活。而Xa生成后的凝血过程是两条凝血途径所共有的,主要包括凝血酶的生成和纤维蛋白形成两个阶段。

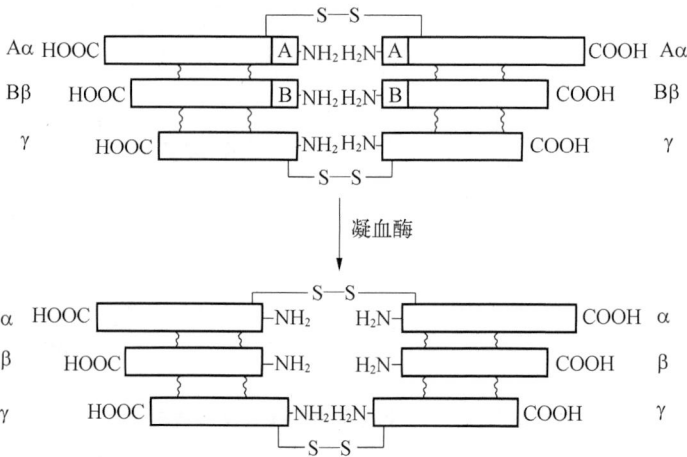

图2－5　纤维蛋白原结构及凝血酶作用示意图

(1)凝血酶的生成　在Ca^{2+}存在的条件下,Xa在磷脂膜表面与因子Ⅴ结合成Xa－Ca^{2+}－Ⅴa复合物(凝血酶原激活物)。在此复合物中,Xa发挥蛋白水解酶的作用,催化凝血酶原转变为凝血酶,因子Ⅴ是辅因子,可使反应加速数万倍。凝血酶是凝血系统激活过程中的关键酶,它的作用则是催化纤维蛋白原转变为纤维蛋白单体。除此之外,还可激活因子Ⅸ、Ⅻ、Ⅴ、Ⅷ,以及促进因子ⅩⅢ的活化等,从而加速凝血过程的进行。在体内,除血小板外,血管内皮细胞、中性粒细胞及淋巴细胞等,均能为凝血酶原激活物的形成提供磷脂表面。

（2）纤维蛋白的形成与交联　这一过程包括纤维蛋白单体的形成、聚合及纤维蛋白的交联。纤维蛋白单体的形成：纤维蛋白原是由肝合成，具有两条 α 链（Aα）、两条 β 链（Bβ）和两条 γ 链（γ_2），即 3 对不同的多肽链组成的糖蛋白，可用（Aα、Bβ、γ）$_2$ 表示，α、β、γ 链分别含有 610、461、420 个氨基酸残基，各条链之间以二硫键相连，分子中共有 22 对二硫键。二硫键的位置相当集中，靠近 N 端形成独特的双硫键节（disulfide knot）。在 α、β 肽链中，A、B 肽段的氨基酸残基组成有较大的种族差异，但都含有较多的酸性氨基酸，A 肽中还含有磷酸化的丝氨酸，B 肽中含有酪氨酸的硫酸酯，因而表面负电荷多，使纤维蛋白原在血中的溶解度增加，且同性电荷相斥而不易凝集。当纤维蛋白原中 Aα 和 Bβ 4 条肽链中的 Arg-Gly 间肽键被凝血酶水解放出 2 个 A 肽（16 肽）和 2 个 B 肽（14 肽），从而使其表面电荷降低转变为部分溶于水的纤维蛋白单体（α-β-γ）$_2$。纤维蛋白单体的聚合及交联、可溶性纤维蛋白单体间通过氢键等次级键相连而成的多聚体凝块，虽可网罗血细胞而形成血凝块，但较松软且不稳定，需在 Ca^{2+} 参与下，由 XIIIa 作用才能进一步转变为稳定的纤维蛋白多聚体。因子 XIII 是由两对不同的多肽链组成的四聚体，在 Ca^{2+} 参与下，由凝血酶、Xa 作用于转变为 XIIIa，XIIIa 使可溶性纤维蛋白多聚体中一分子纤维蛋白单体的 Gln 残基与另一分子单体的 Lys 残基间形成分于间共价键（图 2-6），从而形成稳定的纤维蛋白多聚体，并在血小板的作用下，使网罗血细胞的血块进一步收缩，形成更坚固的血凝块，完成凝血过程。

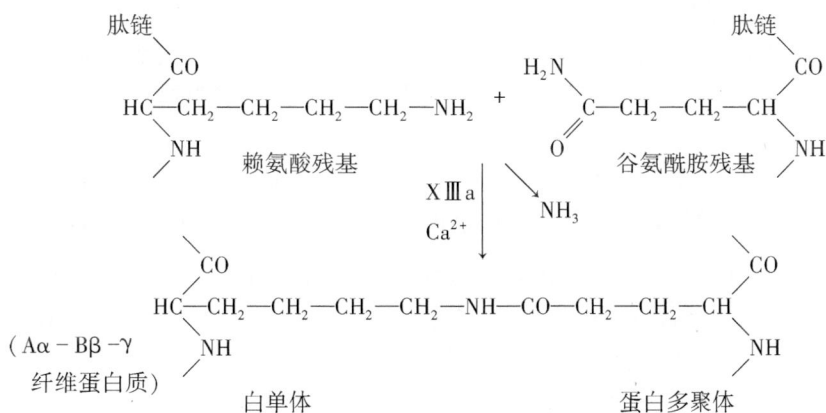

图 2-6　因子 XIIIa 的作用

三、磷脂在血液凝固中的作用

磷脂不属于凝血因子，但它在血液凝固中的作用非常重要。除血小板外，血管内皮细胞、中性粒细胞及淋巴细胞、因子 III 的脂质部分都可提供磷脂。磷脂的结构和其所带的负电荷在凝血过程中有利于结合许多凝血因子,使其在局部的浓度增加,从而使酶促级联式反应速度加快。如在 $Xa - Ca^{2+} - V$ 与磷脂形成的复合物中,Xa 的浓度比周围介质中增加 60 000 倍,因而有利于血液凝固的快速进行。血小板除提供磷脂外,在血液凝固中还发挥黏附、聚集、释放、收缩等重要的作用,将在病理生理中作进一步讨论。

第五节 血液凝固的调节

一、血液中的抗凝物质

正常人心血管系统中的血液不会凝固,主要是由于心血管内膜光滑完整,凝血因子一般处于非活化状态,血液的冲刷和稀释可防止血栓形成,肝脏能清除已活化的凝血因子。此外,血液中还存在着多种抗凝物质,主要有**抗凝血酶(antithrombin Ⅲ,AT)**、**肝素(heparin)**、蛋白 C 与蛋白 S 及**组织因子途径抑制物(tissue factor pathway inhibitor,TFPI)**。

AT 是由肝合成的一种相对分子质量为 60 000 的 α_2 球蛋白,通过与因子Ⅱ、Ⅸ、Ⅹ、Ⅺ、Ⅻ、PK 等形成 1:1 的共价复合物而灭活这些因子。据认为对凝血酶的灭活 70% ~80% 是由 AT 完成的,故它是体内活性最强的一种抗凝物质。

肝素是由肥大细胞合成的一种酸性蛋白聚糖(图 2 - 7),正常情况下血中含量甚微,所以生理条件下其抗凝作用小。尽管如此,它作为抗凝剂应用于临床也已有半个多世纪。肝素分子中硫酸根带负电荷可与 AT -Ⅲ分子中的 Lys 残基的正电荷相结合,使 AT -Ⅲ的构象改变,显著加强其对上述凝血因子的抑制作用。肝素还可抑制血小板的凝聚作用,从而影响血小板磷脂的释放,也起到抗凝作用。

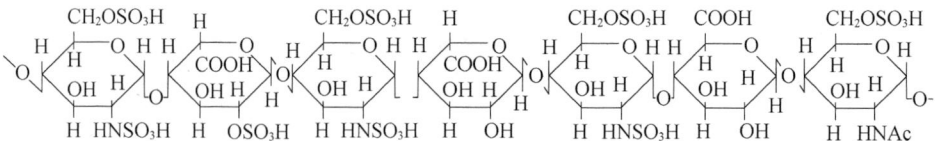

图 2-7 肝素的部分结构

在血浆中有一种依赖肝素的单链糖蛋白,称为肝素辅因子-Ⅱ,它能提高肝素通过 AT -Ⅲ抑制凝血酶的效率。

蛋白 C(protein C,PC) 是由肝脏合成的一个依赖维生素 K 的糖蛋白,分子中含 Gla,可螯合 Ca^{2+}。凝血酶能激活 PC,有活性的 PC 称为**活化蛋白 C(active**

protein C,APC),具有明显的抗凝作用,主要是灭活凝血辅因子如因子V、Ⅷ等,阻碍Xa与血小板磷脂结合,促进纤维蛋白溶解。

蛋白S(protein S,PS)是一种依赖维生素K、含Gla的单链糖蛋白,作用是加速APC对因子V、Ⅷ的灭活,阻断补体系统的激活。

组织因子途径抑制物是由血小板、血管内皮细胞、单核细胞和肝细胞合成,作用是在Ca^{2+}存在下,抑制Ⅶa－Ca^{2+}－Ⅲ复合物的活性,并还能直接抑制Xa的活性。

在临床实际工作中,可用肝素作为抗凝剂,一般在输血或血液保存时也常用柠檬酸钠抗凝;在血液分析需用全血或血浆时,则常用草酸盐抗凝。柠檬酸盐及草酸盐的抗凝机制是去除血浆中的Ca^{2+}。

此外,血液中还存在着纤维蛋白溶解系统,可促进血凝块的溶解,防止血栓形成。

二、纤维蛋白溶解

纤维蛋白溶解系统(fibrinolytic system),简称纤溶系统,作用是将纤维蛋白溶解酶原转变为纤维蛋白溶解酶(纤溶酶),及纤溶酶降解纤维蛋白或纤维蛋白原。纤溶系统是维持人体生理功能所必需的,当该系统功能亢进时易发生出血现象,功能下降时则导致血栓形成,因此其具有重要的生理病理意义。此外,纤溶系统还包括一些纤溶激活物的拮抗物及灭活纤溶酶的成分,这些物质对纤溶系统的激活起重要的调节作用。纤维蛋白的溶解过程可分为纤溶酶的生成和纤维蛋白的溶解两个阶段(图2-8)。

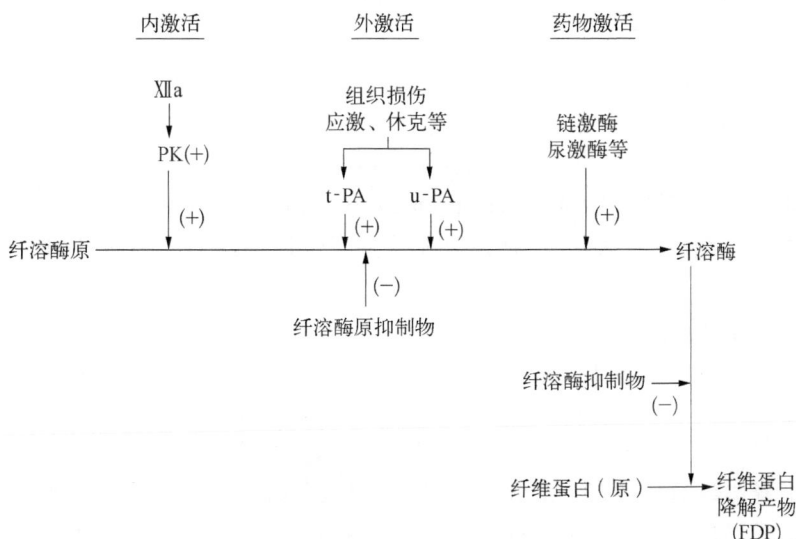

图2-8　纤维蛋白的溶解及抗纤溶过程

1. 纤溶酶的生成

纤溶酶(plasmin)在血浆中以**纤溶酶原**(**plasminogen**)形式存在,主要是由肝脏合成。此外,嗜酸性细胞及肾脏也能合成,是一个含 790 个氨基酸残基的单链糖蛋白。纤溶酶原在各种激活物的作用下,分子中第 561 位的 Arg 与第 562 位的 Val 残基之间的肽键断裂,形成有活性的纤溶酶。纤溶酶的主要激活途径有以下 3 条:

(1) 内激活途径   主要是通过内源性凝血途径接触活化所生成的Ⅻa,使前激肽释放酶转变为激肽释放酶。此酶可使纤溶酶原转变为纤溶酶。

(2) 外激活途径   通过**组织纤溶酶原激活物**(**tissue type plasminogen activator,t-PA**;又可称血管纤溶酶原激活物或外激活物)及尿激酶型纤溶酶原激活物(urokinase type plasminogen activator,u-PA),使纤溶酶原转变为纤溶酶。

t-PA 由血管内皮细胞合成,广泛存在于各组织细胞中,尤以子宫、肺、前列腺、甲状腺、卵巢和淋巴结中的含量最高。因此,当这些组织受损时,其中的 t-PA 就可释放入血,促进纤溶酶原的激活,这可以解释在这些器官手术时常有较多出血和伤口溶血的现象。此外,应激状态、休克、注射肾上腺素等情况也可增加 t-PA 的释放。u-PA 则是 20 世纪 50 年代发现,主要由泌尿生殖系统上皮细胞所产生,也可从尿中提取纯化。

(3) 药物激活途径   主要是指由**链激酶**(**reptokinase**)、**尿激酶**(**urokinase**)、重组 t-PA 等血栓溶解药物注入体内激活纤溶系统,这也是血栓治疗的理论基础。

活化的纤溶酶主要作用为:① 降解纤维蛋白原和纤维蛋白;② 水解多种凝血因子,如因子Ⅱ、Ⅴ、Ⅷ、Ⅹ、Ⅺ、Ⅻ;③ 水解补体系统。

2. 纤维蛋白溶解

纤溶酶是一种丝氨酸蛋白酶,能水解碱性氨基酸羧基端形成的肽键,作用范围较广,可水解多种蛋白质,但主要作用是使纤维蛋白和纤维蛋白原水解成一系列片段(图 2-8)。纤维蛋白和纤维蛋白原被纤溶酶水解生成的 A、B、C、D、E 等片段称为**纤维蛋白降解产物**(**fibrin degredation product,FDP**),其中片段 X、Y 阻止纤维蛋白的聚合与交联;片段 D、E 则是凝血酶的竞争性抑制剂。因此,FDP 具有抗凝作用。

3. 纤溶抑制物

纤溶抑制物广泛存在于组织与体液中,按其作用可分为以下两类:

(1) 纤溶酶原激活物的抑制物(plasminogen activator inhibitor,PAI)   主要作用是与 t-PA 或 u-PA 形成复合物,使其失活,从而抑制纤溶酶原的激活。

(2) 纤溶酶的抑制剂   由肝脏合成的α_2**抗纤溶酶**(α_2-**antiplasmin**,α_2 **AP**)与纤溶酶形成复合物使其失活。同时,在因子Ⅷ的参与下,α_2 AP 与纤维蛋白共价结合,减弱了纤维蛋白对纤溶酶作用的敏感性。

　　临床上所用的一些人工合成的抗纤溶药物,如止血酸、氨甲苯酸(对羧基苄胺,PAMBA)、氨基己酸(6-氨基己酸)等,大多通过抑制纤溶酶原激活而达到止血作用。

　　体内另一凝血活化抑制系统为蛋白C(PC)系统,PC系统是由维生素K依赖性由肝脏产生并释放入血液的蛋白C(PC)和蛋白S(PS),在血管内皮细胞膜上表达的**血栓调节蛋白(thrombomodulin,TM)**,以及血浆中的蛋白C抑制物(PCI)等构成的一个凝血活化抑制系统。这一系统的作用以凝血酶形成为前提。在Ca^{2+}参与下,PC和生成的凝血酶分别与血管内皮细胞膜上的TM结合,由凝血酶激活PC生成活化的蛋白C(APC)。APC以血浆中游离型PS为辅因子,可使FVa或FⅧa从膜磷脂上脱落,灭活FVa和FⅧa;也能阻碍FXa与血小板膜上FVa的结合,使FXa的凝血活性降低。APC还能刺激血管内皮细胞膜释放组织纤溶酶原活化素(t-PA),灭活纤溶酶原活化素的抑制物(纤溶酶原活化素抑制物,PAI),使纤溶活性增强以利于纤维蛋白及纤维蛋白原的溶解。APC的天然抑制物是PCI。血浆中的α_1-AT、α_2-巨球蛋白(α_2-MG)和α_2抗纤溶酶(α_2-AP)也能抑制APC活性;所以,该系统实质上是凝血酶生成后对凝血系统活化有负反馈作用的一个调节系统。

　　综上所述,凝血与纤溶,纤溶激活与纤溶抑制,凝血与抗凝血,是正常人体内存在的相互联系、互相制约、对立统一的动态平衡过程。当人体肝功能障碍、维生素K缺乏、编码凝血因子的基因缺陷等导致血中凝血因子含量下降时,可造成凝血障碍,临床出现出血症状;当心血管内膜受损触发凝血反应时,则可导致血管内血栓形成;而当子宫、肺、甲状腺等组织手术时,出现出血多或渗血现象则与纤溶亢进有关。弥散性血管内凝血(disseminated intravascular coagulation,DIC)是由于感染、产科意外、外科手术或创伤、肿瘤等疾病导致微循环成微血栓,凝血因子大量被消耗并继发地激活纤溶系统,从而导致全身性出血的一种严重危及生命的综合征。因此,维持上述各过程的动态平衡对于人体的正常生理功能是极为重要的。

(卢　健)

第三章 红细胞代谢功能及其特征

第一节 红细胞结构

哺乳类动物红细胞在成熟过程中要经历一系列的变化,早幼红细胞具有分裂繁殖的能力,细胞中含有细胞核、内质网、线粒体等细胞器,从骨髓进入血流尚未完全成熟的红细胞称为**网织红细胞(reticulocyte)**。该细胞仍有合成血红蛋白的功能,另外也可见有少量线粒体。网织红细胞进入外周血1~3天后。核蛋白体等细胞器消失,成为成熟红细胞。

一、红细胞的基本结构

成熟红细胞是结构功能高度特化的细胞,无细胞核,也无细胞器。红细胞内的主要成分是**血红蛋白(hemoglobin,Hb)**。血红蛋白是含卟啉铁的蛋白质。约占红细胞重量的33%,易与酸性染料结合,染成橘红色。

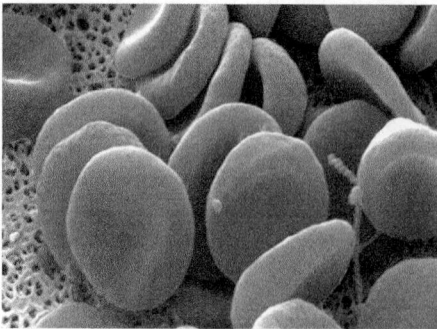

图3-1 成熟的红细胞

成熟红细胞直径7.5~8.5 μm,呈双凹圆盘状,表面光滑,中央较薄,约1 μm,周边较厚。约1.9 μm(图3-1),在血涂片标本上显示,中央染色较浅周边较深。这一形态结构特点增加了红细胞的表面积,与体积相同的球形结构相比表面积增大约25%,还可使细胞内任何一点距细胞表面的距离都不超过0.85 μm。由于胞质细胞内充满了血红蛋白,最大限度地增强了气体交换的功能。当血液流经肺脏时,由于肺泡内 O_2 分压高,CO_2 分压低,血红蛋白即释放 CO_2 与 O_2 结合,形成氧合血红蛋白;相反,当血液流经其他器官组织时,由于这些器官组织内 CO_2 分压高,O_2 分压低,血红蛋白释放所带的 O_2 并结合 CO_2。形成氨甲基血红蛋白。血红蛋白的这一特点是红细胞在体内完成气体运输和交换功能的化学基础。

红细胞的数量及血红蛋白的含量随生理功能而政变。婴儿高于成人,运动时多于安静状态,高原地区居民高于平原地区居民。红细胞形态和数量以及血红蛋白的质与量的改变超出正常范围,则表现为病理现象。一般认为红细胞计数 $< 3.0 \times 10^{12}$/L,血红蛋白 < 100 g/L,则为**贫血(anemia)**。红细胞计数 $> 7.0 \times 10^{12}$/L、血红蛋白 > 180 g/L,则为红细胞和血红蛋白增多。

单个红细胞在新鲜时为淡黄绿色,大量红细胞使血液呈猩红色。多个红细胞常叠连在一起呈缗钱状。红细胞有一定弹性和形态可变性,它能通过自身的变形而顺利通过直径更小的毛细血管。红细胞正常形态的维持需足够的 ATP 供能以及细胞内外渗透压的平衡。当缺乏 ATP 供能时,其形态由圆盘状变为棘球状,当 ATP 供能状态改善后亦可恢复。当血浆渗透压降低时,血浆中的水分进入红细胞内,细胞肿胀呈球形甚至破裂,称为**溶血(hemolysis)**,残留的红细胞膜囊称为血影(ghost);若血浆渗透压升高,红细胞内水分析出胞外,致使红细胞皱缩,也可导致膜破坏而溶血。

二、红细胞膜的结构

红细胞膜是成熟红细胞存留的唯一细胞器,它对保持红细胞的形态和维持红细胞的生命具有重要的意义。红细胞对外界的所有联系及反应,包括物质运输、免疫反应、信号转导、药物反应等,都由红细胞膜来完成。

人的红细胞膜是由蛋白质(约占49.3%)、脂质(约占42%)、糖类(约占8%)和无机离子等组成,蛋白质与脂质的比值约为1∶1。电镜下观察红细胞膜呈三层(暗-明-暗):外层含糖脂、糖蛋白、蛋白质,为亲水性;中间层含磷脂、胆固醇与胆固醇酯、蛋白质具有疏水性;内层主要包含蛋白质,呈亲水性。即红细胞膜基本结构与其他细胞一样以脂双层为主体,蛋白质镶嵌在脂双层中。蛋白质大多与脂质及糖类结合以脂蛋白或糖蛋白的形式存在。这些蛋白质既有维持红细胞结构的作用,又有各自特定的功能。

(一) 红细胞膜蛋白

用十二烷基硫酸钠聚丙烯酰胺凝胶电泳(SDS－PAGE)分析发现红细胞膜上有10 种主要蛋白和一些少量蛋白质(表3-1)。

表 3-1　红细胞膜主要的蛋白质

电泳条带编号	蛋　白　质	内在蛋白(I)或 外周蛋白(P)	相对分子质量 近似值/×10³
1	血影蛋白(α)	P	240
2	血影蛋白(β)	P	220
2.1	锚蛋白	P	210
2.2	锚蛋白	P	195
2.3	锚蛋白	P	175
2.6	锚蛋白	P	145
3	阴离子交换蛋白	I	100
4.1	未命名蛋白	P	80
4.2	蛋白激酶		
4.9	未命名蛋白		
5	肌动蛋白	P	43
6	甘油醛 3-磷酸脱氢酶	P	35
7	原肌球蛋白	P	29
8	未命名蛋白	P	23
高碘酸雪夫(PAS)反应阳性区带：			
PAS-1	血型糖蛋白 A(α)	I	36
PAS-2	血型糖蛋白 B(β)	I	32
PAS-3	血型糖蛋白 C(γ)	I	20
PAS-3	血型糖蛋白 D(δ)	I	23

　　红细胞膜用**非离子去污剂**(如 triton X-100)处理,将外在质膜除去后,在电镜下看不到脂质双层结构,但在包膜内表面可见一网状结构支撑着整个细胞,称为**膜骨架(membrane skeleton)**,主要由血影蛋白、锚定蛋白、肌动蛋白、原肌球蛋白、肌球蛋白、加合素、4.1 蛋白、4.2 蛋白、4.9 蛋白相连接构成。这种网状结构通过锚蛋白固定在细胞膜上。

　　膜骨架系统对维持红细胞的形状、稳定性起着重要作用。区带 1、2 分别为**血影蛋白(spectrin)**α 链和 β 链,它们的基因分别位于 1 号和 14 号染色体,它们的氨基酸序列都已清楚。血影蛋白在结构上 α、β 两个亚基首尾相对形成二聚体,它可与锚定蛋白、肌动蛋白和带 4 蛋白结合,有伸缩与收缩功能。

　　锚定蛋白(ankyrin)位于带 2 与带 3 之间,又称金字塔形蛋白。该基因位于 8

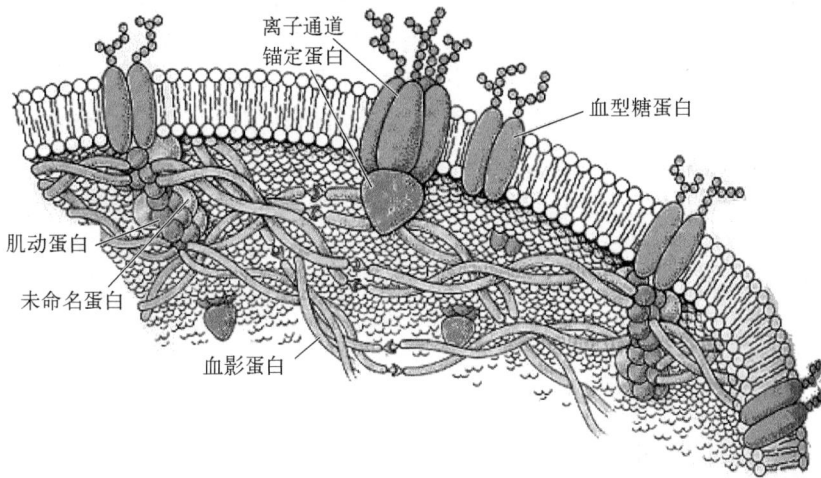

图3-2　红细胞的膜骨架结合的方式

号染色体,氨基酸序列已测定。2.2、2.3蛋白可能是2.1的变异或水解产物。锚定蛋白与血影蛋白和带3蛋白紧密相连,可使血影蛋白与膜紧密相连,在每个红细胞中约有10万个锚定蛋白分子。

区带3蛋白是一种跨膜蛋白,氨基端在膜胞质面,羧基端在膜的外侧,跨膜脂双层14次,以二聚体形式存在。是红细胞内外离子交换的通道,包括有阴离子转运蛋白,乙酰胆碱酯酶,Na^+、K^+ - ATP 酶等。它可转运 Cl^-、HCO_3^-、硫酸、磷酸乳酸、丙酮酸等物质。

区带4.1蛋白位于红细胞内侧,是球形的蛋白质。由两个亚基组成,即4.1a(80 000)和4.1b(78 000),其基因位于1号染色体。4.1a与4.1b之比正常红细胞有一定比值,且此比值随红细胞的老化而增加。4.1蛋白经胰凝乳蛋白酶消化成4个区段。N末端为保守区,有两个磷酸化部位,C末端为可变区,具有 N-乙酰氨基葡萄糖结合位点,中间二区段具有血影蛋白结合的位点。4.1蛋白可与血影蛋白及肌动蛋白结合形成三元复合物,还与膜内蛋白,血型蛋白 A、C 结合,使4.1蛋白、血影蛋白及肌动蛋白结合的三元复合物与膜磷脂相互作用,连接细胞骨架与膜脂双层。

区带5主要是**肌动蛋白(actin)**,位于红细胞膜内侧。它有两种形式:一种是纤维状;另一种为球状。有报道该蛋白与血影蛋白结合时可能呈球状,在与质膜结合时可能呈纤维状,每个红细胞中有40万~50万个肌动蛋白分子,它可与血影蛋白结合,还与带4蛋白结合。这些蛋白形成一层网状支架,使红细胞保持双凹圆盘状,或随环境改变而变形。

区带 6 位于红细胞膜内侧,具有甘油醛 3 - 磷酸脱氢酶的活性。

区带 7,**原肌球蛋白(tropomyosin)**,有报道该蛋白还有 Ca^{2+} - ATP 酶活性,类似肌钙蛋白。红细胞原肌球蛋白为两个亚基组成的二聚体,它能与纤维状肌动蛋白结合,生理功能可能与稳定肌动蛋白纤维,调节肌动蛋白、4.1 蛋白和血影蛋白之间的相互作用有关。

加合素(adducing),每个红细胞中约有 3 万个分子,它能与血影蛋白及肌动蛋白形成复合物,并且加合素分子有与钙调蛋白结合的位点,在 Ca^{2+} 存在下可形成钙调蛋白-加合素- Ca^{2+} 复合物。因此,加合素也能影响红细胞的形态。

(二)红细胞膜脂质

红细胞膜与其他细胞膜不一样,红细胞膜脂质成分较多,其中磷脂占 60%,胆固醇及中性脂肪为 33%,其余的为糖脂。磷脂与胆固醇能与血浆中的脂类交换。磷脂分为两大类:甘油磷脂和鞘磷脂(SM)。甘油磷脂包括丝氨酸磷脂(PS)、磷脂酰胆碱(PC)、磷脂酰乙醇胺(PE)和磷脂酰肌醇(PI)。鞘磷脂不含甘油,代之为鞘氨醇,如神经鞘磷脂(sphingomyelin),由鞘氨醇、脂酸及磷酸胆碱所构成。人红细胞膜总磷脂中,PC 占 28%,PE 占 27%,PS 占 14%,SM 占 27%,PI、磷脂酸和溶血磷脂酰胆碱占 2%~3%,这些磷脂都是两性物质,分子中有极性与非极性基团。这种特性在膜脂质双层形成中起了重要作用。红细胞膜含游离胆固醇较多,胆固醇酯较少。胆固醇含量与磷脂含量有一定的比例,胆固醇/磷脂(C/P)比值为 0.8~1.0。

(三)红细胞膜糖类

红细胞膜上的糖类一般是由数个至数十个单糖组成的寡糖链。其单糖有半乳糖、半乳糖胺、甘露糖、岩藻糖、少量葡萄糖、葡糖胺及唾液酸等。含量较多的是乙酰氨基半乳糖及 N -乙酰神经氨酸,大多数糖类与蛋白质结合,存在于伸展在膜外多肽链上。它们有很多功能,如红细胞的质膜上有血型抗原 H、血型抗原 A 和(或)血型抗原 B,它们均为膜糖蛋白。根据血型抗原在膜上的有无,大致将人血型分为 A、B、O 和 AB 型 4 型。还有如受体反应、信息传递都与糖蛋白的糖基密切相关。

红细胞膜的结构是以脂质双层为主要支架,蛋白质依其位置分为两类:一类膜蛋白处于膜的内表面或外表面,它们是不嵌入脂质双层的,称为外周蛋白;另一类膜蛋白是嵌在脂质双层内部,有的还贯通膜的全层,称为内在蛋白。红细胞膜两侧无论是脂质还是蛋白质都是不对称的。脂质双层的外层富含磷脂酰胆碱和鞘磷脂,内层脂类以丝氨酸磷脂和磷脂酰乙醇胺为主,这种不对称性发生变化,会使红细胞形态发生变化。如镰刀状红细胞贫血患者的红细胞膜内层的20%的丝氨酸磷脂外翻,丝氨酸磷脂是凝血酶原的激活剂,因而促进血栓的发生。研究发现丝氨酸磷脂外翻与红细胞的老化、凋亡、细胞识别及细胞吞饮有关。膜蛋白在脂质双层两侧的分布是不对称的,如糖蛋白、糖链都位于膜外侧。膜蛋白结构上两侧的不对称性保证了膜的方向性功能。红细胞膜的不对称性是维持其正常形态和功能的基础之一。红细胞膜不是静态的,膜上的脂类可以在液晶态与晶态之间的转变,在生理条件下一般处于液晶态,有流动性。膜的流动性是指膜内分子的运动性,主要是指脂质和蛋白质的运动。蛋白质可在脂质双层中作侧向扩散和旋转运动。红细胞膜的流动性的大小与温度、脂肪酸的长度、脂肪酸的不饱和程度和极性基团的性质有关。红细胞膜的流动性与红细胞形态和功能密切相关。

(四) 红细胞膜的功能

1. 对维持红细胞的正常结构、变形、可塑性及韧性有重要作用

红细胞表面积大,在血管与多种组织中流动。红细胞的变形性有利于其通过微循环,如脾窦的毛细血管直径只有 $2 \sim 3 \ \mu m$,而红细胞的平均直径为 $7.2 \ \mu m$,呈双凹盘状。正常的红细胞从盘状变为细条状,从而得以通过,使血流通畅。老化的红细胞由于变形性差,因此被扣捕清除。

2. 物质交换

红细胞内外不断地进行物质交换,如各种气体、糖、氨基酸及各种无机离子等,不同的物质交换有 3 种机制:第一种机制是由浓度高向浓度低方向的扩散;第二种机制是由载体转运,大多数亲水性强的物质,如葡萄糖、氨基酸、各种离子等,需靠红细胞膜上一定的载体蛋白转运而进出细胞内外。第三种机制是主动转运。这种转运方式是通过细胞膜上的特异的酶分子,它能利用 ATP 释放的能量完成某些离子的逆浓度转运。以下解释几种物质的运输方式:

(1) 离子的运输 红细胞内外无机离子、糖等浓度差别很大,许多物质的运输都有各自的机制。带 3 蛋白是阴离子通道,主要介导 HCO_3^-/Cl^- 穿过红细胞膜以 1:1交换。红细胞膜上的 Na^+-K^+,ATP 酶和 $Ca^{2+}-Mg^{2+}-ATP$ 酶,起着主动运输的作用。红细胞内的 K^+ 是血浆中 K^+ 含量的 30 倍,正是 Na^+-K^+,ATP 酶泵入 K^+ 的结果。$Ca^{2+}-Mg^{2+}$,ATP 酶也使 Ca^{2+} 浓度维持恒定。除以上离子的主动运输外,还有 Na^+-Na^+、Na^+-K^+、$Ca^{2+}-K^+$ 等离子的交换,对维持红细胞内外渗透压的平衡起重要作用。

（2）葡萄糖的转运　葡萄糖是红细胞高度依赖的能量来源,葡萄糖进入红细胞的速度比单纯扩散快得多,这是因为在红细胞膜上有**葡萄糖转运蛋白**（**glucose transporter,GLUT**）,或称葡萄糖通透酶。目前已有 7 种葡萄糖转运蛋白从不同组织中分离出来。红细胞膜上存在 GLUT1,含 492 个氨基酸残基,它的 C 端及 N 端都伸向胞质面,跨膜部分穿膜 12 次,它对葡萄糖转运方式与阴离子通道相似,通过变构将葡萄糖从胞外运至胞内。这是一种易化扩散的过程。

（3）水的运输　红细胞膜脂质双层是疏水的,水分子难以通过。红细胞膜上有水的通道,称为水通道蛋白-通道形成性膜内整合蛋白［AQP（aquaporin）-CHIP］,维持红细胞内外的平衡,保护红细胞不被破溶。

3. 受体

红细胞膜上的蛋白质有些能与外界化学物质特异结合,这些蛋白质称为该物质的受体。

（1）激素类受体　如胰岛素受体、胰高血糖受体。

（2）递质类受体　如异丙肾上腺素受体、去甲肾上腺素受体等。

激素类受体与递质类受体的作用机制基本相似,都是通过核苷酸环化酶使 ATP 或 GTP 生成 cAMP 或 cGMP。它们通过激活蛋白激酶,然后由蛋白激酶对细胞代谢和细胞功能进行双向调节。

（3）病原受体　有些病原体如病毒和疟原虫等可通过与红细胞膜上的糖蛋白中的涎酸相结合而感染。

（4）补体和 IgG 受体　红细胞膜上有 CR_1 受体,它可与 C3b、C4b、iC3b 及 iC3 等结合,其功能是中和可溶性免疫复合物防止抗原抗体补体免疫复合物的沉淀。由于人血中 C1 受体 90% 以上由红细胞携带,因此灭活 C3b 的主要作用依靠血中红细胞。

4. 红细胞膜的抗原性

红细胞膜上的血型抗原物质是由遗传基因决定的,为糖蛋白或糖脂。现已发现 400 多种抗原物质,分属于 20 多个血型系统。近年来发现衰老的红细胞膜上出现一种新的抗原,称为老化抗原（senescent cell antigen,SCA）它能与血浆中的自身抗体结合后,衰老的红细胞被吞噬细胞识别清除。

红细胞膜骨架蛋白的缺乏可引起红细胞溶血。例如,遗传性球形红细胞增多症 30% ~60% 的患者是因为锚定蛋白缺乏,大多数患者有血影蛋白缺乏。这种患者的红细胞由于骨架蛋白缺失,造成膜骨架蛋白和膜脂质双层之间的连接缺陷,使脂双层极不稳定,使红细胞随循环时间延长,膜脂质丢失,细胞表面积减少,变成球形,渗透脆性增加使红细胞寿命大大缩短。

第二节 红细胞代谢

红细胞是血液中最主要的细胞,**红细胞生成(erythropoiesis)**在骨髓中红系祖细胞发育过程中,经历了原幼红细胞、早幼红细胞、中幼红细胞、晚幼红细胞、网状红细胞等阶段,最后才成为成熟红细胞(图3-3)。在成熟过程中,红细胞发生一系列形态和代谢的改变(表3-2)。

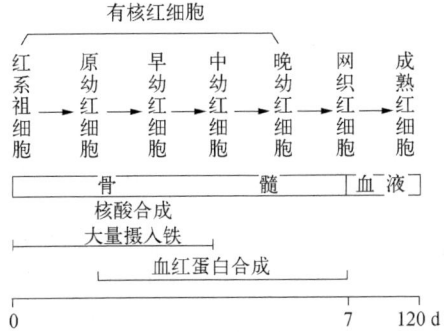

图3-3 红细胞生成过程

表3-2 哺乳动物红细胞成熟过程中的主要代谢变化

代 谢 变 化	有核红细胞	网织红细胞	成熟红细胞
细胞分裂增殖能力	+	-	-
DNA 合成	+*	-	-
RNA 合成	+	-	-
蛋白质合成	+	+	-
血红素合成	+	+	-
脂类合成	+	+	-
三羧酸循环	+	+	-
氧化磷酸化	+	+	-
糖酵解	+	+	+
磷酸戊糖旁路	+	+	+

注:"+"、"-"分别表示该途径有、无;*晚幼红细胞为"-"。

一、血红蛋白的合成及调节

红细胞中最主要的成分是血红蛋白,血红蛋白是占细胞干重的96%,占细胞容积的35%。大约65%的血红蛋白合成在有核红细胞期,另有35%合成于网织血红蛋白阶段。血红蛋白由**珠蛋白(globin)**和**血红素(heme)**组成。

1. 珠蛋白

人类血红蛋白的珠蛋白肽链有 6 种,分别命名为 α、β、γ、δ、ε、ζ 链。成年人血红蛋白(HbA)是由两个 α 亚基和两个 β 亚基形成的四聚体,相对分子质量为 64 458。

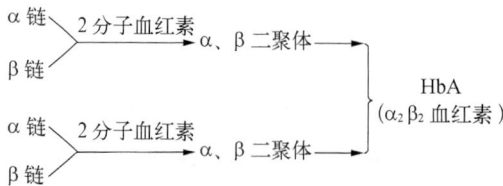

图 3-4　血红蛋白(HbA)的聚合过程

珠蛋白肽链的分子结构及合成由基因决定,α 和 ζ 珠蛋白基因相互邻近,组成"α 基因簇",位于 16 号染色体的短臂上(图 3-4)。β、γ、δ、ε 珠蛋白基因相互邻近,组成"β 基因簇",位于 11 号染色体的短臂上(图 3-5)。在 7 个 α 基因簇中 3 个可翻译成蛋白质。β 基因簇中有 5 个可翻译成蛋白质。遗传方式为共显性遗传。珠蛋白的合成从胚胎期开始是先有 α 链和 γ 链的合成,3~5 个月时 β 链开始合成,到妊娠末期 β 链合成上升,而 γ 链合成下降,δ 链在胚胎期和成人后合成均是低水平的,而 ε、ζ 链只在胚胎的 3~12 周内合成。因此,在这两个基因簇产物中,HbA2($\alpha_2\delta_2$)、HbA($\alpha_2\beta_2$)为成人血红蛋白。HbF($\alpha_2\gamma_2$)为胎儿型血红蛋白,$\delta_2\varepsilon_2$、$\alpha_2\varepsilon_2$、$\gamma_2\delta_2$ 为胚胎血红蛋白。

(1)珠蛋白的合成　血红蛋白中珠蛋白的合成过程与一般蛋白质相同。正常成人珠蛋白 HbA 其 α 链在多核糖体合成后即行释下。从

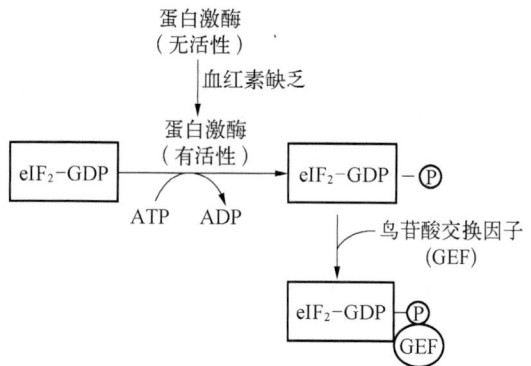

图 3-5　网织红细胞中血红素缺乏引起蛋白质合成起始障碍的机制

多核糖体释放后的自由 α 链可与尚未从多核糖体释放的 β 链相连,然后一并从多核糖体上脱下,变成游离的 α、β 二聚体。此二聚体又与线粒体内生成的两个血红素相结合,最后才形成一个由 4 条肽链和 4 个血红素构成的有功能的血红蛋白分子。

(2)珠蛋白的合成受血红素调节　珠蛋白合成受 cAMP 依赖的蛋白激酶连锁反应的影响。在蛋白质生物合成过程中当起始因子 2(eIF$_2$)与 GTP 结合,成为 eIF$_2$-GTP 时具有活性,而 eIF$_2$ 与 GDP 结合时无活性。eIF$_2$-GDP 上的 GDP 与 GTP 的相互交换由**鸟苷酸交换因子(guanylnucleotide exchange factor,GEF)** 催化。网织红细胞中 eIF$_2$-GDP,可被 eIF$_2$ 蛋白激酶磷酸化。eIF$_2$ 蛋白激酶平时无活性,在缺乏血红素时该酶被激活,使 eIF$_2$ 磷酸化。eIF$_2$ 磷酸化后与 GEF 的亲和力大为增强,

两者黏着,互不分离,妨碍 GEF 作用,使 eIF_2 - GDP 难以转变成 eIF_2 - GTP。网织红细胞所含 GEF 很少,eIF_2 只要 30% 被磷酸化,GEF 就全部失活,使珠蛋白等所有蛋白质合成完全停止(图 3 - 5)。

由于 cAMP 依赖的蛋白激酶激活反应受高铁血红素所阻断,而高铁血红素由血红素氧化而成,所以当血红素充足时,eIF_2 蛋白激酶不活化,eIF_2 保存为活性形式,促进珠蛋白等所有蛋白质的合成(图3 -6)。

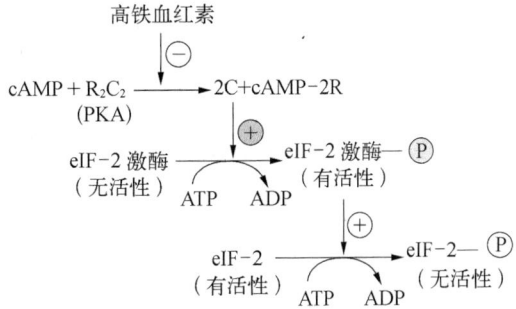

图 3 - 6　高铁血红素通过对起始因子-2 的调节来调节珠蛋白的合成

2. 血红素

血红素是含铁的卟啉化合物。血红素是多种蛋白质或酶的辅基,如血红蛋白、肌红蛋白、过氧化物酶和多种细胞色素的辅基,其合成的场所在有核红细胞和肝细胞的线粒体内。

(1) 血红素的生物合成　核素示踪实验表明,血红素合成的原料是琥珀酰辅酶 A、甘氨酸和 Fe^{2+} 等小分子化合物。合成的起始和终末阶段在线粒体中进行,中间过程在胞质中进行。血红素的生物合成过程可分 4 个阶段。

第 1 阶段是δ-氨基-γ-酮基戊酸(δ - aminolevulinic acid,ALA)的生成。在线粒体内,首先由琥珀酰辅酶 A 与甘氨酸缩合成δ-氨基-γ-酮基戊酸,催化此反应的酶是 **ALA 合酶(ALA synthase)**,辅酶是磷酸吡哆醛。ALA 合酶是血红素合成的限速酶。

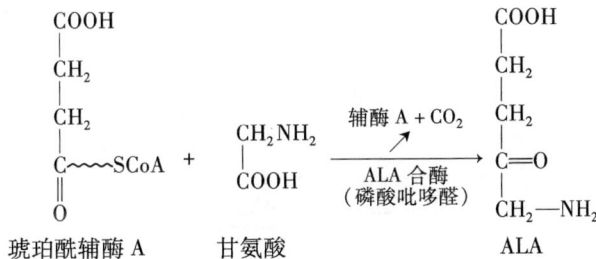

δ-氨基-γ-酮基戊酸的生成

第 2 阶段是胆色素原的生成。ALA 生成后从线粒体进入胞质,2 分子 ALA 在 ALA 脱水酶催化下,脱水缩合成 1 分子胆色素原(原称卟胆原,prophobilinogen,PBG)。ALA 脱水酶含巯基,对铅等重金属敏感。

第 3 阶段是尿卟啉原Ⅲ及粪卟啉原Ⅲ的生成。在胞质中,4 分子胆色素原在胆色素原脱氨酶催化下脱氨后缩合成 1 分子线状四吡咯,再在尿卟啉原Ⅲ同合成酶作用下生成尿卟啉原Ⅲ。无尿卟啉原Ⅲ合成酶时生成线状四吡咯,线状四吡咯不稳定,可自然环化为尿卟啉原Ⅰ。正常情况下,体内主要生成尿卟啉原Ⅲ,尿卟啉原Ⅰ生成极少,两者的比例是 10 000:1。在某些病理情况,尿卟啉原Ⅲ合成受阻,生成较多的尿卟啉原Ⅰ。尿卟啉原Ⅲ在尿卟啉原Ⅲ脱羧酶催化下生成粪卟啉原Ⅲ。

第4阶段是血红素的生成。胞质中生成的粪卟啉原Ⅲ再进入线粒体,经粪卟啉原Ⅲ氧化脱羧酶催化,变为原卟啉原Ⅸ。再由原卟啉原Ⅸ氧化酶催化生成原卟啉Ⅸ,通过**亚铁螯合酶(ferrochelatase)**,原卟啉Ⅸ与 Fe^{2+} 结合,生成血红素,铅等重金属对亚铁螯合酶也有抑制作用。血红素生成如图 3-7 所示。

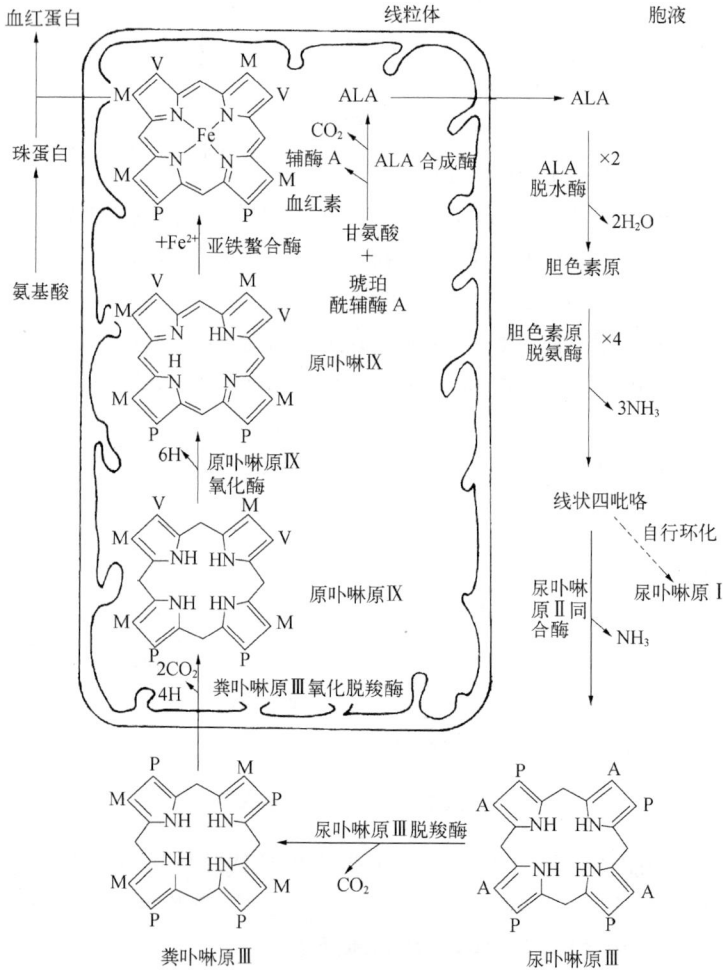

图3-7 血红素的生物合成
A. —CH$_2$COOH P. —CH$_2$CH$_2$COOH M. —CH$_3$ V. —CHCH$_2$

卟啉症(porphyria)是血红素合成过程中酶缺陷引起卟啉或其中间代谢物在体内蓄积而导致的一组疾病。卟啉是一种光敏化物,它是卟啉病出现光敏反应的原因。表3-3中列出一些卟啉病的临床特点。

表3-3　某些血红素生物合成酶的缺乏引起的卟啉病

类　　型	遗传方式	酶缺陷	光敏性皮炎	排泄途径	代谢异常部位
迟发性皮肤型卟啉病	常显	尿卟啉原脱羧酶	+	尿	肝细胞
肝性红细胞生成型卟啉病	常隐	尿卟啉原脱羧酶	+	尿	红细胞及肝细胞
先天性红细胞生成型卟啉病	常隐	尿卟啉原Ⅲ聚合酶	+	尿	红细胞
红细胞生成型原卟啉病	常显	亚铁螯合酶	+	粪	红细胞及肝细胞

(2)血红素合成的调节　血红素合成受多种因素的调节,其中 ALA 的活性是主要调节点。

1)血红素对 ALA 合成酶有反馈抑制作用:一般情况下,血红素合成后能迅速与珠蛋白结合成血红蛋白,无过多的血红素堆积,但当血红素合成速度大于珠蛋白合成速度时,过量的血红素可被氧化成高铁血红素,高铁血红素是 ALA 合成酶的抑制剂,从而抑制血红素成的合成。

促红细胞生成素(erythropoietin,EPO) 的调节:促红细胞生成素是一种糖蛋白,其分子质量为34 000,主要产生于肾小管周围细胞,如成纤维细胞、内皮细胞等。EPO 的生成量受机体对氧的需要及氧的供应情况的影响,当循环血液中血细胞比容减低或机体缺氧时,EPO 的分泌量增加,释放入血并到达骨髓。由于晚幼红细胞上 EPO 受体密度高,故 EPO 主要促进晚幼红细胞的增殖与分化,并促进骨髓释放网织红细胞。EPO 还能促进早幼红细胞增殖与分化。EPO 是红细胞生成的主要调节剂,EPO 与其他的造血因子如白细胞介素-3(IL-3)和胰岛素样生长因子共同促进红细胞分化与成熟。目前,临床上已有运用基因工程方法制造促红细胞生成素治疗肾脏疾病所引起的贫血。

2)雄激素诱导 ALA 合成酶的合成:睾酮在肝内还原生成的 β-氢睾酮,能刺激 EPO、ALA 合成酶的合成,从而促进血红素的生成;睾酮也可刺激骨髓,促进红细胞生成。

3)雌激素的调节:小剂量的雌激素能降低原始红细胞对 EPO 的反应。

4)铁对血红素合成有促进作用。

3. 血红蛋白病(hemoglobinopathy)

血红蛋白病是一类常见的遗传病,是指珠蛋白生成障碍贫血(地中海贫血)和异常血红蛋白病,主要由珠蛋白合成不足及珠蛋白的一级结构中氨基酸异常所致。

例如,地中海贫血,该病东南亚是高发区之一。我国在四川、广东、广西多见。常见的地中海贫血如表3-4所示。β地中海贫血的病理相当复杂,目前已发现100多种β基因突变,大致可分为以下几类:① 编码基因缺失突变,引起合成异常β链;转录调控区突变,导致转录水平降低,β链合成不足;② 剪接区突变,使转录后加工异常,β链不能正常合成;③ 终止密码突变,形成异常mRNA,β链合成障碍;④ 由于一个或数个碱基缺失,发生移码突变,发生阅读框移位,产物不稳定或缺乏。主要是由于α或β链编码产物减少使珠蛋白合成不足,以及珠蛋白的一级结构中的氨基酸异常所致。镰刀细胞贫血就是由于β基因发生单一碱基突变,正常β基因第6个密码子为GAG,编码谷氨酸,突变后为GTG,编码缬氨酸,使正常血红蛋白HbA转变为HbS,在纯合子时HbS在脱氧状态下聚集成多聚体,当多聚体达到一定量时,细胞膜由正常的双凹形盘状变成镰刀形。这类红细胞变形性差,易破而溶血,造成血管阻塞,组织缺氧、损伤、坏死。在杂合子状态,患者从父母继承了一个正常的β基因和一个异常β基因,这种患者HbS占20%~45%,其余为HbA。患者平时没有症状,因为在HbS浓度低的情况下细胞不会变形,此类患者不需要治疗,但在缺氧条件下,患者的红细胞还是会可能会变成镰刀形的。

表3-4 常见的地中海贫血

β地贫	(1) β^+(部分减少了合成),点突变,小片段插入,缺失
	(2) β^0(β珠蛋白链缺乏合成),点突变,小片段插入,缺失
	(3) δβ(缺乏δβ珠蛋白合成)大片段缺失
α地贫	(1) α^0(没有α珠蛋白合成)大片段缺失
	(2) α^+α珠蛋白减少25%,5%小
	(3) αα珠蛋白终止密码突变

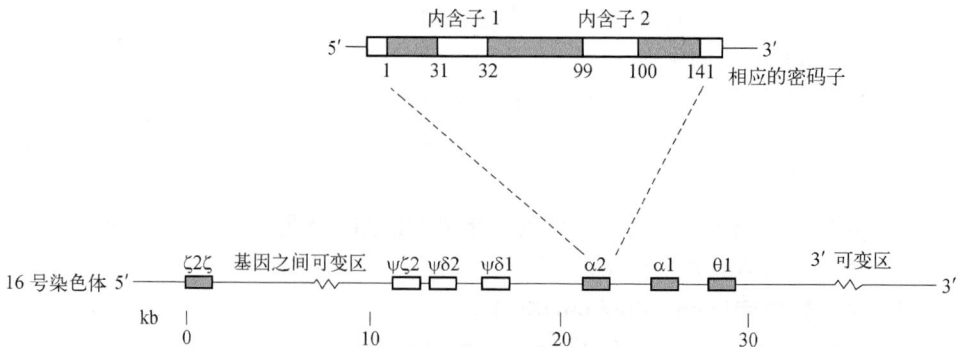

图3-8 α珠蛋白基因结构示意图

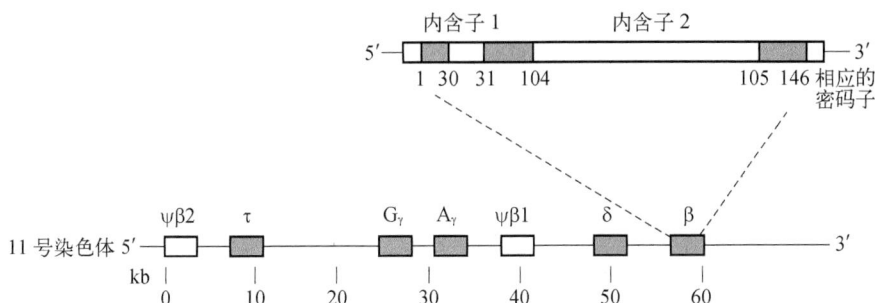

图3-9　β珠蛋白基因结构示意图

二、糖　代　谢

成熟的红细胞不再有细胞器,但仍保留了一整套完整的糖代谢的酶类。血循环中的红细胞每天大约要摄取 30 g 葡萄糖,其中 90% ~95% 经糖酵解途径,5% ~10% 通过磷酸戊糖途径进行代谢。**2,3-二磷酸甘油酸(2,3-bisphosphoglycerate,2,3-BPG)** 支路是红细胞中存在的一种特殊的代谢方式。

1. 红细胞的能量代谢

成熟红细胞缺乏全部细胞器,仅由细胞膜与细胞质构成。在红细胞中糖酵解是能量最主要的来源,糖酵解中产生的 ATP 主要用于维持细胞膜上钠泵(Na^+-K^+,ATPase)运转的正常功能,只有在消耗 ATP 的情况下,才能维持红细胞的离子平衡及其特定的形态,当 ATP 缺乏时,Na^+ 进入细胞增多,可使细胞膨胀而易于溶血。并且维持红细胞膜上的钙泵(Ca^{2+}-ATPase)转运以及维持红细胞膜上脂质交换。此外,少量的 ATP 也用于谷胱甘肽、NAD^+ 等的生物合成、活化葡萄糖启动糖酵解。

(1) 2,3-二磷酸甘油酸支路　2,3-二磷酸甘油酸支路是红细胞的糖代谢的一种特殊代谢方式,在红细胞糖酵解过程中生成的 1,3-二磷酸甘油酸(1,3-DPG)在二磷酸甘油酸变位酶(BPG 变位酶)和 2,3-二磷酸甘油酸(2,3-DPG)磷酸酶的催化下 2,3-DPG 脱磷酸转变为 3-磷酸甘油酸,并进一步分解生成乳酸,此 2,3-DPG 侧支循环称为 2,3-DPG 支路(图 3-10)。

产生此支路的原因是红细胞中存在的 DPG 变位酶和 2,3-DPG 磷酸酶,且前者酶活性大于后者,所以 2,3-DPG 可以积聚起来,而且,2,3-DPG 支路中的两步反应均是放能反应,可放出 58.52 kJ/mol(14 kcal)能量,故反应不可逆。

(2) 2,3-DPG 支路的生理意义　该支路的生理意义有两方面:一是支路中生成的 2,3-DPG 可降低血红蛋白对氧的亲和力,促进 HbO_2 放出 O_2,有利于组织细胞

$$1,3\text{-DPG} \quad\xrightarrow{\text{DPG 变位酶}}\quad 2,3\text{-DPG} \quad\xrightarrow{\text{2,3-DPG 磷酸酶}}\quad 3\text{-PG}$$

$COO{\sim}PO_3H_2$		$COOH$		$COOH$
$HCOH$	DPG 变位酶	$HCOPO_3H_2$	2,3-DPG 磷酸酶	$HC\text{-}OH$
$CH_2OPO_3H_2$		$CH_2OPO_3H_2$	H_2O ↗ ↘ H_3PO_4	$CH_2OPO_3H_2$
1,3-DPG	4.18 kJ(10 kcal)	2,3-DPG	16.72 kJ (4 kcal)	3-PG

葡萄糖
↓↓↓
1,6 二磷酸果糖
↓↙ ↘↓
3 磷酸甘油醛 ⇌ 磷酸二羟丙酮
↓
1,3 二磷酸甘油醛 ——二磷酸甘油酸变位酶 15%~50%——→ 2,3 二磷酸甘油酸
↓ 3 磷酸甘油酸激酶
3 磷酸甘油酸 ←——2,3 二磷酸甘油酸磷酸酶——
↓
丙酮酸
↓
乳酸

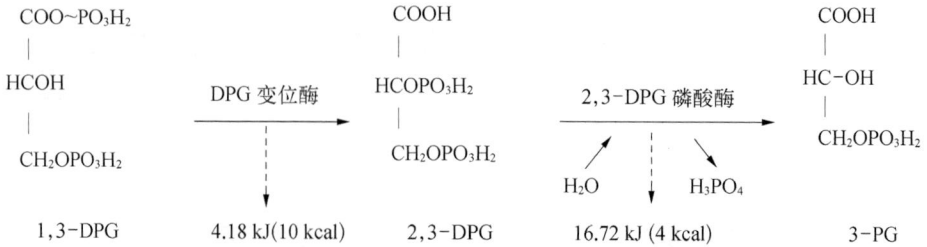

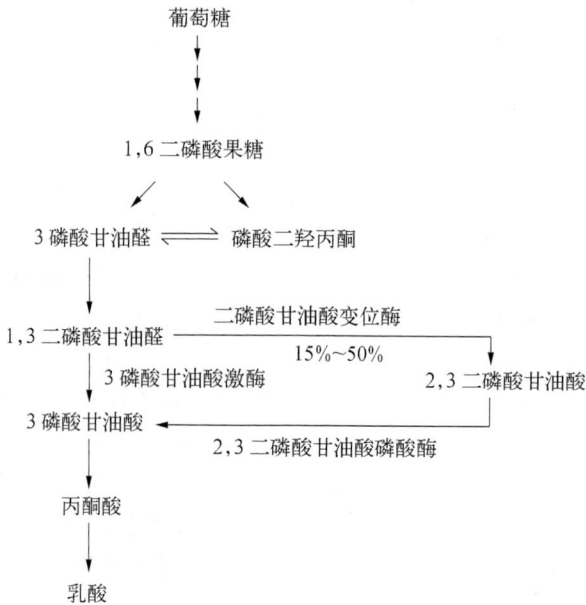

图 3 - 10　2,3 - DPG 支路

对供 O_2 的需要。在所有的贫血性疾病患者的红细胞内 2,3 - DPG 的含量可明显增高,而且增高程度与血红蛋白浓度呈负相关。2,3 - DPG 含量代偿性增高导致血红蛋白与氧的亲和力降低,有利于氧向组织内释放。二是该支路是放能的过程,因此可以减少糖酵解中能量的产生,使 ATP、1,3 - DPG 不致堆积,有利于糖酵解不断进行。

　　现发现在红细胞中,糖酵解的一些酶缺乏可引起溶血,包括己糖激酶、葡萄糖磷酸异构酶、磷酸果糖激酶、磷酸果糖醛缩酶、磷酸丙糖异构酶、3 -磷酸甘油醛脱氢酶、3 -磷酸甘油酸激酶、烯醇化酶、丙酮酸激酶、磷酸甘油酸变位酶。其中丙酮酸激酶缺乏引起的溶血性贫血略多见。另外,3 -磷酸甘油酸激酶、磷酸丙糖异构酶、磷酸果糖激酶的缺乏如果发生在多种组织中,则会出现神经、精神和肌肉的症状,如

智力、语言发育障碍和步行困难。

2. 磷酸戊糖途径

红细胞内 5% ~ 10% 葡萄糖是通过磷酸戊糖途径进行代谢的,产生的 $NADPH + H^+$ 是红细胞中重要的还原剂。红细胞经常与高氧压接触,容易被氧化。红细胞中的氧化剂主要包括超氧离子(O_2^-),过氧化氢(H_2O_2),过氧化物自由基(ROO^-),羟自由基(OH^-)。这些活泼氧自由基与红细胞中的蛋白质、脂类分子作用,使这些分子功能丧失。在红细胞内磷酸戊糖途径所产生的 $NADPH + H^+$ 在氧化还原中起重要作用。$NADPH + H^+$ 是谷胱甘肽还原酶的辅酶,NADPH 使氧化型谷胱甘肽变为(还原型谷胱甘肽)GSH,使红细胞维持 GSH 的正常含量。GSH 在谷胱甘肽过氧化物酶的催化下,可使体内产生的 H_2O_2 降解为 H_2O,防止 H_2O_2 对红细胞的损伤,维护红细胞的完整性。H_2O_2 对脂类的过氧化会导致红细胞膜的破坏,造成溶血。H_2O_2 在红细胞中的积聚,会加快血红蛋白氧化生成高铁血红蛋白(MHb)的过程,MHb 中的铁为 3 价,不能运输 O_2,但红细胞中含有 NADH -高铁血红蛋白还原酶和 NADPH -高铁血红蛋白还原酶,能把 MHb 还原为 Hb。GSH 也能还原 MHb。由于这些还原系统,使红细胞中 MHb 一般仅占总 Hb 量的 1% ~2% ,从而保证了血红蛋白的正常功能。MHb 分子中为 Fe^{3+},失去携氧能力,如血中 MHb 生成过多而又不能及时还原,则出现发绀等症状。最常见遗传性葡萄糖-6-磷酸脱氢酶缺乏的患者,磷酸戊糖途径不能正常进行,造成 $NADPH + H^+$ 减少,GSH 含量低下,红细胞易破坏而发生溶血性贫血。

三、铁　代　谢

铁(iron)是人体必需的微量元素,铁及其化合物是人体正常生理活动不可缺少的物质。特别在 Hb 的代谢中起着重要作用。正常人体内的含铁量与年龄、性别、体重和 Hb 的含量有关。成年男子约为 50 mg/kg,成年女子约为 35 mg/kg。

1. 铁的分布

全身所有的铁的 65% ~70% 布于血红蛋白,其余 25% ~30% 的铁以铁蛋白和含铁血红素的形式储存于肝、脾、骨髓和肠黏膜中,存在于肌红蛋白及各种含铁酶和血浆中运输状态的铁仅占全身铁的极小部分。

2. 铁的来源

食物中每日供应 10 ~20 mg 的铁,但只有 10% 的铁被吸收。成人每日红细胞衰老破坏释放约 21 mg 的铁,大部分可储存反复利用。每日需铁 1 mg 左右来补充胃肠道黏膜、皮肤、泌尿道所丢失的铁。妇女月经、妊娠及哺乳期、儿童、青少年生长发育阶段需铁量较多。反复出血者可出现缺铁症状。

表 3-5　正常人体内铁的分布

铁存在的部位	铁的含量/mg	约占全铁比例/%
血红蛋白铁	2 000	62.1
储存铁	1 000(男)　400(女)	31.0
肌红蛋白铁	130	4.0
易变池铁	80	2.5
其他组织铁	8	0.3
转运铁	4	0.1
合计	3 222(男)　2 622(女)	100.0

3. 铁的吸收

铁的吸收部位主要在十二指肠及空肠上段的黏膜,是主动的细胞转运。食物中的铁经胃酸等作用转变为 Fe^{2+} 与铁配合物结合,防止了因不溶解而沉淀。铁的吸收是 Fe^{2+} 与在肠腔内与肠道黏膜细胞分泌的**转铁蛋白(transferritin)**结合,再与肠黏膜微绒毛上的受体结合进入肠黏膜细胞内。一部分铁与**脱铁蛋白(apoferririn)**结合形成铁蛋白(ferritin)。

影响铁吸收的主要因素有:① 体内铁储存量降低或造血速度快时,铁吸收率增加。② 酸性条件有利于铁的吸收。食物中铁多数以 Fe^{3+} 状态存在,与有机物紧密结合。而当 pH<4 时,Fe^{3+} 能游离出来,并与果糖、维生素 C、柠檬酸、蛋白质降解产物等形成复合物。维生素 C 等可使 Fe^{3+} 还原成易吸收的 Fe^{2+},形成的复合物在肠腔中水溶性大而易被吸收,胃酸缺乏时易引起缺铁性贫血。③ 血红蛋白及其他铁卟啉蛋白在消化道中分解而释出的血红素,可直接被吸收,并在肠黏膜细胞中释出其中的铁。④ 植物中的植酸、磷酸、草酸、鞣酸等能使铁离子形成难溶的沉淀,影响铁的吸收。

4. 铁的运输与储存

在黏膜细胞中,Fe^{2+} 被**铜蓝蛋白(ceruloplasmin)**及其他亚铁氧化酶氧化为 Fe^{3+} 后,与细胞内的运铁蛋白结合越过细胞膜进入毛细血管网。铜蓝蛋白是一种氧化酶,肝内合成,相对分子质量 160 000,单链多肽,含糖约 10%,每分子含铜原子 6~7 个,铜蓝蛋白的功能是把 Fe^{2+} 氧化成 Fe^{3+}。运铁蛋白是铁的运输形式,运铁蛋白也在肝内合成,为单链糖蛋白,其相对分子质量约 77 000,运铁蛋白的功能是可逆地与 Fe^{3+} 结合。血浆运铁蛋白将 90% 以上的铁运到骨髓,用于血红蛋白的合成,小部分与脱铁蛋白结合成铁蛋白储存于肝、脾、骨髓等组织。铁蛋白是水溶性的氢氧化铁磷酸化合物与脱铁蛋白结合而成,其分子近似球形,相对分子质量 450 000,

功能是储存铁,有一个蛋白质外壳,每分子铁蛋白可储存 4 500 个铁原子。**血铁黄素(hemosiderin)**是变性式聚合的铁蛋白,为水溶性的,也是铁的储存形式,但不如铁蛋白易于动员和利用。

5. 铁的排泄

正常成人每天约排出 1 mg 铁,主要随肠胃道脱落的上皮细胞、胆汁等排出。育龄妇女平均每天排出 2 mg 铁,大多是由月经血排出。当体内铁负荷过多,每天可排出 4 mg 铁,而在缺铁时,铁的排泄可减少 50%。

四、脂　代　谢

成熟红细胞由于缺乏完整的亚细胞结构,所以不能从头合成脂肪酸。成熟红细胞中的脂类几乎都位于细胞膜。红细胞通过被动交换和主动摄取不断地与血浆进行脂类交换,以满足对红细胞膜脂不断更新及维持其正常的脂类组成、结构和功能。

1. 被动交换

红细胞膜中胆固醇、磷脂酰胆碱、溶血磷脂酰胆碱与血浆中的相同成分均处于平衡和相互交换之中,血浆中清蛋白结合的脂肪酸与红细胞内的脂肪酸池也处于被动平衡和相互交换中。因此,血浆中脂质的改变将导致红细胞膜脂质组成的改变,甚至红细胞膜功能和性质的某些改变。

2. 主动结合

在红细胞中,通过溶血磷脂酰胆碱与游离脂肪酸的酰基化作用产生磷脂酰胆碱。此反应需要 ATP、辅酶 A、Mg^{2+} 和酰基转移酶的参与。大多数结合于磷脂的脂肪酸在膜或血浆磷酸脂酶的作用下,可以游离脂肪酸的形式返回血浆。综上所述,成熟的红细胞膜脂虽不能重新合成,但脂类的更新与转换确实存在,这对红细胞膜的功能与红细胞的存活可能是重要的。

五、核　苷　酸　代　谢

1. 叶酸和维生素 B_{12} 在 DNA 合成中的作用

DNA 的合成是细胞分裂增殖的基本条件之一。DNA 的合成需要有脱氧核糖核苷酸作为原料,在嘌呤核苷酸合成中,特别是胸腺嘧啶核苷酸的合成中一碳单位参与反应,而**叶酸(folic acid)**的活性形式四氢叶酸作为一碳单位的载体,维生素 B_{12} 也间接促进胸腺嘧啶核苷酸的合成的作用。

（1）叶酸　由蝶呤啶、对氨基苯甲酸和谷氨酸 3 种成分组成的分子,在绿色蔬菜、香蕉等水果中含量丰富,人体不能合成叶酸,必须靠食物供给。食物中的叶酸进入小肠黏膜细胞后,在二氢叶酸还原酶的催化下,形成四氢叶酸。叶酸在体内转变为四氢叶酸后作为一碳单位的载体,以 N^{10}-甲酰四氢叶酸、N^5,N^{10}-甲炔四氢叶酸、N^5,N^{10}-甲烯四氯叶酸等形式,参与嘌呤核苷酸和胸腺嘧啶核苷酸的合成,故叶酸缺乏时,核苷酸特别是胸腺嘧啶核苷酸合成减少,红细胞中 DNA 合成受阻,细胞增殖 S 期延长,可使细胞核发育障碍,细胞体积增大,核内染色质疏松,造血组织受影响最大,在临床上表现为巨幼细胞性贫血。

(2)维生素 B_{12} 维生素 B_{12}是唯一含有金属元素的维生素,分子中含有钴原子(Co^{3+})和多个酰胺基,因此又称**钴胺素(cobalamin)**。多存在于动物食品中。摄入的维生素 B_{12}由胃黏膜膜壁细胞分泌的内因子(intrinsic factor)促进其吸收。内因子有两个特异结合部位,一个部位与维生素 B_{12}结合,形成内因子与 B_{12}复合物,能抵抗小肠内蛋白酶的水解作用,因而能保护内因子 B_{12}复合物不受破坏;另一个部位则可与回肠上皮细胞膜上的特异受体结合,在 Ca^{2+}、Mg^{2+}存在及 pH 5 的条件下,当内因子 B_{12}复合物运行至回肠远段时,与回肠黏膜上的受体结合,从而促进 B_{12}被吸收入门脉血流。被吸收的维生素 B_{12}一部分储存在肝内,一部分与运输维生素 B_{12}的转钴蛋白 II 结合,随血流到达造血组织,参与红细胞的生成过程。维生素 B_{12}是甲硫氨酸循环中 N^5-甲基四氢叶酸转甲基酶的辅酶成分,维生素 B_{12}缺乏时,转甲基反应受阻,影响四氢叶酸的周转利用,间接影响胸腺嘧啶脱氧核苷酸的生成,影响红细胞的有丝分裂,也会出现巨幼红细胞性贫血。

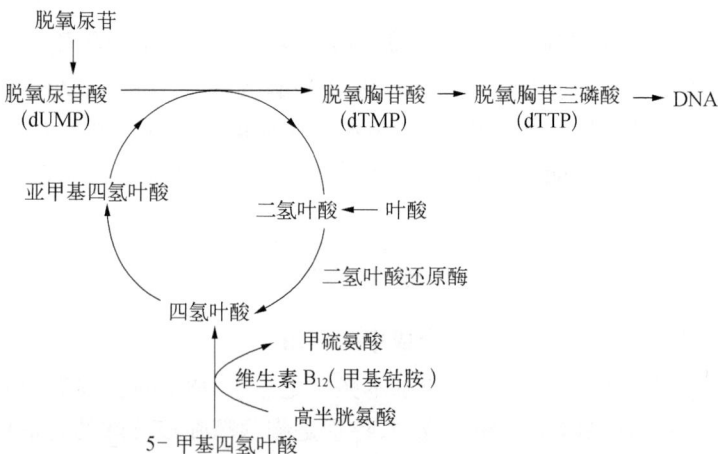

图 3-11   叶酸和维生素 B_{12}在 DNA 合成中的作用

2. 成熟的红细胞

成熟的红细胞没有细胞核,失去 DNA、RNA 的合成能力,也没有任何蛋白质的补充与交换。但成熟红细胞中仍存在某些有关核苷酸代谢的酶类及核苷酸的代谢产物与中间代谢物,如:腺嘌呤、鸟嘌呤、黄嘌呤和次黄嘌呤等,在核糖磷酸焦磷酸的参与下,通过核苷酸补救途径,合成 AMP、GMP、XMP 和 IMP。

六、红细胞的衰老与破坏

1. 红细胞衰老

老化的红细胞体积缩小,密度增高,变形性下降,脆性增高。红细胞老化是一个多因素的复杂过程。在衰老的红细胞中糖代谢发生改变:葡萄糖无氧酵解的 3 个关键酶,己糖激酶、6 -磷酸果糖激酶 1 和丙酮酸激酶的活性均减低,使糖酵解的速率迅速降低。ATP 生成减少,影响了红细胞的能量供应和生理功能,如钠泵、钙泵失常,使得红细胞肿胀,膜钙积聚。2,3 - DPG 浓度降低,氧释放量减少;磷酸戊糖途径的酶活性也逐渐下降,NADPH 的生成减少,导致 GSH 减少,使红细胞的抗氧化能力下降。衰老的红细胞膜也发生改变:由于细胞的抗氧化能力下降,细胞膜被氧化损伤和血红蛋白氧化变性,血红蛋白 MHb 的浓度增高,易生成变性珠蛋白小体沉积在红细胞膜的胞质面,红细胞膜脂质丢失,特别是膜磷脂的减少,并且在老化的红细胞中发现膜蛋白的高分子聚合物。这些变化使得红细胞膜僵硬,膜脂质的流动性降低,导致红细胞变形性下降,表面积与体积之比降低。

2. 红细胞破坏

正常人红细胞在血液中的平均寿命为 120 d。在这期间,平均每个红细胞在血管内循环流动约 27 km,在这漫长的旅途中常常需要挤过比它小的毛细血管及空隙,因此必须发生变形。当红细胞逐渐衰老时,细胞的变形能力减弱而脆性增加,在血流湍急处,可因机械冲击而破损;在通过微小空隙时也会发生困难,因而特别容易停滞在脾和骨髓中,并被巨噬细胞吞噬。

第三节 红细胞的功能特征

红细胞的主要功能是给组织输送 O_2,排出组织代谢产生的 CO_2 和 H^+。在血液中由红细胞运输的 O_2 约为溶解血浆 O_2 的 70 倍;在红细胞参与下,血液运输的 CO_2 的量约为溶解于血浆中的 CO_2 的 18 倍。红细胞的双凹碟形使气体交换面积较大。由细胞中心到细胞表面的距离较短,因此气体进出红细胞的扩散距离也短,有利于 O_2 和 CO_2 的跨膜转运。红细胞运输 O_2 的功能是靠细胞内的血红蛋白来实现的,红细胞一旦破裂,血红蛋白逸出,便丧失运输气体的功能。每克纯血红蛋白能结合

1.39 ml的 O_2 ,因此正常男性每 100 ml 血液的血红蛋白能携带约为 21 ml 的 O_2 ,女性的约携带 19 ml。红细胞运输 CO_2 的功能,主要是由于红细胞内有丰富的碳酸酐酶,碳酸酐酶能使 CO_2 和 H_2O 之间的可逆反应加快数千倍。从组织扩散进入血液的大部分 CO_2 与红细胞内的 H_2O 发生反应,生成 H_2CO_3 。血液中的 CO_2 ,88% 以 HCO_3^- 的形式运输;7% 以氨基甲酸血红蛋白的形式运输。

另外,红细胞内有多种缓冲对,因此具有一定的缓冲酸碱度的能力。

(赵涵芳)

第四章　白细胞功能及其特性

第一节　白细胞的功能

白细胞（white blood cell，WBC；leukocyte，LEU）是外周血中的有核细胞。根据其形态特征，可将白细胞分为**粒细胞**（granulocyte，GRAN）、**淋巴细胞**（lymphocyte，L）和**单核细胞**（monocyte，M）3类。粒细胞的胞质中含有特殊颗粒，依其颗粒的特点又可分为3个亚类，即**中性粒细胞**（neutrophil，N）、**嗜酸性粒细胞**（eosinophil，E）和**嗜碱性粒细胞**（basophil，B）。白细胞是人体的防卫细胞，对机体具有重要的防御保卫功能。它参与机体对细菌、病毒等异物入侵时的察觉和反应过程。通过不同方式、不同机制消灭病原体，消除过敏原和参加免疫反应、产生抗体，是机体抵抗病原微生物等异物入侵的主要防线。细菌或病毒侵犯人体遇到的最初抵抗就来自白细胞，因此机体反应的最初变化就是白细胞升高或降低。

中性粒细胞和单核细胞为吞噬细胞，能吞噬各种异物，参与炎症反应，执行非特异性免疫功能；淋巴细胞为免疫细胞，可对特异性抗原进行体液性与细胞性破坏，执行特异性免疫功能。嗜碱性和嗜酸性粒细胞在血液中停留时间不长，主要在组织中发生作用。所有白细胞都能作变形运动，借助这种运动得以穿过血管壁，进入组织中，此过程称为血细胞渗出。白细胞还具有趋向某些化学物质游走的特性，此特性称为趋化性。能引起趋化作用的物质有细菌、细菌毒素、人体细胞降解产物以及抗原-抗体复合物，这些物质称为**趋化因子**（chemotactic factor）。各种白细胞的具体功能分述于下。

一、粒细胞的功能

（一）中性粒细胞的功能

中性粒细胞是体内主要的吞噬细胞，能够吞噬病原微生物、组织碎片及其他异物,特别是急性化脓性细菌,在机体内起着抵御感染的第一防线作用。将人中性粒细胞暴露于许多微粒和可溶性刺激物中可激发一系列反应,包括趋化、吞噬、脱颗粒、单磷酸己糖旁路激活、产生活性氧、释放膜结合钙离子,细胞骨架重构。当中性粒细胞数显著减少时,机体发生感染的机会明显增高。

1. 趋化性和运动性

中性粒细胞具有很强的趋化性。当体内某处有细菌入侵时,中性粒细胞凭借活跃的变形运动穿过毛细血管壁,渗入组织内。此后,朝着细菌和细菌毒素等趋化因子方向游走,到达细菌入侵处,开始对细菌进行吞噬。机体损伤部位的代谢产物,其中有强烈刺激中性粒细胞向该部位游去的可溶性物质,这些物质称为趋化因子或化学吸引剂。体内有多种趋化因子,其与中性粒细胞质膜上的特异性受体结合,激活胞膜上的钙泵,推动粒细胞按化学吸引物的浓度梯度移行到炎症感染部位而发挥其杀菌作用。对中性粒细胞有趋化作用的主要有补体片段如 C5a、白三烯B4(LTB4)及细菌代谢产物等。中性粒细胞以阿米巴运动的方式定向游走。在其向趋化源运动时,细胞会发生变形,呈不对称形,有伪足形成,伪足的形成是中性粒细胞运动的基本条件。

(1)吞噬 可分为表面吞噬和调理吞噬。表面吞噬是粒细胞伸展伪足向细菌颗粒周围包绕,形成颗粒-中性粒细胞受体之间的**吞噬体(phagosome)**。基本过程包括:① 中性粒细胞识别并粘住细菌;② 伸出伪足或细胞膜凹陷,包围细菌,形成吞噬体;③ 吞噬体与细胞内的溶酶体融合形成吞噬溶酶体,溶酶体释放水解蛋白酶、过氧化物酶等对细菌进行消化,并将消化的残渣排出。调理吞噬是体液中的调理素(补体或抗体)处理异物后,通过抗体分子的 Fc 段与粒细胞膜上的 Fc 受体或C3b 受体结合而吞噬细菌。如果中性粒细胞吞噬的细菌过多,其本身也会崩溃死亡。脓液就是由于大量死亡的中性粒细胞及其消化的组织碎片所组成。通过以上作用,中性粒细胞能够将入侵的细菌包围在一个局部消灭掉,防止病原微生物在体内扩散。中性粒细胞通过吞噬作用还能清除体内的坏死组织和免疫复合物。

(2)黏附分子 血循环中的中性粒细胞处于非黏附状态。当中性粒细胞被激活后,便具有黏附性,能在受体-介质的作用下向脉管系统迁移,随后的趋化性和吞噬得以发生。中性粒细胞与血管内皮细胞的黏附是中性粒细胞能穿过血管壁的基础,也是炎症前期的准备。已证实有许多表面蛋白是黏附介质,最值得注意的是 β_2整合素和白细胞选择素(L - selectin)。中性粒细胞的一系列活动与黏附分子密切相关。黏附分子有 5 个家族:整合素家族、选择素家族、免疫球蛋白超家族、钙依赖黏附素和 H -细胞黏附分子超家族(CD44)。其中整合素家族中的成员 β_2-整合素(CD11/CD18)与粒细胞的功能变化和炎症损伤关系最为密切。CD11/CD18 是粒细胞表面极重要的功能蛋白,主要介导细胞-细胞及细胞-细胞外基质的相互作用。

其表达不足或缺乏可直接影响中性粒细胞的吞噬作用和趋化作用。

2. 颗粒

中性粒细胞的颗粒是消化酶和水解酶在进入吞噬体之前的储存池。根据其生化、形态特征和在细胞成熟过程中出现的时间,已发现的主要颗粒群包括嗜天青颗粒(又称初级颗粒)、特异颗粒(又称次级颗粒)、白明胶酶颗粒(又称三级颗粒)、分泌颗粒。各类颗粒所含的内容物见表4-1。

表4-1 中性粒细胞的颗粒组成成分

成 分	嗜天青颗粒	特异性颗粒	白明胶酶颗粒	分 泌 颗 粒
杀菌酶	溶酶体	溶酶体		
	弹性蛋白酶			
	组织蛋白酶 G			
	髓过氧化物酶			
抗菌阳离子蛋白	防御素(defensins)	乳铁蛋白		
	杀菌/渗透性增高蛋白(bactericidal/permeability increasing protein,BPI)。			
中性丝氨酸蛋白酶	蛋白酶			
金属蛋白酶		胶原酶	白明胶酶	
酸性水解酶	N-乙酰-葡萄糖苷酶			
	组织蛋白酶 B			
	组织蛋白酶 D			
	β-葡萄糖苷酶			
	β-甘油磷酸酶			
	α-甘露糖苷酶			
其他	激肽产生酶	维生素 B_{12} 结合蛋白	趋化三肽(FMLP)受体	血清清蛋白
	C5a-灭活因子	细胞色素 b	细胞色素 b	CR1
		组胺酶	碱性磷酸酶	磷脂酶
		肝素酶	CD11b/CD18(CR3)	酪氨酸激酶
		补体激活剂	FcRⅢ受体	
		单核细胞趋化物		
		纤溶酶原		
		蛋白酶 C 抑制剂		
		层粘连蛋白受体		
		凝血敏感素受体		
		FcRⅢ受体		

颗粒内容物在免疫和炎症的非氧化机制中起非常重要的作用。在炎症部位中性粒细胞吞噬微生物或其他微粒,形成吞噬体,在细胞骨架作用下内移至与胞质内的颗粒接触,颗粒内容物随即释放出来,此过程称为**脱颗粒作用(degranulation)**,也启动了非氧化性杀菌过程。

3. 非氧和氧化杀菌作用

(1)非氧杀菌 中性粒细胞内的颗粒为溶酶体,内含多种水解酶,能消化其所摄取的病原体或其他异物。胞内的特异颗粒、嗜天青颗粒、白明胶酶颗粒依次均发生脱颗粒作用。颗粒中含有的多种水解酶释放,进行非氧杀菌消化过程。该过程可能更侧重于死亡细菌的消化。脱颗粒作用导致的膜易位及膜上的多种受体均可促进中性粒细胞的黏附、趋化、吞噬杀菌及呼吸爆发作用。

(2)氧化杀菌 氧化杀菌是中性粒细胞杀灭细菌和其他入侵机体微生物的主要手段。相对于非氧杀菌,氧化杀菌更为重要。由 NADPH 氧化酶催化生成高毒性的**活性氧物质(reactive oxygen substances,ROS)**是杀菌的主要武器。NADPH 氧化酶从 NADPH 上获得电子使氧分子(O_2)还原转变为超氧阴离子(O_2^-),这一过程伴随着氧消耗量的骤然增高。这种大量耗氧生成 O_2^- 的生理行为称呼吸爆发作用。中性粒细胞的氧化杀菌在吞噬后数秒内开始,中性粒细胞被激活后导致 ROS 产生,包括 O_2^-、H_2O_2、OCl^-、OH 等。以上物质都具有极强的杀伤力。一般把 O_2、OCl^- 途径称为 MPO 途径或 MPO 系统。ROS 除对异物有极强的破坏作用外,微量的 ROS 参与信号传导的调控、调节转录因子的活化、基因表达及调节凋亡。因此,把 ROS 也看作第二信使物质。OCl^- 与胺反应又生成的氯胺有极强大的杀菌作用,同时,在炎症反应中氯胺也具有信号调节功能。

另外,中性粒细胞嗜天青颗粒中有**氧化氮合酶(NOS)**,粒细胞也能够在代谢过程中产生氮自由基,即 NO。NO 具有杀菌作用,但 NO 能抑制中性粒细胞的呼吸爆发。因此,该杀菌作用可能仅是在中性粒细胞正常的杀菌功能有缺陷或受损伤时的替代。

(二)嗜酸性粒细胞的功能

嗜酸性粒细胞也有变形性、黏附性、趋化性、脱颗粒作用和呼吸爆发作用。许多嗜酸性粒细胞疾病的一个显著特征是嗜酸性粒细胞在组织中选择性积聚,而这些组织中的中性粒细胞数并不增加。这类细胞吞噬细菌能力较弱,但吞噬抗原-抗体复合物的能力较强。此外,这类细胞尚能限制嗜碱性粒细胞和肥大细胞在变态反应中的作用。

1. 黏附和趋化性

与嗜酸性粒细胞黏附有关的受体和配体见表 4-2。黏附是嗜酸性粒细胞选择性组织积聚的重要部分。在流动状态下,嗜酸性粒细胞比中性粒细胞更易结合 P -选择素。嗜酸性粒细胞也表达 4 种 β_2-整合素家族(CDa - d/CD18)成员。嗜酸性粒细胞具有趋化性,能吞噬抗原抗体复合物,减轻其对机体的损害,并能对抗组胺等致炎因子作用。如果炎区内有大量的嗜酸性粒细胞浸润,常提示为寄生虫感染(如血吸虫病)或变态反应性炎症(如哮喘、过敏性鼻炎等)。对嗜酸性粒细胞具有高效趋化作用的趋化因子见表4 - 3。

表4 - 2　嗜酸性粒细胞黏附受体和配体

受　　体	配　　　　体	
	内　　皮	基质蛋白
整合素		
$\alpha_4\beta_1$(VLA - 4)	VCAM - 1	纤维结合素
$\alpha_4\beta_6$		层粘连蛋白
$\alpha_4\beta_7$	MAdCAM - 1	纤维结合素
LFA - 1($\alpha A\beta_2$)	ICAM - 1 - 3	
Mac - 1($\alpha M\beta_2$)	ICAM - 1	
P150,95($\alpha x\beta_2$)		
$\alpha d\beta_2$	VCAM - 1(ICAM - 3?)	
选择素和配体		
PSGL - 1	P -选择素(E -选择素)	
L -选择素	Gly - CAM - 1,CD34,Podocalxin	
其他		
CD44		透明质酸盐
ICAM - 3		
PECAM	PECAM	
Siglec - 8		唾液酸

注:VCAM - 1,血管细胞黏附分子;ICAM,细胞间黏附分子;MAdCAM - 1,黏膜细胞黏附分子;PECAM,血小板内皮细胞黏附分子;PSGL - 1,P -选择素糖蛋白-1。

表4 - 3　嗜酸性粒细胞活化趋化因子

受　　体	趋 化 因 子
CCR1 *	Mip - 1a;RANTES
CCR3	Eotaxin 1;Eotaxin 2;MCP2 - 4;RANTES
CXCR1&2	IL - 8 +

注:* 仅表达一些供者的嗜酸性粒细胞;
　　+活性仅见于体内活化的嗜酸性粒细胞或细胞因子诱导的嗜酸性粒细胞(可能通过中性粒细胞间接作用)。

2. 颗粒蛋白

嗜酸性粒细胞具有粗大的嗜酸性颗粒,颗粒含有**主要碱性蛋白**(**major basic protein, MBP**)、大多数的溶酶体酶及组胺酶、**嗜酸性粒细胞阳离子蛋白**(**eosinophil cationic protein, ECP**)、**嗜酸性粒细胞神经毒素**(**eosinophil-derived neurotoxin, EDN**)、**嗜酸粒细胞过氧化物酶**(**eosinophil peroxidase, EPO**)和酸性磷酸酶等。

3. 杀伤细菌和寄生虫

嗜酸性粒细胞可吞噬多种小异物,如:细菌、真菌、免疫复合物、致敏红细胞及惰性颗粒等,并以脱颗粒作用进行氧化分解反应杀伤吞噬体。在抗体及补体的介导下,通过脱颗粒作用使主要碱性蛋白释放并分泌到寄生虫表面粘住寄生虫(尤其是幼虫),然后将其毒性颗粒直接注入寄生虫体内杀灭。嗜酸性粒细胞是体内专门针对寄生虫类特异免疫系统的重要成员。

在超敏反应中,嗜酸性粒细胞颗粒内容物释放,如释放出组胺酶,其能灭活组胺而限制嗜碱粒细胞在 I 型超敏反应中的活动。所以,这对超敏反应有一定的调节作用。

(三)嗜碱性粒细胞的功能

嗜碱性粒细胞以成熟状态细胞循环并可募集进入组织,特别是免疫反应或炎症反应部位,但通常情况下它们不滞留在组织中。嗜碱性细胞在结缔组织和黏膜上皮内时,称为肥大细胞,其结构和功能与嗜碱性细胞相似。这两种细胞的胞质中均有粗大的嗜碱性颗粒,内含组胺、肝素、慢反应物质、嗜酸性粒细胞趋化因子、血小板活化因子等。这些物质在抗原-抗体反应时释放出来。组胺可改变毛细血管的通透性,能使小血管扩张;肝素有抗凝血作用;过敏性慢反应物质是一种脂类分子,能引起平滑肌收缩。慢反应物质与哮喘发作有关。当受到炎症刺激时,细胞脱颗粒而释放上述物质引起炎症反应,多见于变态反应性炎症。嗜碱性粒细胞功能主要是在变态性慢反应中起作用。

二、淋巴细胞的功能

淋巴细胞是一种具有特异性免疫功能的细胞。淋巴细胞也称免疫细胞,在机体特异性免疫过程中起主要作用。所谓特异性免疫,是指淋巴细胞针对某一种特异性抗原,产生与之相对应的抗体或进行局部性细胞反应,以杀灭特异性抗原。淋巴细胞的主要功能包括参与体液免疫、细胞免疫和分泌淋巴因子。淋巴细胞可进一步分为 T 细胞、B 细胞和第三类淋巴细胞群,后者包括**自然杀伤细胞**(**natural killer cell, NK**)和**淋巴因子激活的杀伤细胞**(**lymphokin-activated killer cell, LAK**)。

1. T 细胞的功能

（1）介导细胞免疫反应　细胞免疫主要是由 T 细胞来实现的。这种细胞在血液中占淋巴细胞总数的 80%~90%。T 细胞受抗原刺激变成致敏细胞后,其免疫作用表现为以下 3 个方面:直接接触并攻击具有特异抗原性的异物,如肿瘤细胞,异体移植细胞;分泌多种淋巴因子,破坏含有病原体的细胞或抑制病毒繁殖;B 细胞与 T 细胞起协同作用,互相加强,来杀灭病原微生物。T 细胞受体分为 TCR α β（TCR Ⅱ型）、TCR γ δ（TCR Ⅰ型）T 细胞。TCR Ⅱ型 T 细胞分为 CD4$^+$ T 细胞和 CD8$^+$ T 细胞。CD4$^+$ T 细胞分为两个功能亚群:① **辅助性 T 细胞（helper T cell, Th）**,能够促成 T 细胞和 B 细胞的免疫反应。根据 CD4$^+$ Th 细胞所分泌的细胞因子不同,将其分为 Th0、Th1 和 Th2 三种类型。② **诱导抑制性 T 细胞（suppressor inducer T cell,Ti）**:能诱导 CD8$^+$ T 细胞中细胞毒功能和抑制 T 细胞功能。另外,CD4 也是人类免疫缺陷病毒的受体分子,可结合**人类免疫缺陷病毒（human immunodeficiency virus, HIV）**。CD8$^+$ T 细胞可分为两个功能亚群:① **抑制性 T 细胞（suppressor T cell, Ts）**,能抑制 T 细胞和 B 细胞的免疫反应;② **细胞毒性 T 细胞（cytotoxic T cell, Tc）**,主要作用是直接与靶细胞结合,通过释放穿孔素等杀伤靶细胞。

（2）免疫调节作用　执行免疫调节功能的 T 细胞主要为 Th 和 Ts 细胞。Th 能够辅助 B 细胞产生抗体和辅助 Tc 功能,分别由 Th1 和 Th2 亚群完成。另外 Th1 亚群还能介导特异性的炎症反应。Th2 主要负责刺激 B 细胞增生、分化为抗体产生细胞即浆细胞。CD4$^+$ 亚群中的诱导抑制 T 细胞能诱导 CD8$^+$ T 中细胞毒功能和抑制性 T 细胞功能。Ts 对 B 细胞合成和分泌抗体,Th 细胞介导的细胞免疫和迟发性变态反应以及 Tc 介导的细胞毒作用都有抑制作用。

2. B 细胞的功能

体液免疫主要是通过 B 细胞来实现的。当 B 细胞受到抗原刺激变成具有免疫活性的浆细胞后,产生并分泌多种抗体,即免疫球蛋白（immunoglobulin, Ig）,以针对不同的抗原。B 细胞通过 Ig 接受抗原刺激,并在 Th2 细胞辅助下分化为浆细胞,合成和分泌 Ig。B 细胞内有丰富的粗面内质网,蛋白质合成旺盛。抗体通过与相应抗原发生免疫反应,抗体能中和、沉淀、凝集或溶解抗原,以消除其对抗体的有害作用。B 细胞有 3 个主要的功能:产生抗体、递呈抗原及分泌细胞因子以及参与免疫调节。

（1）体液免疫　细胞介导体液免疫,可由胸腺依赖抗原或非胸腺依赖抗原引起。

（2）免疫调节作用　激活的 B 细胞能产生大量细胞因子,它们参与免疫调节、炎症反应及造血过程。通过抑制作用和抗原递呈作用两种方式参与免疫调节作用。

3. NK 细胞的功能

NK 细胞具有**大颗粒淋巴细胞(large granular lymphocyte,LGL)**的形态,占淋巴样细胞的 1/3,能介导对致病靶细胞的细胞毒作用和分泌细胞因子。NK 细胞参与对细胞内病原体和恶性肿瘤的先天抵御,并对适应性免疫和血细胞生成起调节作用。

(1) 自然防御   NK 细胞无须预先致敏就能对外来刺激产生反应,所以它能对存在的感染微生物或有时候对肿瘤细胞发生快速非特异性的反应。NK 细胞与巨噬细胞一起是先天或自然防御的效应细胞,这是防御感染的第一线。通过在对微生物本身或感染的吞噬细胞产生诸如白介素-12(IL-12)和干扰素-α(IFN-α)之类的因子反应中产生高水平的吞噬细胞激活细胞因子干扰素-γ(IFN-γ)和 GM-CSF,增强吞噬细胞对微生物,特别是细胞内细菌和寄生虫产生的反应。

(2) 适应性免疫的调节   在早期免疫反应过程中,与感染原和抗原相互作用的 NK 细胞对 B 细胞、T 细胞和抗原递呈细胞具有刺激性或抑制性效应。NK 细胞被微生物或诸如 IL-12 和肿瘤坏死因子(TNF)之类的细胞因子所激活产生大量的 IFN-γ 和其他细胞因子,促进 T 细胞辅助 I 型反应的发生。

(3) 调节造血   NK 细胞参与调节造血,是介导抑制造血的效应细胞。体外研究表明,NK 细胞对造血祖细胞的克隆形成产生普遍的抑制效应。但是,NK 细胞促进巨核细胞克隆的形成,并在某些实验条件下促进红细胞和粒-单核细胞克隆的形成。NK 细胞的效应大部分通过体液因子的分泌介导,且可能需要辅助细胞的参与。

4. LAK 细胞的功能

LAK 细胞具有广谱抗肿瘤作用,能非特异地杀伤多种肿瘤细胞,包括对某些对TC 和 NK 细胞不敏感的肿瘤细胞。LAK 细胞杀伤肿瘤细胞的作用机制与 NK 细胞类似,可凭借细胞表面的某些黏附分子如 LFA-1 和 LFA-2 与肿瘤等靶细胞表面相应配体分子 ICAM-1 和 LFA-3 结合,释放穿孔素和 TNF 等杀伤因子而发挥细胞杀伤作用。

三、单核-吞噬细胞功能

单核细胞是血液中最大的血细胞,由骨髓生成,在血液内仅生活 3~4 d。单核细胞在血液中的吞噬能力较弱,当它穿过毛细血管壁进入肝、脾、肺和淋巴等组织中转变为吞噬细胞。其后,细胞体积加大,溶酶体增多,吞噬和消化能力也增强。它可聚集于感染灶附近,被淋巴细胞激活后,吞噬和杀灭病毒、真菌、原虫、分枝杆菌等病原体;还可识别和杀伤肿瘤细胞、清除变性血浆蛋白、衰老和损伤的红细胞、血小板等。吞噬细胞还参与激活淋巴细胞的特异免疫功能。此外,它还具有识别和杀伤肿瘤细胞,清除衰老与损伤细胞的作用。

1. 机动性和趋向性

单核细胞和吞噬细胞在内、外源性的趋化因子的作用下能定向移动。感染或损伤过程中所产生的许多分子可被单核细胞和吞噬细胞表面受体识别,触发趋化反应。

2. 吞噬功能

单核-吞噬细胞能将病原微生物(主要针对结核杆菌、原虫、真菌等)、衰老损伤的细胞和异物颗粒等固体物质和液体物质,分别经吞噬和胞饮作用摄入细胞内形成吞噬小体,并进一步与溶酶体融合形成吞噬溶酶体,并发生脱颗粒现象。

3. 诱导及免疫调节反应

(1) 正调节功能　在诱导免疫反应时,吞噬细胞摄取并处理抗原,并将有效抗原成分递呈给淋巴细胞。

(2) 负调节功能　吞噬细胞受到某些刺激信号,如 LPS、分枝杆菌成分或肿瘤抗原等的持续、过度激活、会转成抑制性吞噬细胞。抑制性吞噬细胞可以通过本身或其分泌的物质(如 PGE_2),直接抑制作用,对免疫应答起负调控作用。

4. 抗肿瘤活性

主要是通过**抗体依赖性细胞毒机制(ADCC)**,激活的吞噬细胞释放的 TNF 或其胞内的溶酶体杀伤肿瘤细胞等。

5. 吞噬细胞的分泌作用

吞噬细胞分泌不同的因子,主要有酸性水解酶、中性蛋白酶(纤维蛋白溶酶原活化因子等)、溶菌酶、补体成分、凝血因子、血管生长因子、EPO、成纤维细胞生长因子、TNF、花生四烯酸代谢产物,分别起不同的生物学作用。

6. 对白细胞生成的调节

人正常单核细胞和吞噬细胞产生 CSF,作用于自身骨髓祖细胞 CFU－GM 而诱导分化成粒细胞、单核细胞或吞噬细胞。吞噬细胞通过产生前列腺素(如 PGE_1)来抑制 CFU－GM 的分化,与 CSF 的刺激作用共同参与维持白细胞生存的平衡。成熟粒细胞可产生乳铁蛋白,抑制吞噬细胞产生 CSF,并产生抑素,抑制其祖细胞的增殖。

第二节　白细胞的动力学特性

一、粒细胞动力学

平常所称的粒细胞通常就是指中性粒细胞,但严格来讲粒细胞还包括嗜酸性粒细胞和嗜碱性粒细胞。尽管定向分化成中性、嗜酸或嗜碱性粒细胞可能建立在早期的祖细胞时期,但从祖细胞分化发育成嗜酸和嗜碱性粒细胞的模式与发育成中性粒细胞的模式类似。

成熟的中性粒细胞在释放到外周血前储存在骨髓中。它们随机性离开循环,其半寿期约为 6 h。细胞进入组织后停留 1~2 d,然后死亡或通过黏膜表面消失胃肠道。嗜酸性粒细胞的动力学,尽管研究很少,但已发现其主要停留在组织中。在组织中和血液中的比例大约为 100∶1。嗜酸性粒细胞平时只占白细胞总数的 3%,但在患有过敏反应及寄生虫病时其数量明显增加。在外周血粒细胞中,嗜碱性粒细胞最少见,通常约占白细胞总数的 0.5% 和骨髓有核细胞的 0.3%。许多证据提示嗜碱性粒细胞与其他粒细胞和单核细胞有共同前体细胞。即使嗜碱性粒细胞迁移到组织后,仍有粒细胞的特点和短的寿命。

维持血液中性粒细胞的数量,主要通过三方面之间的平衡而达到正常的恒定状态,即骨髓中中性粒细胞的生成、在微血管中的边缘池和循环池之间的分布及血液渗透到组织中的迁移率。在动力学分析上,中性粒细胞减少比贫血和血小板减少更为复杂,因为牵涉到至少 4 个中性粒细胞分布腔室:骨髓储存池、循环池、边缘池和组织池,其中分析组织池尤其困难。

中性粒细胞生成和动力学分析通常是通过描述中性粒细胞在数个相互连接的腔室之间迁移,这些腔室可以排列成 3 组:骨髓、外周血和组织。

(1) 骨髓　骨髓中中性粒细胞可以分为有丝分裂池或增殖池、成熟-储存池。原始粒细胞、早幼粒细胞和中幼粒细胞都有增殖能力,构成了有丝分裂池。一个原粒细胞经过 4~5 次分裂可产生 16 或 32 个晚幼粒细胞。较早期的祖细胞数量较少,而且形态学上不能区分,因此动力学研究中往往忽略这一部分。晚幼粒细胞及其以下阶段细胞无增殖能力,构成了成熟-储存池。储存池中的细胞量比外周血中成熟粒细胞总数高得多,正常时,粒细胞的储存量是外周血粒细胞总数的 15~30 倍。在应激状态下,成熟时间可能缩短,能跳过细胞分裂期,细胞未完全成熟即可释放入外周血中。

(2) 外周血　骨髓储存池中的中性叶粒细胞释放入外周血中后,通常不再返回骨髓。总外周血中性粒细胞池由血管腔内所有的中性粒细胞组成。这些中性粒细胞中,一些游离在循环中(循环池,CGP),另一些则滚动在小血管的内皮细胞上(边缘池,MGP)。CGP 和 MGP 之间保持动态平衡。在体力活动、注射肾上腺素或应激状态下,中性粒细胞从边缘池动员入循环池,但最终会离开血循环进入组织。在外周血中,粒细胞一般停留 6~7 h,然后以随机方式进入组织不再返回血流,主要停留在毛细血管丰富的脏器,即血循环中的中性粒细胞的迁移具有单向性。

(3) 组织　大量的研究表明中性粒细胞迁移到炎症区域,但对于这些细胞在组织中的转归还了解甚少。正常情况下,能迁移到肺、口腔、胃肠道、肝和脾等处。

中性粒细胞可以通过黏膜表面丢失或在组织内死亡,或被巨噬细胞吞噬降解。成熟中性粒细胞的平均寿命很短,尽管个别细胞也能存活 2 周以上。如果中性粒细胞吞噬了细菌或其他颗粒后,寿命进一步缩短。嗜酸性粒细胞在血液中停留 6 ~ 12 h后渗入组织,成熟嗜碱性粒细胞只存在于循环系统中。

二、淋巴细胞动力学

(1) T 细胞(胸腺依赖性淋巴细胞)　　T 细胞发育一般由从胎肝或胎儿或出生后的骨髓移位至胸腺的基本祖细胞构成。在 T 细胞发育过程中会发生 T 细胞受体(TCR)基因重排。TCR 基因编码命名为 α、β、γ和 δ 的多肽。α 和 β 蛋白相互匹配形成 TCR αβ,γ和 δ 蛋白相互匹配形成 TCR γδ。在胸腺中淋巴细胞的增殖与分化不依赖于抗原的刺激。最终分化为能与异物抗原发生反应的 CD4$^+$ 或 CD8$^+$ 的单阳性细胞,进一步分化成不同的 T 细胞亚群。

(2) B 细胞(囊依赖性淋巴细胞)　　15 周人体胎儿骨髓中可检测到 B 细胞发育,且骨髓是生命中 B 细胞发育的主要来源。B 细胞发育分为两个时期:抗原非依赖期,主要存在于胎肝和胎儿及成人骨髓;抗原依赖期,主要存在于次级淋巴组织,如脾和淋巴结。骨髓 B 细胞发育的标志是编码抗体分子基因片段可变区的有序重排。成熟 B 细胞的特点是表达细胞表面免疫球蛋白(Ig)。细胞表面 Ig 由 μ、δ、γ、α 或 ε 重链以二硫化物和 κ 或 λ 轻链连接而构成,它和相关信使分子通常被称为 B 细胞受体(BCR)。前体(pre -)B 细胞上仅存在胞质 μ 重链而缺乏细胞表面 Ig;祖细胞(pro -)B 细胞通常缺乏胞质和表面 μ 重链。这种关于 pro - B、pre - B 和 B 细胞的最初定义是形成现代人类 B 细胞发育详细模式的基础。当成熟 B 细胞分化为浆细胞时,B 细胞表面的大部分标志均可丧失,并可出现一些新的浆细胞特有标志,如浆细胞抗原-1(PCA - 1)等分子。

(3) NK 细胞　　NK 细胞发育可起源于胎儿肝脏、胸腺和骨髓中 CD34$^+$ 干细胞。妊娠 6 周的胎儿肝脏中已可检测到 NK 细胞。NK 细胞缺乏系特异性细胞表面标志。NK 细胞表面表达的分子,如 CD16、CD56、CD94 和抑制性受体也可在 T 系细胞上不同地表达。同样,T 细胞上发现的共同细胞表面分子,如 CD5、CD7 和 CD28 在 NK 细胞上也有不同地表达。TCR 表达的分析是鉴别 T 系细胞和 NK 细胞最好的方法,它是仅在 T 细胞上发现的复合体。任何多系祖细胞和 pre - NK 细胞之间的发育分界面很难限定。最早的改变之一是 pre - NK 细胞上 CD122 分子(IL - 2/IL - 15 受体 β 亚单位)的出现。CD56 的出现标志为发育的下一阶段,称为未成熟 NK 细胞。成熟 NK 细胞群(即外周血中 NK 细胞群)由两个亚群组成,占优势的亚群(约为成熟 NK 细胞的 95%)表达 CD16、少量 CD56 和两种抑制性受体家族(CD94 和

KIR)。另一亚群(约占 5%)表达高水平的 CD56 和 CD94,杀伤细胞抑制受体
(KIR¯)和 CD16¯。

(4) 淋巴细胞再循环(lymphocyte recirculatin) 是指淋巴细胞在血液与淋巴
组织之间的反复循环。通过淋巴细胞再循环,可使淋巴细胞接触抗原的机会增加,
增强免疫反应,也能使免疫记忆性淋巴细胞有机会经常接触到相应的特异性抗原,
保持其免疫记忆功能。

三、单核-吞噬细胞动力学

外周血中单核细胞来自骨髓中由粒-单核系祖细胞分化而来的前体细胞(原始
单核细胞)。它们可迅速进入炎症部位或受感染的组织,发育成熟为吞噬细胞,显
著增加定居的吞噬细胞群落。单核细胞也能发育成熟为树突细胞,有效地给 T 细
胞递呈抗原。

(1) 骨髓 骨髓中有单核细胞的干细胞池、生成池和储存池。原始、幼稚单核
细胞构成生成池。幼稚单核细胞分化为两个单核细胞,组成储存池。骨髓中几乎
不存在单核细胞的储存池。

(2) 血液 骨髓中的单核细胞进入血液后,在循环池与边缘池之间进行交换,
边缘单核细胞池约为循环单核细胞池的 3 倍。它们可随时离开血液循环,其在血
循环中的半寿期约为 8 ~ 70 h。

(3) 组织 血液中单核细胞移向结缔组织或其他器官。它们在结缔组织内继
续分化,经过 5 ~ 9 d 后成为一个典型的吞噬细胞,成熟的吞噬细胞不再分裂。感
染、毒物刺激或组织损伤能刺激骨髓产生单核-吞噬细胞,加速吞噬细胞的更新。
吞噬细胞分泌的某些体液因子对单核细胞的产生有增强和调节作用。

非炎症状态下单核细胞的归宿尚未确切阐明。一些可能发育成吞噬细胞,另
一些可能在一个尚未知晓的处理场所被破坏。肺泡吞噬细胞随着吞咽的气道黏液
离开人体,其他的吞噬细胞可能迁移进入局部淋巴结。然而,大部分衰老吞噬细胞
的最终目的地尚不知晓。淋巴结似乎是树突细胞的主要最终目的地。

(王也飞)

第五章 血小板的功能与特征

　　血小板是血液中最小的血细胞,平均直径 $2 \sim 3\ \mu m$,体积为 $8\ \mu m^3$,呈两面微凸的圆盘状。它作为机体实现正常止血功能的主要成分,对凝血系统的激活也有重要作用,此外,也参与机体的炎症与免疫反应。血小板原发或继发性的数量、结构与功能的异常变化可以成为一些疾病发生的原因,也可以成为许多疾病或病理过程发生、发展中起重要作用的因素。因此,本章在介绍血小板基本结构、代谢转换和主要生化与生理特征的基础上,着重讨论血小板的生理功能,以及血小板异常引起和由血小板参与并起重要作用的不同疾病与病理过程。

第一节 血小板结构

一、血小板的基本结构

1. 血小板的表面结构

　　血小板表面光滑,表面结构主要由细胞外衣与细胞膜组成,有开放管道系统(OCS)的表面开口。细胞外衣是一种低电子密度的细丝状物质,主要由各种糖蛋白及其糖链成分组成。细胞膜脂质双分子层中有颗粒物,是涉及多种酶、各种受体、离子通道及离子泵的各种蛋白质。血小板第 3 因子(PF3)也位于细胞膜中。因此,表面结构不仅是隔开血小板内外环境的界膜,而且对实现血小板的功能也有重要意义。

2. 血小板的溶胶-凝胶区

　　指血小板膜内侧构成骨架和收缩系统的物质,有 3 种丝状结构,即微管、微丝和膜下细丝,对静息血小板形状的维持,以及活化时发生变形、伸展、收缩和颗粒内容物的释放,都起重要作用。

3. 血小板的细胞器和内容物

在血小板的多种细胞器中,最重要的是各种颗粒成分,如 α 颗粒、致密颗粒(δ 颗粒)和溶酶体(γ颗粒)等。不同颗粒有种类和作用不同的各种内容物(表5-1)。

表5-1 血小板颗粒及其内容物

致 密 颗 粒	α 颗 粒	溶 酶 体
ADP	血小板第 4 因子(PF4)	酸性蛋白酶
ATP	β-血小板球蛋白	组织蛋白酶
5-羟色胺	血小板促生长因子(PDGF)	
钙离子	凝血酶敏感蛋白(TSP)	
抗纤溶酶	纤维连接蛋白(FN)	
焦磷酸盐	纤维蛋白原(Fg)	
	因子 V(FV)	
	因子Ⅷ/vW 因子(FⅧ/vWF)	
	通透性因子	
	趋化性因子	
	清蛋白	

此外,血小板的细胞器尚包括线粒体、糖原颗粒、过氧化酶小体、内质网、小泡和高尔基膜囊结构等。

4. 血小板的特殊膜系统

指血小板特有的 OCS 和致密管道系统(DTS)。OCS 从细胞膜开口处向内形成曲折的管道系统,大大增加了血小板与血浆接触的表面积,也构成释放反应时颗粒内容物排出的通道。DTS 分散在细胞质中,有的在环形微管附近,它有过氧化物酶的活性,也是前列腺素合成酶的所在部位和细胞内 Ca^{2+} 的储存池。

二、血小板的生成与破坏

1. 血小板的生成与调控

(1)血小板的生成 血小板来源于巨核细胞(megakaryocyte)。巨核细胞生成是一个复杂的细胞和生化过程,包括:① 造血多能干细胞分化形成巨核细胞系前体细胞。② 由巨核细胞系前体细胞或祖细胞分化、增殖,产生巨核细胞。③ 巨核细胞的成熟。早期的二倍体未成熟细胞随 DNA 倍增发生多倍体化,其体积增大,产生 4、8、16、32 和 64N 的巨核细胞,但细胞增大和多倍体化的水平不能确切表达细胞的成熟程度。巨核细胞的成熟是以胞质增多、界膜系统广泛形成和大量血小板颗粒的出现为特征,其变化迟于多倍体化的形成。④ 成熟巨核细胞的胞质与核脱离,发生分割,释放血小板。

一般认为骨髓是巨核细胞产生的重要部位,但外周血、肝脏和脾脏也存在巨核细胞祖细胞,肺脏也含有巨核细胞,包括成熟的巨核细胞。由骨髓来源的未成熟巨核细胞可以在肺血管中继续发育。不少学者认为血小板是在肺组织内从巨核细胞释放的。每个巨核细胞可释放 2 000～5 000 个血小板,这些血小板具有明显的异质性。

(2) 血小板生成的调控　本质上是指巨核细胞增殖、分化和成熟的调控,它一方面受骨髓巨核细胞和血液中血小板数量以及肌体对血小板需求的影响,其中骨髓巨核细胞数量对血小板生成的调节是通过凋亡机制实现的;另一方面也受不同巨核细胞生成调节因子水平的影响,这些生成调节因子可分为起正调节(刺激)作用和起负调节(抑制)作用的两类因子。

1) 调节巨核细胞生成的刺激因子:一般认为,巨核细胞和血小板生成由巨核细胞集落刺激因子(MK－CSF)和血小板生成素(TPO)两种因子调节,但所谓 MK－CSF 可能不是单一的物质,而且迄今尚未被纯化或获得"被纯化"蛋白质的氨基酸序列。研究表明,已发现的被称为 C－Mpl 的原癌基因对巨核细胞生成有重要调节作用,所编码的蛋白质是造血因子受体超家族成员之一,因受体 C－Mpl 的配体(ligand)具有 MK－CSF 和 TPO 的双重活性,所以有人认为 MK－CSF 和 TPO 可能是同一物质,即 C－Mpl ligand。从人胚肾细胞培养制备的 TPO 是一种分子量15 000 的糖蛋白,具有刺激血小板产生的作用。

除 MK－CSF/TPO 以外,其他还有 3 类具有刺激巨核细胞生成作用的因子:① 其他髓系细胞生长因子,如 GM－CSF 和 EPO 等。② 白细胞介素-淋巴细胞调节因子,如 IL－3、IL－6、IL－11 和 IL－13 等,IL－3 和 IL－6 能刺激巨核细胞祖细胞的增殖,而在体外 IL－6 促进巨核细胞成熟的作用最强,IL－11 则主要刺激巨核细胞成熟与血小板生成。③ 血管形成因子,如 aFGF 和 bFGF。另外,肝素和其他一些黏多糖物质本身单独对巨核细胞增殖和成熟没有作用,但配合应用 TPO、MPO、IL－6 或 FGF 能对巨核细胞生成起协同或相加作用。应用小剂量肝素可能成为治疗血小板减少的供选择的方法。

2) 调节巨核细胞生成的抑制因子:抑制巨核细胞生成的因子来自血小板本身,如 PF4、β-血小板球蛋白(β－TG)及其前体胶原组织活化肽-Ⅲ(CTAP－Ⅲ)和转化生长因子-β(TGF－β)。PF4、β－TG 与 CTAP－Ⅲ是一组蛋白一级结构相似的巨核细胞/血小板系特异性蛋白质,具有中和肝素、免疫调节、细胞趋化和抗血管形成的活性。TGF－β是具有广泛生物学活性的细胞因子,在血小板和骨基质中含量很高。TGF - β 的主要生物学活性为：① 刺激成纤维细胞生长和基质形成,促进创伤修复;② 与白细胞和其他细胞因子共同作用,参与免疫和炎症反应;③ 抑制造血细胞生长,刺激血管形成;④ 在体外,抑制内皮、上皮、角质等多种正常与恶性细胞的增殖。

其他具有抑制巨核细胞生成的因子有 α 和 β 干扰素、凝血酶、TSP 和 anagreline 等。

2. 血小板的分布与破坏

正常成人循环血小板的数量为$(100 \sim 300) \times 10^9/L$。通常,血小板计数在下午较早晨高,冬季较春季高,剧烈运动和妊娠中、晚期增高,静脉血的血小板数较毛细血管血的高。

循环血小板的平均寿命为 7 ~ 14 d,在血小板进入血液的头两天其功能最佳。日龄增高的血小板易在脾脏、肝脏和肺内被破坏、吞噬。活化、聚集的血小板当释放其全部内容物以后也将自行解体。在血液中也存在由血小板释放的由膜性成分形成的微小颗粒,称为血小板微颗粒。测定血液中微颗粒的多少可以用来估计体内血小板的激活状况。

三、血小板的生化特点

与血小板功能密切相关的血小板生化组成成分和生化代谢是各种血小板膜糖蛋白和血小板的脂质代谢。

1. 血小板膜糖蛋白

（1）血小板膜糖蛋白 Ib-IX复合物 GPIb-IX是血小板主要的糖蛋白之一,在血小板膜上约有 25 000 个GPIb-IX分子。GPIb-IX是由GPIb和 GPIX以1:1比例形成的复合物。GPIb的相对分子质量（MW）为 165 000,由GPIbα（MW 140 000）和GPIbβ（MW 25 000）两个亚基以二硫键构成;GPIX的分子量约为 22 000。GPIbα 近氨基末端 1 ~ 290 个氨基酸残基区段有 vWF 的结合部位,在近氨基末端239 ~ 299 氨基酸残基区段有凝血酶的结合部位。因此,GPIb-IX的主要功能与血小板的黏附、作为凝血酶的高亲和性受体有关。此外,70% 的GPIb-IX与膜骨架蛋白连接,对维持血小板结构及细胞形态也有重要作用。遗传性缺乏GPIb的患者可出现巨血小板综合征,其血小板巨大,形态异常,并存在黏附功能障碍,对凝血酶反应的敏感性也显著降低。

（2）整合素家族 整合素（integrins）是一类细胞表面蛋白质的大家族,参与细胞-细胞、细胞-间质之间的黏附,这类蛋白质具有整合细胞外间质与细胞骨架蛋白成分的活性,因此被称为整合素。

各种整合素都是由 α 和 β 亚基以非共价键结合形成的二聚体，β 亚基分 β_1、β_2、β_3 3 个亚族。各种整合素共同的功能特点为：① 结构与功能都有赖于二价阳离子的存在。② 整合素与特异的骨架蛋白成分相作用，提供细胞骨架与胞外间质间机械力的传递联系。③ 同种整合素的配体特异性和活化状态在一定细胞类型可有特异性修饰变化。④ 整合素既是一种细胞由内向外信号转导的成分，又是一种由外向内传讯系统的成分。

血小板表面有多种整合素成分，功能是作为细胞外间质黏附蛋白和血浆黏附蛋白的受体，主要的黏附蛋白有胶原、层粘连素（laminin，LN）、纤维连接蛋白（FN）、玻璃连接蛋白（VN）、vWF 和纤维蛋白原（Fg）等。在血小板的整合素中，GP Ⅱ b-Ⅲ a（ α Ⅱ $b\beta_3$）比较特别，它在血小板活化后具有活性，两个血小板上同种复合物各作为受体与同一个配体（如黏附分子 Fg）结合，导致两个血小板之间的聚集。

GP Ⅱ b-Ⅲ a 是血小板含量最多的膜糖蛋白，每个血小板有 5 万个这种分子。GP Ⅱ b 与 GP Ⅲ a 在 Ca^{2+} 参与下以 1:1 形成复合物，复合物的完整性是其功能的基础，复合物的三级结构对受体功能也有极大的影响。GP Ⅱ b 的相对分子质量约为135 000，由 GP Ⅱ bα 和 GP Ⅱ bβ 两个亚基以二硫键相连构成，前者位于胞外部分，有4 个 Ca^{2+} 结合部位，成为 Ca^{2+} 调节 GP Ⅱ b-Ⅲ a 复合物的主要机制；后者分子上存在 GP Ⅱ b 蛋白质的穿膜部分。GP Ⅲ a 是 MW 95 000 的单一肽链，其氨基末端第109~171 氨基酸之间存在 RGD 结合部位，可能是聚集反应中与 Fg α 链 N 端及 C端存在的 RGD 区域相结合的主要部位。但是，Fg 的 γ 链 C 端十二肽也能结合于GP Ⅱ b 第 294~314 氨基酸之间，说明 GP Ⅱ b-Ⅲ a 作为受体的功能部位并不局限于蛋白质的一个肽段。

在功能上，只有当血小板被激活时，受体蛋白 GP Ⅱ b-Ⅲ a 发生空间构型的变化，暴露与 Fg 结合的位点，才引起聚集反应；Fg 与 GP Ⅱ b-Ⅲ a 的结合本身又导致Fg 分子构型的改变，使之能直接与静息血小板膜上的 GP Ⅱ b-Ⅲ a 发生作用；同时，Fg 与 GP Ⅱ b-Ⅲ a 结合引起的跨膜信息传递，可使血小板进一步活化并发生释放反应。

除 GP Ⅱ b-Ⅲ a 外，血小板上其他已知的整合素有 GP Ⅰ a-Ⅱ a（$\alpha_2\beta_1$）、Ⅰ c-Ⅱ a和 VN 的受体 $\alpha V\beta_3$。GP Ⅰ a-Ⅱ a 是胶原的受体。Ⅰ c-Ⅱ a 是两种 α 亚单位（α_5 与α_6）与 β_1 构成的两种复合物，$\alpha_5\beta_1$ 是 FN 的受体；$\alpha_6\beta_1$ 可能是 LN 的受体。

（3）其他血小板膜糖蛋白　　包括血小板内皮细胞黏附分子（PDECAM-1）、GPⅣ（CD36）和 GP Ⅴ 等。PDECAM-1 也存在于其他血细胞和血管内皮细胞（VEC），是相对分子质量 130 000 的属于免疫球蛋白基因超家族成员的黏附分子。血小板上的 PDECAM-1 可能参与与其他细胞的黏附过程。

GPⅣ的相对分子质量为 88 000,是 TSP 的受体,由 TSP 介导参与血小板的聚集。GPⅣ能与胶原结合,抑制胶原诱导的血小板的聚集。GPⅣ也存在于 VEC,起膜上黏附受体的作用。血小板膜上 GPⅤ的功能尚不十分清楚。

(4) 血小板的颗粒膜糖蛋白 主要指 α 颗粒膜蛋白-140(GMP-140),其他名称有 PADGEN 蛋白、CD63 和 P-选择素。这是一种糖基化程度很高的、相对分子质量 140 000 的、静息血小板只存在于 α 颗粒膜上的糖蛋白。GMP-140 的功能及其重要性在于:① 血小板活化时,α 颗粒膜与质膜迅速融合,使 GMP-140 大量表达于血小板膜上。因此,GMP-140 的检测成为循环中血小板活化的灵敏而有特异性的指标。② GMP-140 介导活化血小板与中性粒细胞(PMN)、单核细胞的结合,参与炎症反应和血栓形成。③ GMP-140 介导的结合也促进活化的血小板被吞噬细胞清除。

2. 血小板的脂质代谢

(1) 花生四烯酸代谢 花生四烯酸(AA)是一类重要的 20 碳不饱和脂肪酸,机体大多数细胞,包括血小板,都进行 AA 代谢,产生不同类型的代谢产物,其中许多具有很重要的生理功能,也可成为不同病理过程的重要参与者。

在磷脂酰胆碱(PC)、磷脂酰乙醇胺(PE)、磷脂酰肌醇(PI)和磷脂酰丝氨酸(PS)等 4 类血小板膜脂磷脂中,前三者甘油骨架的第 2 位碳原子上连接 AA。各种刺激因素如激素、缺氧、组织损伤和多种促炎细胞因子都可激活磷脂酶 A_2(PLA$_2$),PLA$_2$ 的作用使游离出 AA,后者经不同代谢途径,形成不同的 AA 代谢产物,其中最重要的是前列腺素类(PGs)和白细胞三烯类(LTs)物质(图 5-1)。

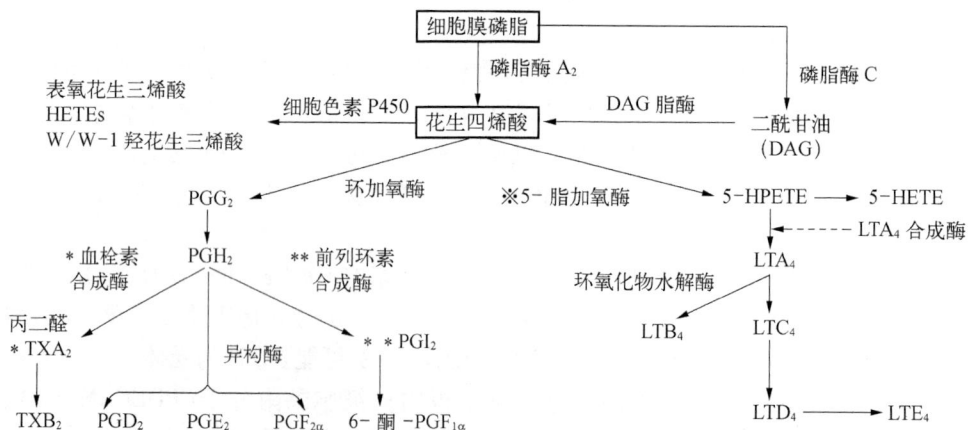

图 5-1 花生四烯酸的代谢途径

注:反应主要存在于:*血小板、**血管内皮细胞和※白细胞。

1）前列腺素代谢及其主要产物的作用：AA 在环加氧酶（COX）作用下生成内过氧化物 PGG_2、PGH_2。COX 又称为 PGH_2 合成酶，它是 AA 代谢的关键酶。COX 分两种，COX-1 为结构型 COX，主要作用是产生为机体自稳调节提供调节血管张力的 PG 的前身物质；COX-2 为诱导性 COX，在内毒素和促炎细胞因子的作用下诱导生成。PGH_2 经异构酶作用可分别生成 PGE_2、PGD_2 和 $PGF_{2\alpha}$。在不同细胞，PGH_2 的代谢又可形成不同的产物，如在血小板形成血栓烷（TXA_2、TXB_2）；在 VEC 形成前列环素（PGI_2）、6-酮-$PGF_{1\alpha}$。TXB_2 和 6-酮-$PGF_{1\alpha}$ 分别是 TXA_2 和 PGI_2 较稳定而无活性的代谢产物，它们可经进一步 β 氧化，形成最终由尿排出的终产物。

PG 类的受体有两类，即膜受体和核受体。膜上有 EP、IP、TP 等受体，其配体分别为 PGE_2、PGI_2、TXA_2。核受体为过氧化物酶体增殖物激活受体（peroxisome proliferator activated receptor，PPAR），其配体在细胞内合成后能直接进入核内与受体结合，使 PPAR 处于激活状态，具有转录激活作用。

PG 类物质通过对血小板和血管壁的作用调节止血和血栓形成，也参与炎症反应。① 对血管舒缩活性与血小板功能的调节：PGG_2、PGH_2、TXA_2 与 PGE_2 在某种程度上是血小板的激动剂。其中，TXA_2 是作用最强的缩血管物质和血小板聚集剂之一，也可增高血管通透性。而 PGE_1、6-酮-PGE_1 和 PGI_2 是血小板功能的抑制剂。PGI_2 是作用最强的扩血管物质和抗血小板活化剂之一。PGE_2 也具有扩血管作用，但 PGI_2 的扩血管作用比 PGE_2 强 5 倍左右。PGE_2 的作用介于缓激肽与组胺之间。血液中 TXA_2 与 PGI_2 功能的调节平衡既是维持血管正常舒缩活性的重要因素，也是控制正常止血机制和防止血栓形成的重要因素之一。正常的 VEC 被认为能利用附近血小板释放的 PGH_2 合成 PGI_2，从而防止血小板在局部的聚集与血栓形成。② 对炎症细胞的作用：PGE_2 可经 EP_2 受体抑制肥大细胞、单核细胞、PMN 和嗜酸性粒细胞释放炎症介质。③ 其他作用：PGI_2 和 PGE_2 都能扩张支气管，TXA_2 则呈现收缩作用。IL-1、TNF 和 IL-6 能诱导脑内生成 PGE_2 并引起 PG 依赖性发热。

2）白细胞三烯代谢及其主要产物的作用：白细胞三烯（leukotrine，LT）首先发现于白细胞，并因在分子中有 3 个共轭双键而得名，可在中性粒细胞（PMN）、巨噬细胞、嗜碱性粒细胞、嗜酸性细胞、肥大细胞、VEC 和上皮细胞中产生。在细胞膜或核膜上的 AA 经 5-脂加氧酶（5-lipoxygenase，5-LO）首先生成 5-过氧化氢花生四烯酸（5-HPETE），后又经还原形成 5-羟花生四烯酸（5-HETE）或在白细胞三烯 A 合成酶作用下形成 LTA_4。LTA_4 不稳定，除了可经环氧化物水解酶作用生成 LTB_4 外，还可经谷胱甘肽-S-转移酶等作用依次代谢生成 LTC_4、LTD_4、LTE_4 和 LTF_4。LTC_4、LTD_4 和 LTE_4 总称为半胱氨酰白细胞三烯（cys-LT）。PMN 主要产生 LTB_4；肥大细胞主要产生 LTD_4；利用 PMN 产生的 LTA_4，在 VEC 和血小板内可生成较

多 LTC_4。

血小板存在 C-12 脂加氧酶(12-LO),可使 AA 代谢产生 12-HPETE 和 12-HETE。白细胞产生的白三烯能促进血小板生成 12-HPETE,12-HPETE 也可以促进白细胞的白三烯代谢。

LTB_4 可通过激活相应受体(BLT 受体)产生生物学效应,LTC_4、LTD_4 和 LTE_4 的受体称为 cys-LT 受体。

LTB_4 是一种重要的促炎介质,在炎症反应中的作用为:① 是 PMN 的强烈激活剂,引起 PMN 聚集、趋化和脱颗粒。聚集的白细胞可堵塞微血管;脱颗粒所释放的大量炎症介质引起炎症反应的放大。② 刺激 PMN 使黏附分子 Mac-1 上调,增强 PMN 与 VEC 的黏附能力。③ 增强 PMN 和嗜酸性粒细胞膜表面 C3b 受体的表达。④ 促进 PMN 氧自由基的生成和溶酶体酶的释放。⑤ 引起嗜酸性粒细胞的浸润和氧化爆发(oxydative burst)。

5-HPETE 和 5-HETE 也是强烈的白细胞激活剂和化学趋化剂。

LTC_4、LTD_4 和 LTE_4 就是过敏慢反应物质(SRS-A),具有强烈收缩支气管平滑肌、引起微血管通透性增高(其作用比组胺强 100~1 000 倍)、增加呼吸道黏膜分泌黏液和 Cl^- 等作用。

在花生四烯酸代谢中,经嗜酸性粒细胞的 15-脂加氧酶(15-LO)产生的 15-HPETE 和 15-HETE 能引起 PMN 浸润。由不同 LO 相互作用产生的脂氧素(lipoxin,LX)可抑制 PMN 的趋化、黏附和嗜酸性粒细胞的活性,具有抗炎作用,被认为是 cys-LT 的内源性拮抗剂。但它们的确切作用与意义尚有待于进一步研究和阐明。

(2) 血小板活化因子　血小板活化因子(platelet activating factor,PAF)是由细胞膜上的一种磷脂酰胆碱类似物在 PLA_2 作用下在甘油 C-2 位水解和释放出 AA 或脂肪酸后先形成溶血 PAF,再在乙酰转移酶作用下由乙酰 CoA 提供乙酰基使之转变为 PAF,因而其化学结构为 1-O-烷基-2-乙酰基-Sn 甘油-3-磷脂酰胆碱。它首先发现于家兔活化嗜碱性粒细胞的上清液中,由于能激活血小板使释放组胺而命名(英文意义为活化血小板的因子)。除外淋巴细胞,其他许多细胞,包括 PMN、巨噬细胞、嗜碱性粒细胞、嗜酸性粒细胞、血小板、肥大细胞、VEC 等,在凝血酶、血管升压素、AngⅡ、组胺、缓激肽、IL-1、TNF 和 LT 等的刺激下,都能合成与释放 PAF。

PAF 的受体是 G 蛋白偶联受体。胞内信号转导涉及三磷酸肌醇(IP_3)和二酰甘油(DAG)。PAF 的主要作用是:① 是血小板较强的诱聚剂,使之释放组胺、5-HT、ADP 和 TXA_2,并进一步释放 PAF。② 是各种炎症细胞极强的激动剂。能使嗜酸性粒细胞致敏、趋化和浸润。嗜酸性粒细胞的脱颗粒和释放大量碱性蛋白可成为组织细胞严重损伤的原因。PAF 同样能促进 PMN 趋化、黏附、吞噬、释放氧自由基,也可刺激巨噬细胞释放 IL - 1 和 TNF。③ 具有很强的增高微血管通透性的作用,其作用是组胺的 1 000 倍,缓激肽的 100 倍。④ 可引起平滑肌收缩、强烈的支气管痉挛和肺动脉高压。还可引起心收缩力降低、冠脉血流量减少、心律紊乱与低血压反应。

第二节　血小板特征

一、血小板的生理特性

与血小板主要具有生理性止血功能相联系,血小板活化时可发生形态和功能有序的各种改变,也体现了血小板所特有的一些生理性质,即变形、黏附、聚集、释放和收缩等功能。相关内容将在"血小板的生理功能"中作较详细的论述,现就血小板黏附、聚集和释放功能的某些重要概念作一介绍。

1. 黏附

血小板与非血小板表面的连接称为血小板黏附(platelet adhesion)。例如,在体外使血液与玻璃接触或体内当 VEC 损伤时,血小板可粘着在玻璃表面或暴露的内皮下组织。血小板发生黏附反应时其细胞形态可发生明显改变,由正常两面微凸的圆盘状变为扁平伸展形,并出现明显的胞质突起使细胞呈不规则"伪足"状外突。因此,血小板黏附是一个包括接触黏附、变形和伸展黏附的全过程。在体内,血小板黏附于内皮下组织的反应,取决于多种血小板膜糖蛋白、vWF 和胶原与微纤维等内皮下组分 3 类物质间的作用。

2. 聚集

血小板之间的相互粘着连接称为血小板聚集(platelet aggregation)。血小板发生聚集反应时,多数情况下伴有程度不同的血小板释放。在实验研究中,各种能诱导血小板聚集和释放的物质称为血小板诱聚剂(或激动剂)。按照诱聚剂作用的强弱可分为 3 类:① 弱诱聚剂,如 ADP、肾上腺素、去甲肾上腺素、血管加压素(VP)和 5 -羟色胺(5 - HT)等;② 中等强度诱聚剂,如 TXA_2 和 PAF;③ 强诱聚剂,如凝血酶、胶原和钙离子载体 A23187 等。在富血小板血浆(PRP)或经洗涤血小板的悬浮液加入诱聚剂,血小板立即变为有伪足的不规则球形并开始相互聚集,用血小板聚集仪可以测定该过程中悬液透光度的改变,变形时透光度轻度降低,聚集时透光度随聚集程度的增强而增加。用 ADP 作诱聚剂时,低浓度($0.5~\mu m/L$)所引起的聚集程度低,并且很快解聚,称为可逆性聚集;中等浓度($1.0 \sim 2.0~\mu m/L$)所引起的聚集呈双相聚集波,第一相聚集后聚集血小板并不解聚,透光度变化出现一短时的稳定阶段,然后明显增高,成为第二相聚集波,第二相聚集的血小板不再能解聚,称为不可逆性聚集;高浓度(>5.0 μm/L)时只出现一个快速的单相聚集波。血小板一相聚集后引起致密颗粒中 ADP 的释放或产生的 TXA_2 的作用,可以引起第二相不可逆性聚集。

血小板间的聚集是两个血小板的膜上糖蛋白在 Ca^{2+} 参与下结合一个架桥的黏附分子实现的。

3. 释放

活化血小板释放其颗粒内容物到细胞外的过程称为血小板的释放反应。几乎所有诱聚剂都能引起血小板释放,但诱聚剂强度不同或剂量大小可引起血小板不同程度的释放。一般先引起致密颗粒和 α 颗粒内容物的释放,溶酶体内容物的释放较晚。大部分血小板的功能是通过所释放不同物质的生物学效应实现的。通过测定释放的血小板特异蛋白质如 β-TG、PF4 的血浆含量或血小板膜上 GMP-140 蛋白的表达,可以较客观地估计机体体内血小板的活化状况。

在诱聚剂的作用下,可以通过两种机制引起释放反应:① TXA_2 依赖性途径;② PLC 活化途径。PLC 活化后,所产生的 IP_3 可促进 DTS 释放储存的 Ca^{2+},提高胞质 Ca^{2+} 水平;所产生的 DAG 能促进颗粒膜与质膜的融合。

血小板活化时发生变形、释放反应收缩,都是通过细胞骨架蛋白重组和收缩实现的。

二、血小板的生理功能

血小板主要的生理功能是参与生理性止血及凝血过程,并在血栓形成、动脉粥样硬化(AS)、肿瘤转移和炎症反应等过程中有重要作用。血小板的这些作用,是以它具有黏附、聚集和释放等生理特性为基础的。

1. 维持血管壁的完整性

循环中的血小板能填充 VEC 间的空隙,维持血管内皮的完整性。血小板能释放血小板源性生长因子(PDGF),可促进 VEC、血管平滑肌细胞(VSMC)和成纤维细胞的增殖,有利于损伤血管壁的修复。

2. 血小板的止血功能

当小血管损伤时,血管收缩使伤口缩小;血小板在受损血管局部黏附和聚集,形成血小板栓子堵塞伤口(初期止血);血液与损伤管壁接触,在组织因子和凝血因子Ⅶ复合物(TF/FⅦ)作用下启动凝血系统活化,形成凝血酶并导致纤维蛋白形成,后者包绕血小板和其他血细胞形成坚固的止血栓(二期止血),从而防止血液从破损处过度流失。这就是机体正常的止、凝血功能。可见,血小板的止血功能既体现在初期止血发生时,也体现在二期止血过程中对凝血系统激活所起的促进作用。

（1）血小板的初期止血功能

1）血小板的黏附反应:血管内表面覆盖着一层完整的、具有强大的抑制血小板活化和抗凝功能的单层内皮细胞。正常 VEC 的这种功能,是血管内血流能以溶胶状态顺利流动,即使邻近损伤的内皮处出现血小板黏附、聚集与凝血反应时也能使之局限化而不扩大的最重要的保证。

当血管内皮发生损伤,VEC 受刺激或完整性被破坏,局部正常的抗血小板活化与抗凝功能降低或丧失,一方面血小板与暴露的内皮下组织成分发生接触黏附与伸展黏附,另一方面由于局部表达组织因子(TF)而启动了由血小板参与的凝血过程。血小板的接触黏附是在膜上 GPIb-IX 与 vWF 及内皮下组分胶原、微纤维间识别并相互连接引起的;接触黏附导致血小板活化、发生变形并暴露膜 GPIIb-IIIa 的受体部位,后者可与 vWF、FN 等黏附蛋白作用使血小板伸展黏附。另外,GPIa-IIa(胶原的受体)、GPIc-IIa(FN 的受体)、TSP 及其受体也可能参与血小板的黏附过程。

vWF 是由 VEC 和骨髓巨核细胞产生的大分子量、高聚化、异质性的糖蛋白,亚基相对分子质量为 220 000,以不同数量亚基聚合形成 60~2 000 万相对分子质量的蛋白质存在于血浆中。vWF 分子上存在与凝血因子Ⅷ(FⅧ)、胶原、肝素血小板的 GPIb、IIb-IIIa 结合的功能区。vWF 有多方面的作用:① 能分别识别血小板 GPIb-IX 和胶原上的结合位点,成为血小板黏附于内皮下的桥梁。② 作为血浆中 FⅧ 的载体蛋白,保护 FⅧ 的活性,也能促进 FⅧ 的合成和分泌。③ vWF 和 FN 与血小板的 GPIIb-IIIa 结合,参与血小板聚集。遗传性 vWF 的合成障碍与 vWF 亚基的聚合障碍,血浆中 vWF 含量降低或多聚化程度降低,可影响血小板的黏附、聚集和 FⅧ 的活性,患者易发生出血,称为血管性假血友病。

在总共 5 种不同类型的胶原中,血管壁外层存在Ⅰ型和Ⅲ型两种胶原,它们都能引起血小板的黏附和聚集反应。在血流切变应力高的条件下,vWF 与胶原的结合能使 vWF 构型改变,暴露出与 GPIb-IX 的结合位点,并完成血小板的黏附反应;在低切变应力条件下,血小板依靠 GPIa-IIa 在无须 vWF 参与的情况下胶原结合,引起血小板黏附。

微纤维是非溶性的、非交联的条纹状纤维结构的结构性蛋白质。在富含弹性蛋白的血管壁含有微纤维。微纤维引起的血小板黏附和聚集都依赖于 vWF 的存在。GPIb 在血小板黏附过程中起着 vWF 受体的作用。另外,活化血小板的 GPIIb-IIIa也能识别 vWF 的 RGD 序列而与 vWF 结合。

2）血小板的聚集反应:血小板间的聚集通常是一个在一定(些)刺激物作用下

引起血小板激活,并由 Ca^{2+} 参与,经血小板膜表面受体(GPIIb-IIIa、GPIV)与相应黏附分子(Fg、TSP、vWF、FN)识别、结合架桥而发生的复杂反应过程。引起血小板聚集的激动剂有 ADP、5-HT、儿茶酚胺、胶原、凝血酶、TXA_2、PGG_2、PGH_2、PAF 等。实验证实,第一相聚集依赖于 GPIIb-IIIa 与 Fg 的相互作用,而第二相聚集的机制较复杂,除 GPIIb-IIIa 外,还有血小板其他成分的参与,如血小板活化时释放的 TSP 在 Ca^{2+} 参与下与 GPIV 的结合,可加固血小板间的聚集;颗粒膜糖蛋白GMP-140也可能与血小板聚集有关。

在实验中,Fg 结构的某种改变可以引起静息状态的血小板发生聚集;在无外源性 Fg 的条件下,凝血酶或 PAF 能在不引起聚集的情况下先引起血小板释放反应,释放出血小板内源性 Fg,从而引起血小板聚集。

3)血小板的释放反应:血小板发生释放反应时,血小板的致密颗粒和 α 颗粒趋中心化,再与细胞膜(通常与深入血小板内部的 OCS 的膜)融合,然后释放出颗粒内容物。致密颗粒主要释放 ADP、ATP、5-HT 和焦磷酸等;α 颗粒含有多种蛋白成分,有 Fg、FV、vWF 抗原、FN、βTG、PF4、TSP、神经肽 Y(NPY)、PDGF 等,通过释放的各种因子的作用,广泛地影响血小板包括黏附、聚集在内的各种复杂功能。

(2)血小板的二期止血功能

1)血小板内源性凝血因子:血小板具有吸附功能。正常血小板表面吸附有 Fg、凝血酶原、FVII、FIX 和 FX 等凝血因子。血小板也含有"内源性凝血因子",如血小板 Fg、FV、FVIII/vWF 抗原、FXI 和 FXIII等。这些因子在血小板活化时被释放出来,参与凝血反应。

2)血小板膜表面磷脂的促凝活性:静息血小板膜脂质双层的外层主要为鞘磷脂和磷脂酰胆碱(PC),磷脂酰丝氨酸(PS)、磷脂酰肌醇(PI)和磷脂酰乙醇胺(PE)主要存在于内层。在血小板受胶原或凝血酶刺激时,膜内磷脂成分转移到膜表面,形成 PCPS"囊泡",显示 PF3 活性,形成许多 FVIII 及 FV 的结合位点,极大地增高FXa 和凝血酶生成的效率(约可加速 10^6 倍)。

3)血小板其他促凝活性和止血功能:包括:① 血小板激活时也可产生其他凝血活性,如胶原诱导能使膜结合的 FXI 激活;② 释放的 PF4 具有肝素中和活性,保护活化凝血因子如 FXa 和凝血酶的活性免受肝素/ATIII 的抑制;③ 血小板活化时,由于 PLA2 激活,使大量释放 AA,后者在环氧化物酶作用下进行 PG 代谢,生成 PGG_2 和 PGH_2,在血小板 TXA_2 合成酶作用下生成 TXA_2,TXA_2 强烈地促进血小板聚集和血管收缩,加强止血作用;④ 血小板活化时细胞内钙离子浓度增高和骨架重组,引起收缩蛋白收缩,使血小板与纤维蛋白共同引起血块收缩,凝血团块得到进一步加固,有利于血管创口闭塞与愈合。

三、血小板与炎症、免疫反应

1. 血小板参与炎症反应

各种炎性刺激物如免疫复合物、细菌、病毒、创伤等引起白细胞黏附于 VEC,并穿过血管壁向局部移行,产生与分泌各种炎性介质和细胞因子,局部血流量和血管通透性明显增高,产生炎症发生。血小板能通过产生炎性介质和细胞因子参与炎症反应:① 血小板 PG 代谢产生的 PGE_2 能引起局部血管扩张、水肿和疼痛;产生的 12 - HPETE 能促进白细胞产生 LTB_4,后者是作用极强的趋化因子并具化学激动作用。② 血小板产生的 PAF 对单核巨噬细胞和 PMN 都有强大的趋化性作用,能促进吞噬和氧化功能,产生和释放氧自由基及蛋白酶。③ 血小板释放的 PF4 是 PMN 的强趋化因子,对单核细胞也有趋化作用。④ 血小板在胶原、ADP 激动后能表达 IL-1β,有较强的粒细胞趋化活性,并能促进粒细胞脱颗粒和产生氧自由基;也能诱导 VEC 表达细胞间黏附分子-1(ICAM-1)。⑤ 血小板产生的 PDGF 能刺激 SMC 和成纤维细胞增殖,对单核细胞和 PMN 有强的趋化作用,促进它们的活化和吞噬功能;凝血酶引起血小板脱颗粒使释放活性型 TGF-β,TGF-β 对单核细胞和成纤维细胞有趋化性和促有丝分裂活性,能调节细胞外基质形成,参与组织的损伤修复。

2. 血小板参与免疫反应

血小板参与免疫反应和变态反应有以下依据:① 在炎症反应中,血小板释放多种炎性介质对多种白细胞和(或)肥大细胞趋化性和激动性。② 血小板存在谷胱甘肽转移酶,可利用白细胞产生的 LTA_4 使之转变为 LTC_4 和 LTD_4。作为慢反应物质,LTC_4 和 LTD_4 在支气管哮喘及其他一些变态反应性疾病中有重要意义。③ 可溶性免疫复合物和多聚化的 IgG 可通过血小板表面存在的 Fc 受体引起聚集和释放。④ 血小板表面存在 IgE 受体。过敏性哮喘与寄生虫感染时 IgE 阳性血小板比例明显增高;过敏性哮喘患者体内血小板活化程度也显著增高。IgE 依赖性血小板能产生细胞毒介质,其本质可能为在脂加氧酶催化的代谢中产生的氧自由基。

3. 抗血小板抗体

血小板复杂的免疫结构包括各种同种抗原和自身抗原。血小板同种抗原是一组用输血或妊娠等引起的同种正常个体间的免疫反应产生的抗体所鉴别的血小板抗原,其中一些抗原主要或仅仅在血小板上表达,被称为人类血小板抗原(HPA)。血小板特异抗原表型的不同是由于膜糖蛋白多肽链内某一单个氨基酸被取代的结果,已鉴别的血小板特异抗原都是常染色体遗传。

自身抗原是用特发性血小板减少性紫癜(ITP,一种自身免疫性疾病)患者的抗血小板抗体所鉴别的血小板抗原。自身抗原以出现在 GPⅡb-Ⅲa 最为常见,其他见于 GPⅠb、GPV 和 GMP‐140,但也可存在于血小板骨架蛋白和某些胞质成分,甚至是心磷脂与乳糖基神经酰胺等一类非蛋白成分。ITP 患者体内可以存在针对多种不同血小板自身抗原的自身抗体。

四、血小板与血栓形成

1. 血栓形成与血栓栓塞性疾病简介

血栓是流动血液中血液成分在血管或心脏内膜形成的一种病理性非匀质性的凝块或沉积物。在血管系统中,血栓可以使血流发生完全性(微小血管及中等大小狭窄的动脉)或不完全性阻塞(大动脉),影响血液流动。止血栓与血栓相似,但因血管壁损伤较轻,止血栓的形成有一定受限性,且血液始终能流经其表面,故阻塞血管大多为不完全性。血块是指血液在体内、外非流动条件下所形成的凝块,质地均匀而较脆。新鲜或未完全机化的血栓可发生部分或全部脱落并流入下游血管,产生部分或完全堵塞,称为栓塞。例如,来自右心室的栓子可引起肺栓塞并产生严重的后果。在临床上,血栓形成和血栓栓塞性疾病属于常见病、多发病之列,而动脉粥样硬化(AS)和心、脑血管血栓性疾病已成为严重影响中、老年人群健康和危及生命的、发病率日趋增高的一类疾病。

大体上血栓可分成以下 6 类:血小板血栓、白色血栓,红色血栓、混合血栓、微血栓和感染性血栓。其中血小板血栓是由大量血小板聚集形成,存在少量纤维蛋白网,多发生于微血管,属于微血栓中的一种;白色血栓主要发生于流速较快的动脉内,由大量血小板、纤维蛋白构成,存在白细胞和少量红细胞,呈灰白色,表面粗糙。由白色血栓的构成可知,大量血小板的激活、黏附和聚集是动脉血栓形成的主要基础。

2. 血小板在血栓形成中的作用

(1)血小板异常与血栓形成的关系 血小板异常主要是指血小板增多和血小板活化,都对血栓形成有促进作用。原发性血小板增多症由于血小板数增多,而且血小板也易于活化,其血栓栓塞的发生率可达 13.3% ~20%。但是,各种原因引起的继发性血小板活化,在血栓性疾病中,与血栓形成有更密切的关系。

引起血小板活化的基本原因为:① 在特殊流场下易引起血小板活化;② 由于包括生物活性物质、药物、化学物质和免疫机制在内的各种因素的作用,使血小板被激活。在许多病理情况下,血小板活化和血栓形成常常是多因素作用的结果。例如,冠心病时,动脉粥样硬化使血管管腔狭窄、血液发生涡流,病变组织又促使血小板黏附,因此,局部血小板易于黏附和聚集,常常产生血小板栓子。血小板激活又促进凝血反应。血小板前列腺素代谢产物又能引起血管痉挛性收缩。这些因素共同促发心机梗死并导致猝死。在肾炎、系统红斑性狼疮(SLE)、DIC 等疾病或病理过程中,可以由于严重、广泛的 VEC 损伤、补体系统和激肽系统激活、大量免疫复合物或抗血小板抗体的形成、PGI_2 合成和释放减少、炎症因子作用和酸中毒等,使血小板活化并参与血栓形成过程。

(2) 血小板参与血栓形成的主要机制　如前所述,在动脉和微小血管血栓形成时,血小板栓子是重要成分,而血管内皮损伤是血栓形成最主要的原因。由于血管内皮损伤,血小板可黏附于内皮下成分如胶原、LN、微纤维和 vWF,成为血栓形成的早期反应。VEC 是血浆 vWF 的主要来源,它介导血小板与胶原间的黏附,也对高切变应力下血小板的聚集起作用。内皮损伤和 VEC 脱落,使血管内表面失去原有的负电荷、ATP 与 ADP 酶;受损 VEC 分泌 PGI_2 也减少,都有利于血小板在局部黏附、聚集。在血小板黏附和聚集性增强的同时,使血小板发生释放反应,反馈地加强血小板的上述反应并促进凝血过程。另一方面,在受损血管壁局部,除了血小板经黏附、聚集形成血小板栓子并促进凝血活化外,还有以下作用:① 活化血小板 AA 的代谢产物 PGG_2、PGH_2、TXA_2 和凝血活化时产生的凝血酶,是反馈引起血小板活化的激动剂。② 活化血小板释放 NPY、5－HT 和 PAF。NPY、TXA_2、PAF 和 5－HT 有缩血管作用,尤其 NPY 和 TXA_2 的作用极强。血小板特异的释放产物 βTG 能抑制动脉 VEC 生成 PGI_2。③ PAF 又能使粒细胞激活,并引起粒细胞依赖性的血小板对 VEC 的黏附作用。④ 血小板的释放产物如 5－HT、ADP、组胺、PGE_2 和阳离子蛋白能损伤 VEC,其中 5－HT 能引起 VEC 收缩甚至脱落,其他成分可使血管通透性增高,起促栓作用。

因此,在多种疾病或病理过程中,由于继发性引起血小板活化,血小板通过黏附、聚集和释放反应,促进凝血并引起血管收缩、刺激白细胞、损伤 VEC 和使血管通透性增高,成为参与和促进血栓形成的重要机制之一。

五、血小板与动脉粥样硬化及恶性肿瘤

1. 血小板在动脉粥样硬化中的作用

血小板在动脉粥样硬化(AS)过程的一定阶段有较特殊的作用,主要为:

(1) 与 AS 病灶中泡沫细胞形成的关系　血小板能支持培养的平滑肌细胞(SMC)形成泡沫细胞;胶原诱导可使血小板本身产生许多含脂质的颗粒;血小板可提供脂质使单核巨噬细胞形成泡沫细胞。

(2) 与脂质代谢的关系　血小板产生的 PDGF 能使 SMC 结合和摄取 LDL,增加成纤维细胞 LDL 受体数,刺激胆固醇酶的水解活性。

(3) 促进炎症反应的发展　在血管内皮受损的情况下,血小板除参与血栓形成外,通过释放颗粒内容物(含有通透因子和趋化因子等各类物质)、激活 AA 代谢、产生生长因子(PDGF 和 PDECGF)及其他细胞因子,可增高血管通透性,引起白

细胞和单核细胞趋化,促进 SMC 增殖、移行。

尽管血小板与 AS 有关,但血小板在早期 AS 发生与进展过程中的作用并不明显。

2. 血小板与恶性肿瘤

恶性肿瘤患者较普遍地存在止、凝血功能的异常是人们很早就发现的一个事实。例如,6% ~40% 的恶性肿瘤患者有不同程度的出血,出现皮下或黏膜瘀点、瘀斑或渗血,或发生消化道、泌尿道、肺或脑内出血。在众多引起出血的原因中,也包括血小板数降低或功能异常在内。

另一方面,血栓形成也是恶性肿瘤最常见的并发症,又是许多肿瘤患者的第二大重要死因。死于肿瘤的患者,特别死于胰腺、肺、胃肠道黏癌的患者,尸解证实血栓形成发生率非常高。组织学证实许多肿瘤组织内和周围有纤维蛋白或血小板栓子,证明这是局部凝血系统激活。有人估计,对于原因不明的深静脉血栓患者(指不存在通常能引起继发性血栓的危险因素而发生深静脉血栓的患者),有很大可能患有癌症(被称为隐匿性肿瘤),可能性为 10% ~20% 。临床上,外科手术、化疗、放疗、长期卧床或创伤往往使肿瘤患者发生静脉或动脉血栓、游走性血栓性静脉炎、肺栓塞、血栓性非细菌性心内膜炎和血栓性微血管病。即使没有血栓形成的临床证据,也常常存在各种与凝血激活或高凝状态有关的实验室证据,其中包括体内血小板的活化程度增强。

恶性肿瘤时凝血功能和血小板活化程度增强对恶性肿瘤的进展所具有的作用是当前研究的热点之一。目前比较明确的是,血小板与恶性肿瘤细胞黏附,可以通过延长恶性细胞在循环中停留时间,防止被网状内皮系统迅速清除,促进肿瘤转移。这一作用还主要依赖于肿瘤细胞的恶性表型,即其本身有可能表达黏附相关分子。血小板的作用并不影响肿瘤细胞的生长特性。但凝血系统的激活和凝血酶的生成可能对恶性肿瘤细胞恶性表型形成、增殖和转移几方面都有重要的影响。

研究表明,肿瘤细胞与血小板间黏附可通过 3 种作用方式:① 糖分子间的相互作用。这是血小板表面糖萼(主要通过涎酸)与肿瘤细胞表面糖基化糖鞘脂类和(或)糖蛋白间糖结合点相互作用的结果。② 糖类与蛋白质间的相互作用。这是通过两种细胞膜上表达的植物凝集素(lectin)类物质与蛋白质间的黏附作用引起的。③ 蛋白质之间的相互作用,这是细胞黏附反应最重要的生化基础。涉及这类反应的是一些种类繁多的黏附分子,包括整合素超家属、Ig 基因产物、选择素、钙黏素(cadherin)、富亮氨酸结构以及胶原、LN、FN、Fg、vWF、VN、涎酸 Lewis X、TSP 和其他一些糖蛋白如 GPⅣ等。其中较为重要的是 GPⅡb - GPⅢa 与 FN、vWF、Fg、TSP 等之间的架桥连接,促进血小板与肿瘤细胞间的相互反应。有人认为,凝血酶及其受体的作用是肿瘤细胞和血小板发生黏附反应进而促进肿瘤转移的中心环节。该理论认为,凝血酶能与血小板膜上的高亲和性受体 GPIb‐Ⅸ结合而激活血小板,使表达膜上糖蛋白 GPⅡb‐GPⅢa,同时释放出 PN 和 vWF,使其具有黏附功能。恶性肿瘤细胞上存在低亲和性凝血酶受体(TR),在血小板表面结合的凝血酶或游离的凝血酶可与肿瘤细胞膜上的 TR 结合,诱导肿瘤细胞也表达 GPⅡb‐GPⅢa样黏附受体,促进与血小板间的黏附,增高肿瘤细胞对 FN 或 vWF 的黏附性。在体研究表明,通过凝血酶与肿瘤细胞的结合,能增加肿瘤细胞转移程度达10～156 倍。

(张启良)

第六章　淋巴造血肿瘤病理概述

造血系统包括造血器官和血液。胚胎时期肝、骨髓、脾和淋巴结等都参与造血过程。出生后主要的造血器官为骨髓。在疾病或骨髓代偿功能不足时,肝、脾和淋巴结可恢复胚胎时期的造血功能,称为髓外造血(extramedullary hemopoiesis)。习惯上又将造血器官和组织分为髓样组织(myeloid tissue)和淋巴样组织(lymphoid tissue)。髓样组织包括骨髓及其各种造血细胞,如红细胞、巨核细胞、粒细胞和单核细胞等。淋巴样组织包括胸腺、脾、淋巴结和在人体内散在分布的淋巴组织(如扁桃体、肠黏膜固有层的集合和孤立淋巴小结群等)。实际上,这两种组织在组成成分和功能上都是密切相关的。例如,成熟的淋巴细胞不在骨髓内,但淋巴干细胞则由骨髓产生;而白细胞的恶性肿瘤——白血病来源于骨髓但常累及淋巴结和脾。淋巴细胞、单核细胞又是机体免疫系统的重要组成部分,有重要的防御作用。机体内外环境中的刺激因素都能引起这些细胞和组织的反应,产生相应的疾病。造血系统的疾病种类繁多,包括由淋巴造血系统各种成分的量和质的变化所引起的各种疾病。

第一节　淋巴样肿瘤

淋巴样肿瘤(lymphoid neoplasms)是指来源于淋巴细胞及其前体细胞的恶性肿瘤,包括恶性淋巴瘤、淋巴细胞白血病、毛细胞白血病和浆细胞肿瘤(多发性骨髓瘤)等。

一、淋 巴 瘤

淋巴瘤在我国占所有恶性肿瘤的 3% ~4% 。急性淋巴细胞白血病约占所有白血病的30%。急性淋巴细胞白血病和淋巴瘤多见于儿童和年轻人,而慢性淋巴细胞白血病、多发性骨髓瘤和毛细胞白血病则多见于中老年人。值得提出的是,近十年来,淋巴样肿瘤的发病在国内外均呈增高趋势,原因至少有以下3个方面:一是人均寿命的延长,随着年龄的增长,机体的免疫力和对疾病的抵抗力逐渐降低;二是艾滋病(acquired immunodeficiency syndrome, AIDS)的流行;三是各种器官移植的开展,以及治疗性的免疫抑制剂的长期、大量使用,致使各种肿瘤的发病增加,特别是淋巴造血系统肿瘤的发病增加。

淋巴瘤也称恶性淋巴瘤(malignant lymphoma, ML)是原发于淋巴结和结外淋巴组织的恶性肿瘤。淋巴细胞白血病则原发于骨髓。由于淋巴细胞是机体免疫系统的主要成分,故淋巴瘤也是机体免疫系统的免疫细胞发生的一类恶性肿瘤。发生肿瘤性增殖的细胞有淋巴细胞(B 细胞、T 细胞和 NK 细胞等)及其前体细胞。淋巴样肿瘤可以看成是被阻断在 B 细胞和 T 细胞分化过程中某一阶段淋巴细胞的单克隆性增生所致。由于淋巴样肿瘤是免疫细胞来源的,因此淋巴样肿瘤的患者常可产生各种免疫功能的异常,如血清免疫球蛋白的增高等。由于肿瘤性增生的淋巴细胞在形态学、免疫表型和生物学特性上都部分相似于其相应的正常细胞,因此可以从形态学、免疫表型和基因水平上判定肿瘤细胞的属性,辅助淋巴样肿瘤的诊断。根据瘤细胞的形态和组织结构特点,可将恶性淋巴瘤分为两大类,即霍奇金淋巴瘤(Hodgkin lymphoma)和非霍奇金淋巴瘤(non-Hodgkin lymphoma, NHL),后者包括前体 B 和 T 细胞肿瘤、成熟(外周)B 细胞肿瘤、成熟(外周)T 和 NK 细胞肿瘤。国外的研究表明,绝大多数淋巴样肿瘤(80% ~85%)是 B 细胞来源的,其次为 T 细胞源性的,而 NK 细胞性和组织细胞性肿瘤罕见。我国的资料显示 T 细胞和 NK 细胞的肿瘤多于国外。

(一)霍奇金淋巴瘤

霍奇金淋巴瘤,以往称霍奇金病(Hodgkin's disease, HD)是淋巴瘤的一个独特类型,占全部淋巴瘤的10% ~20%。霍奇金淋巴瘤的发病有两个高峰,分别为15 ~27 岁和50 岁前后,但以前者多见,是青年人最常见的恶性肿瘤之一。霍奇金淋巴瘤具有以下特点:① 约90% 的霍奇金淋巴瘤是原发于淋巴结,病变往往从一个或一组淋巴结开始,逐渐由近及远地向附近的淋巴结扩散,而淋巴结外原发的霍奇金淋巴瘤是否存在仍是一个悬而未决的问题;② 霍奇金淋巴瘤的肿瘤细胞是一种独特的瘤巨细胞即 Reed - Sternberg 细胞(R - S 细胞)。R - S 细胞在不同病例的肿瘤组织或同一病例的不同病变时期中所占的数量和比例各异;③ 霍奇金淋巴瘤病变组织中常有不等量的各种炎细胞浸润和不同程度的纤维化;④ 临床上,在霍奇金淋巴瘤的后期约10% 的病例可有骨髓受累,但不会转化为白血病。

1. 病理改变

霍奇金淋巴瘤最常累及颈部淋巴结和锁骨上淋巴结,其次为腋下淋巴结、纵隔淋巴结、腹膜后和主动脉旁淋巴结等。局部淋巴结的无痛性、进行性肿大往往是首发症状,是导致患者就诊的主要原因。晚期可累及脾、肝、骨髓等处,以脾脏受累相对多见。

大体改变,病变的淋巴结肿大,早期可活动,随着病程的进展,相邻的肿大的淋巴结相互粘连、融合成大的肿块,有时直径可达到 10 cm 以上,不易推动。若发生在颈部淋巴结时,甚至可形成包绕颈部的巨大肿块。随着纤维化的增加,肿块由软变硬。肿块常呈结节状,切面呈灰白色鱼肉状,可有灶性坏死。

镜下改变,以淋巴细胞为主的多种炎细胞混合浸润的背景上,有不等量的肿瘤细胞,即 R-S 细胞及其变异细胞。

(1) 典型的 R-S 细胞(诊断性 R-S 细胞)　直径 20~50 μm,瘤细胞圆形或椭圆形,胞质丰富,嗜酸或嗜碱性,双核或多核,染色质粗糙,沿核膜排列,核膜厚。核内有一大而嗜酸性核仁。双核的 R-S 细胞形成镜影细胞。

(2) 陷窝细胞　直径 40~50 μm,胞质丰富而空亮,核多叶而皱褶,核仁多而小。

(3) "爆米花" 细胞　细胞核皱褶,多叶状,染色质细,核仁小,多个,胞质淡染。

(4) 未分化的 R-S 细胞　瘤细胞体积大,大小形态不规则,有明显多形性,核大,形态不规则,染色质粗,有明显大核仁,核分裂相多见,常见多极性核分裂。

2. 霍奇金淋巴瘤 WHO 组织学分类

(1) 淋巴细胞为主型 LPHD　组织结构为结节型或结节弥漫型,肿瘤由大的散在肿瘤细胞组成。这些细胞体积大,胞质少,有一大的核,呈折叠或分叶而称为 L&H 细胞或爆米花细胞,染色质空泡状,有多个嗜碱性、比经典 R-S 细胞小的核仁。在结节的边缘有组织细胞、多克隆的浆细胞。弥漫区域主要由小淋巴细胞和组织细胞组成。LH 细胞的免疫表型与经典的 R-S 细胞不同。

(2) 经典型霍奇金淋巴瘤(classical Hodgkin's lymphoma)　结节硬化型霍奇金淋巴瘤(nodular sclerosis,NS)为一特殊的临床病理亚型,国外报告多见于年轻女性,好发生于颈部、锁骨上和纵隔淋巴结,预后较好。此型的组织学特征有二:一是有大量胶原纤维增生并分割病变的淋巴结呈大小不等的境界清楚的结节,这种胶原束在偏光显微镜下呈双折光性,常围绕在血管周围;二是在结节内,有数量不等的陷窝细胞和少量典型的 R-S 细胞。背景中尚可见一些小淋巴细胞、组织细胞、嗜酸性粒细胞、浆细胞和中性粒细胞等。可有灶性坏死。结节硬化型霍奇金淋巴瘤不转变为其他亚型,而是按照富于细胞期→结节形成→融合→纤维化的过程发展。

（3）富于淋巴细胞的经典型霍奇金淋巴瘤（lymphocyte-rich classical Hodgkin's lymphoma）　镜下见霍奇金细胞以及少量双核 R-S 细胞散在分布于小淋巴细胞为主或组织细胞为主的背景中。此型可进展为混合细胞型。

（4）混合细胞型霍奇金淋巴瘤（mixed cellularity）　淋巴结可呈部分或弥漫性受累。在淋巴细胞、组织细胞以及纤维母细胞组成的复杂背景中，散在的霍奇金细胞、典型的 R-S 细胞。有灶性坏死、纤维化。是霍奇金淋巴瘤中最多见的一种亚型，预后最好。

（5）淋巴细胞减少型霍奇金淋巴瘤（lymphocyte depletion）　此型的特点为淋巴细胞的数量减少而 R-S 细胞或变异型的 R-S 细胞相对较多。① 弥漫纤维化型，淋巴结内细胞明显减少，由排列不规则的非双折光性网状纤维增加和无定形蛋白物质的沉积所取代。其间有少数诊断性 R-S 细胞、组织细胞和淋巴细胞。常有坏死。② 网状细胞型，特点是细胞丰富，由多数多形性 R-S 细胞和少量诊断性 R-S细胞组成，甚至可以见到梭形肿瘤细胞。成熟淋巴细胞、嗜酸性粒细胞、浆细胞、中性粒细胞和组织细胞少见。坏死区较其他类型霍奇金淋巴瘤更为广泛。淋巴细胞减少型霍奇金淋巴瘤多发生在年长者，进展快。预后是本病各型中最差的。

霍奇金淋巴瘤的临床分期在估计预后和治疗方案的选择上有重要意义。病变范围越广，预后越差。近年由于诊断和治疗的进展，霍奇金淋巴瘤的预后有显著改善。国外总 5 年生存率已达 75%。部分患者已经达到治愈。

（二）非霍奇金淋巴瘤

非霍奇金淋巴瘤（non-Hodgkin's lymphoma, NHL）占所有淋巴瘤 80% ~90%，其中有 2/3 原发于淋巴结，1/3 原发于淋巴结外器官或组织，如消化和呼吸道、肺、皮肤、涎腺、甲状腺及中枢神经系统等。与霍奇金淋巴瘤不同之处表现在发病部位的随机性或不定性、病理形态学分类的复杂性和临床表现的多样性。在某些情况下，淋巴瘤与淋巴细胞白血病有重叠，两者为同一疾病的不同发展阶段，形成一个连续的谱系。淋巴瘤为一极，指初始时局限性的、在临床上表现为肿瘤结节的恶性过程；而淋巴细胞白血病为另一极，指骨髓内肿瘤性淋巴样细胞弥漫性增生，并常累及外周血。淋巴瘤患者随着病情的进展，可以出现白血病像。因此，淋巴瘤的分类中包括了淋巴细胞性白血病。

非霍奇金淋巴瘤的诊断依赖于对病变淋巴结或相关组织的活检。病理学诊断至少应包括两个部分，即组织学分型和肿瘤细胞的免疫表型，必要时需进行免疫球蛋白和 T 细胞受体基因重排分析，以及细胞遗传学方面的检测。影响非霍奇金淋巴瘤预后的因素有很多，如肿瘤的部位、组织学类型、瘤细胞的表型、临床分期、治疗方法的选择、患者对治疗的反应及并发症。

1. 成熟 B 细胞恶性肿瘤 WHO 组织学分类

1）慢性淋巴细胞性白血病/小淋巴细胞性淋巴瘤。

2）B 细胞幼淋巴细胞性白血病。

3）淋巴浆细胞性淋巴瘤。

4）脾边缘区 B 淋巴瘤。

5）多毛细胞性白血病。

6）结外边缘区 B 细胞淋巴瘤（MALT 型）。

7）结型边缘区 B 细胞淋巴瘤。

8）滤泡性淋巴瘤。

9）套细胞淋巴瘤。

10）弥漫性大 B 细胞淋巴瘤。

11）伯基特淋巴瘤/白血病。

2. 介绍几种非霍奇金淋巴瘤

（1）*前 B 淋巴母细胞性白血病/淋巴母细胞性淋巴瘤*　前 B 淋巴母细胞性白血病/淋巴母细胞性淋巴瘤是淋巴母细胞的恶性肿瘤，主要由小到中等大小的母细胞组成。这些细胞质少，染色质疏松，核仁不明显，常侵犯骨髓和血液，而表现为白血病。肿瘤细胞常表达 TdT，CD10，CD79a。这类疾病常表现侵袭性，但还能治愈，尤其是儿童预后较好。

（2）*慢性淋巴细胞性白血病/小淋巴细胞性淋巴瘤*（chronic lymphocytic leukemia/small lymphocytic lymphoma，CLL/SLL）　肿瘤由小淋巴细胞构成，可以表现为淋巴瘤或白血病。白血病包括慢性淋巴细胞性白血病和血液学家称之为"前淋巴细胞白血病"的大细胞性白血病。形态上小淋巴细胞性淋巴瘤表现为单一的小细胞的浸润，但也常见大细胞聚集成团。偶尔这些肿瘤细胞也可分化成熟到浆细胞阶段，但这不能诊断为免疫细胞瘤。小淋巴细胞性肿瘤常表达 CD5 和 CD23，以及"全 B 细胞"标记。临床上常进展缓慢。

（3）*滤泡性淋巴瘤*（follicular lymphoma，FL）　是滤泡中心 B 细胞（中心细胞/滤泡中心裂细胞和中心母细胞/无核裂细胞）的恶性肿瘤，组织学表现为结节状图像。结节内增生的细胞形态像裂细胞，多数细胞体积小，可有体积较大的中心母细胞存在。核分裂相很少或找不到，巨噬细胞极少或缺如。套区变薄或缺失。滤泡间为正常淋巴细胞。根据中心母细胞的数量可对 FL 进行分级：1 级，每高倍视野（HPF）0～5 个中心母细胞/HPF；2 级，6～15 个中心母细胞/HPF；3 级，>15 个中心母细胞/HPF，3 级 FL 还可进一步分为 3a（>15 个中心母细胞但中心细胞仍然存在）和 3b（有成片密集的中心母细胞）。大多数 FL 有滤泡结构，肿瘤性滤泡常边界不清，缺乏套区。滤泡与滤泡之间紧密排列，组织形态上可分成：① 滤泡型，

>75% 滤泡型;② 滤泡和弥漫型,25% ~75% 为滤泡;③ 滤泡较少型,滤泡 <25% 。
伴有弥漫性大 B 细胞淋巴瘤者,需要注明。2/3 ~3/4 的病例有 t(14;18),所以在石
蜡切片上,滤泡内细胞 Bcl－2 阳性反应,具有诊断价值(80% 肿瘤阳性),但阴性不
能完全排除。FL 的临床进展缓慢。

(4) 弥漫性大 B 细胞性淋巴瘤(diffuse large B-cell lymphoma,DLBL)　DLBL
是肿瘤性大 B 淋巴样细胞的弥漫性增生。该淋巴瘤可累及淋巴结或结外器官,如
消化道是最常见的。造成淋巴结结构或结外组织结构破坏,而被单一的大的转
化淋巴样细胞代替,组织学形态表现为弥漫性增生。增生的细胞是中心母细胞、
免疫母细胞或间变型细胞。这些细胞的核的大小等同于或超过正常巨噬细胞的
核,或比正常淋巴细胞的 2 倍还要大,核形态各异——圆形、不规则形或分叶,核
仁明显,细胞质嗜碱性。核分裂相多见。由于在形态上难以将中心母细胞性淋
巴瘤和免疫母细胞性淋巴瘤区分开,故统称为大细胞性淋巴瘤。免疫细胞化学:
全 B 细胞抗原阳性。免疫球蛋白(表面及胞质)、CD5、CD10 均可呈阳性,也可呈
阴性,因而无诊断价值。约 30% 患者有 t(14;18)。也有 BCL－6 重排和(或)
突变。

(5) Burkitt 淋巴瘤　是一类高度侵袭性的淋巴瘤,累及结外器官,或表现为急
性白血病。临床上,有非洲地区性、散发性和 HIV 相关性 3 种。肿瘤由中等大小具
有高增殖分数的 B 细胞组成,瘤细胞间有散在的巨噬细胞吞噬核碎片,而形成满天
星现象。由于瘤细胞为相对成熟的 B 细胞,免疫表型表达单克隆性 SIg,CD19,
CD20,CD10。几乎所有的病例都有累及位于 8 号染色体 MYC 基因的染色体的
易位。

3. 成熟 T 细胞和 NK 细胞恶性肿瘤 WHO 组织学分类

1) 白血病样/播散性 T 细胞前淋巴细胞性白血病。

2) T 细胞大颗粒性淋巴细胞性白血病。

3) 侵袭性 NK 细胞白血病。

4) 成人 T 细胞白血病/淋巴瘤。

5) 结外 NK/T 细胞淋巴瘤,鼻型。

6) 肠型 T 细胞淋巴瘤。

7) 肝脾 T 细胞淋巴瘤。

8) 皮下脂膜炎样 T 细胞淋巴瘤。

9) Sezary 综合征。

10) 间变性大细胞性淋巴瘤。

11) 血管免疫母细胞 T 细胞淋巴瘤。

12) 周围 T 细胞淋巴瘤,未特殊型。

13）成熟 T 细胞和 NK 细胞恶性肿瘤。

举例：① 成人 T 细胞白血病/淋巴瘤，是周围 T 细胞恶性肿瘤，主要由高度异型淋巴样细胞组成。该疾病广泛播散，主要由人类的逆转录病毒 HTLV－1 引起。大多患者表现为广泛淋巴结受累和周围血累及，淋巴结由肿瘤性 T 细胞弥漫浸润，也可出现在周围血中。肿瘤细胞表达 CD2,3,4,5,25。所有患者都有 HTLV－1 基因整合。临床上主要发生在成人，尤其在日本人。可有溶骨、高钙血症、白血病。病程多数侵袭进展，少数惰性。② 结外 NK/T 细胞淋巴瘤，是一结外的淋巴瘤。肿瘤侵犯呈血管中心性伴明显的坏死和血管破坏。推测该类淋巴瘤是 NK 细胞起源，因为大多数病例表达 EBV$^+$,CD56$^+$ 的 NK 细胞表型，极少数为 EBV$^+$CD56$^-$ 的 T 细胞表型。该淋巴瘤与 EB 病毒感染有关，亚洲人发病高。肿瘤侵犯黏膜引起溃疡，常表现为血管中心性及血管破坏生长方式。大多数病例中淋巴瘤由中等大小的细胞组成，混合有小和大细胞。细胞核不规则，染色质颗粒状。核仁不明显或小。免疫组织化学：CD2$^+$，CD56$^+$，许多病例 CD3$^-$，EBV$^+$。

二、慢性淋巴细胞白血病

慢性淋巴细胞白血病（chronic lymphocytic leukemia，CLL）简称"慢淋"，是一种恶性淋巴细胞增殖性疾病，以小淋巴细胞在血液、骨髓和淋巴组织中不断增殖、聚集为主要表现。欧美 95% 以上 CLL 为 B 细胞性（B－CLL），T 细胞性（T－CLL）不到 2%，但在亚洲 T－CLL 占 10%～15.7%。在新的 WHO 分类里，认为 B－CLL 和小淋巴细胞淋巴瘤是同一疾病的不同阶段，归类为 B－CLL/SLL；认为 T－CLL 是 T 幼淋细胞白血病的前驱表现，归入 T 幼淋细胞白血病。本病在欧美各国发病率高，平均为 2.7/10 万，占所有白血病的 30%，我国较少见，约占成人白血病比例的 3%。

第二节　髓样肿瘤

髓样肿瘤来源于多能髓细胞样干细胞的克隆性增生，可以向粒细胞、单核细胞、红细胞和巨核细胞系统分化。由于干细胞位于骨髓，故髓样肿瘤多表现为白血病，而淋巴结、肝、脾的累及较淋巴样肿瘤为轻。髓样肿瘤主要有三大类：急性粒细胞白血病、慢性髓性增生性疾病和骨髓异常增生综合征。本节介绍急性髓性白血病和慢性髓性增生疾病中的慢性髓性白血病。

一、急性髓性白血病

急性髓性白血病又称为急性非淋巴细胞白血病。多见于成人,儿童较为少见。骨髓涂片中的原始细胞 >30% 。FAB 分类根据白血病细胞的分化程度和主要的细胞类型分为 $M_0 \sim M_7$ 共 8 个类型。

(1) M_0 急性粒细胞白血病·未分化型 占所有 AML 2% ~ 3% 。原始细胞无原粒细胞的形态学和细胞化学特点,但表达粒细胞系统的抗原。

(2) M_1 急性粒细胞白血病·最少分化型 约占所有 AML 20% 。仅 3% 以下的原始细胞为过氧化酶阳性,或者有胞质颗粒或 Auer 小体。

(3) M_2 急性粒细胞白血病·成熟型 占 30% ~40% 。由原粒细胞到中幼粒细胞的各阶段细胞组成,多数病例可见 Auer 小体。

(4) M_3 急性早幼粒细胞白血病 占 5% ~10% 。以早幼粒细胞为主,胞质充满粗大的颗粒,Auer 小体多见。

(5) M_4 急性粒单核细胞白血病 占 15% ~20% 。瘤细胞向粒细胞和单核细胞两种方向分化,粒细胞同 M_2 ,同时有多数非特异性酯酶阳性的幼单核细胞。

(6) M_5 急性单核细胞白血病 约占 10% 。以原单核细胞为主或以幼单核细胞为主。

(7) M_6 红白血病 约占 5% 。以病态的巨幼样、巨核和多核原红细胞为主,非红细胞系统的细胞中,原粒细胞 >30% 。

(8) M_7 急性巨核细胞白血病 约占 1% 。多形性的原巨核细胞为主,常伴有骨髓纤维。

病理改变与 ALL 基本相似,病变特点:① 在骨髓内肿瘤细胞弥漫性增生,取代原骨髓组织,在全身各器官组织广泛浸润。一般不形成肿块。② 周围血中有白细胞质和量的变化,即白细胞计数总数升高可达 100×10^9/L 以上,但 50% 的病例在 100×10^9/L 以下,并可见大量的原始细胞。③ AML 患者有淋巴结肿大者少见。若有亦多为轻度淋巴结肿大。镜下见淋巴结结构破坏不明显。肿瘤细胞主要是在副皮质区及窦内浸润。④ 脾脏轻度肿大,镜下见原始及幼稚细胞主要累及红髓。在脾窦肉浸润,并可压迫白髓。⑤ 肝脏不同程度肿大,肿瘤细胞主要沿肝窦在肝小叶内浸润,这与 ALL 不同。

急性单核细胞白血病和急性粒单核细胞白血病除有上述器官浸润外,瘤细胞还可侵犯皮肤和牙龈。

粒细胞肉瘤,又称绿色瘤,因瘤组织在新鲜时肉眼观呈绿色而得名,但当暴露于空气后,绿色迅速消退,若用还原剂可使绿色重现。绿色瘤好发于扁骨。肿瘤位于骨膜下;也可发生于皮肤、淋巴结、胃肠道、前列腺、睾丸、乳腺等。绿色瘤的本质是骨髓外局限性的原始粒细胞肿瘤,在 M_1 较多见。

二、骨髓增殖性疾病

骨髓增殖性疾病是由可以向髓样细胞和淋巴样细胞分化的多能干细胞来源的一组慢性克隆性增生性疾病。包括费城染色体阳性的慢性髓性白血病、慢性特发性原发性髓纤维化、真性红细胞增多症和原发性血小板增多症等,下面仅就其中的慢性髓性白血病进行介绍。

慢性髓性白血病也称为慢性粒细胞白血病(CML)。CML 为骨髓多能干细胞来源的肿瘤,故在患者的骨髓和周围血中可见到从原粒细胞到成熟的分叶核粒细胞的整个粒细胞分化谱系。

病理改变中 CML 骨髓增生呈极度活跃。以粒细胞系统增生占绝对优势,与 AML 不同的是增生的细胞是较成熟的中、晚幼粒细胞和成熟的杆状核分叶核粒细胞为主。原始细胞很少。红细胞和巨核细胞系统的成分并不减少,在肿瘤的早期还可增生,周围血中白细胞总数的增高更为显著。

CML 的肿瘤性嗜中性粒细胞碱性磷酸酶积分降低或消失。这点有助于与类白血病反应相区别,CML 时淋巴结肿大不如 CLL 明显。脾脏的肿大是 CML 最大特点。可达 4 000~5 000 g,可谓巨脾。镜下见红髓的脾窦内有大量肿瘤细胞浸润,肿瘤细胞浸润或压迫血管引起梗死;肝脏的浸润重要发生在肝窦内。

三、骨髓增生异常综合征

骨髓增生异常综合征(myelodysplastic syndrome,MDS)是一组原发于造血干细胞恶性克隆性疾病。表现在造血系统中的一种或多种的髓系细胞增生不良。MDS 多发病于老年人,中位发病年龄在 70 岁左右。多数 MDS 为原发性,亦可继发于其他疾病。造血功能紊乱是其特征,表现为外周血一种或多系血细胞减少、骨髓细胞的病态变化及无效造血。多数患者临床表现为贫血、头昏、乏力,亦可因白细胞和血小板减少及功能异常所致感染和易出血倾向。随着病情的进展,外周血及骨髓中可有髓系原始细胞增多,当患者原始细胞 ≥20% ,即转化为急性髓细胞白血病(AML)。

1)骨髓表现为增生活跃。

2)同时还表现为细胞凋亡增加。

3)骨髓细胞的高增殖最终为高凋亡所造成的高死亡率所抵消,导致无效造血。

骨髓活检提示骨髓细胞增生程度不一,增生明显活跃/增生活跃/增生低下。红系:原始红细胞增多,成熟障碍,同期原红细胞岛。粒系:原始及早幼粒细胞增多及分布位置异常-未成熟前体细胞位置异常(ALIP:原始细胞 3~5 个成簇,位于小梁间区）。巨核系：巨核细胞增多，多见小巨核细胞。

WHO MDS 分类表示为：难治性贫血，难治性贫血伴环铁幼粒细胞，难治性血细胞减少伴多系增生不良，难治性血细胞减少伴多系增生不良和环铁幼粒细胞，难治性贫血伴原始细胞增多 1 型，难治性贫血伴原始细胞增多 2 型，未归类的骨髓增生不良综合征，5q－综合征。

四、再生障碍性贫血

再生障碍性贫血（anaplastic anemia，AA）是多种病因引起的骨髓造血干细胞或造血微环境的损伤而导致骨髓造血功能衰竭，临床上全血细胞减少的一组综合征。

1）分类：原发性、继发性。

2）骨髓造血组织减少，被脂肪组织所替代。

3）绝大多数病例粒、红两系细胞数明显减少，巨核细胞数少或无。

4）多数病例可见增生灶：① 在增生极度减低的骨髓中出现灶性增生。② 增生灶内除一定量的造血细胞外，还有淋巴细胞、浆细胞、网状细胞等非造血细胞。

（张　梅）

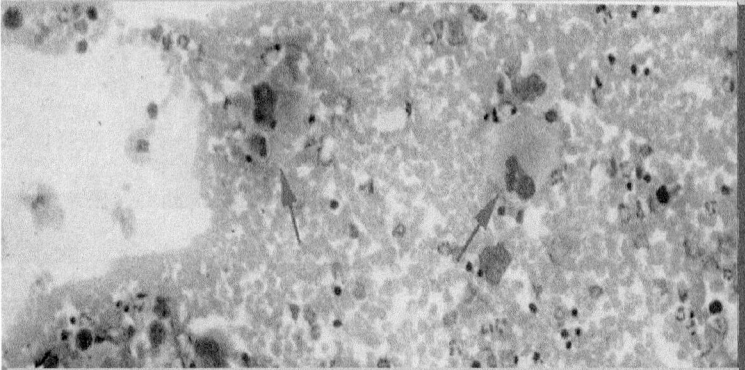

第二篇

临床医学导论

第七章 血液系统疾病的诊断基础

第一节 病 史 特 点

"病史是诊断的钥匙",因此,采集病史应力求客观、准确而全面。血液系统疾病的特点是:① 与遗传有关;② 职业、环境是影响疾病发生的因素之一;③ 出血、感染等为常见的症状;④ 可继发于某种疾病。因此,在询问血液病患者的病史时,除注意通常的询问病史的事项以外,不同症状、不同疾病应着重问及一些问题,现分述如下。

一、贫 血

贫血是临床上常见的一组症状,许多不同性质的疾病均可产生这组共同的临床表现。因此,贫血不是一个独立疾病,而是一个综合征。在病史采集时应注意以下内容:① 贫血的起病、发展和特征性表现。急性白血病、急性再生障碍性贫血(简称再障)常起病较急,贫血呈进行性发展。慢性再障、缺铁性贫血、慢性溶血性贫血等表现为起病缓慢,病程常迁延缠绵,时好时坏。急性溶血大多发病急骤,寒战高热,肌肉酸痛,可伴有酱油色尿。巨幼细胞贫血多有口舌炎、灼痛。贫血伴有咽下困难、胸骨后疼痛及异嗜癖等表现者应考虑为缺铁性贫血。贫血伴有出血倾向和发热,或感染者,大多见于白血病、恶性组织细胞增多症、急性再障。② 有无致病因素存在。大量出血易引起患者注意,但某些潜在的疾病如消化性溃疡、胃癌、痔疮等的出血易被忽视。对经期妇女应详细了解经期及经量。对农村患者应注意询问有无钩虫、蛔虫等寄生虫感染史。婴幼儿、育龄妇女及老年人易患营养不良性贫血,故应了解其饮食及喂养情况,有无偏食。在葡萄糖-6-磷酸脱氢酶(G6PD)

缺乏流行区应了解有无食用新鲜蚕豆史。由于某些药物,如氯霉素、细胞毒药物可引起再障,磺胺、非那西丁、伯氨喹可在 G6PD 缺乏患者诱发急性溶血。因此,应特别注意服药史。化疗、放疗物质对造血系统的损害已得到证实,所以,还需了解有无与放射或化学品接触史,追究其工作环境有关物质的浓度、接触方式、时间长短和防护措施等。③ 是否有引起贫血的慢性疾病。慢性感染,恶性肿瘤,肾、肝、内分泌疾病,自身免疫性疾病,风湿病等都可引起贫血。④ 有无遗传因素。详细询问家族史、祖籍、双亲是否近亲结婚及贫血产生的时间等,以鉴别贫血是否与遗传有关。⑤ 对常用抗贫血药物治疗的反应。所谓常用抗贫血药物,是指铁剂、叶酸、维生素 B_{12} 等。缺铁性贫血对铁剂、巨幼细胞贫血对叶酸和维生素 B_{12} 治疗都有良好的疗效。而恶性肿瘤、某些慢性疾病,如肝、肾、内分泌疾病及再障等对这些药物均无效。

缺铁性贫血、巨幼细胞贫血、再障、自身免疫性溶血性贫血等是血液系统疾病中常见的贫血性疾病,在询问病史时也有各自的特点。

1. 缺铁性贫血

重点询问导致缺铁的各种途径:

(1) 女性患者 重点询问有无月经过多史,有无偏食史。

(2) 男性患者 询问有无溃疡病反复消化道出血史,有无长期反复痔疮出血史。

(3) 农村患者 重点询问有无钩虫感染史。

(4) 肿瘤患者 特别是胃癌患者进食少,并有反复消化道出血史者。

(5) 既往是否有缺铁性贫血,治疗是否正规,用药时间是否足够。

2. 巨幼细胞性贫血

重点询问导致叶酸、维生素 B_{12} 缺乏的原因,常见的有以下几个方面:

(1) 摄入量不足 与营养不良、偏食、婴儿喂养不当、缺乏蔬菜和水果或食物烹煮时间过长,使叶酸破坏过多有关。

(2) 小肠吸收功能不良 如乳糜泻。

(3) 需要量增加 如妊娠、哺乳、溶血性贫血。

(4) 应用影响叶酸代谢或吸收的药物 如甲氨蝶呤、异烟肼、苯妥英钠等。

常见的导致维生素 B_{12} 缺乏的原因:

(1) 胃肠功能紊乱性疾病 如小肠部分切除术后、乳糜症。

(2) 长期素食。

(3) 胃切除术后因缺乏壁细胞、继发性内因子缺乏。

(4) 萎缩性胃炎时常伴抗壁细胞抗体(+),故常有内因子缺乏,导致贫血。

3. 再障

在询问病史时要问明起病情况,以助于区别急、慢性再障。同时,重点询问常见的继发因素:

(1) 药物或化学物质　最多见者如氯霉素、苯,其他如细胞毒药物(甲氨蝶呤、氮芥)、止痛或抗风湿药物(保泰松、阿司匹林)等。

(2) 电离辐射　如 X 射线、γ射线、中子等高能辐射。

(3) 感染　再障可发生在病毒性肝炎之后,且往往发生在肝炎恢复期,病情比较严重,预后不佳;也可以发生在其他病毒感染之后。

(4) 既往史　如有无肝炎史、有无理化因素接触史及近期用药史,要突出询问有无影响骨髓造血功能的药物应用史,如磺胺类药及甲亢、糖尿病治疗性药物。

4. 自身免疫性溶血性疾病

多数病例继发于各种疾病,故应重点询问以下有关疾病史:

(1) 造血系统肿瘤　如慢性淋巴细胞白血病、淋巴瘤、骨髓瘤等。

(2) 结缔组织疾病　如系统性红斑狼疮、类风湿关节炎等。

(3) 感染性疾病　特别是儿童病毒感染。

(4) 免疫性疾病　如低丙种球蛋白血症及免疫缺陷综合征。

(5) 胃肠系统疾病　如胃肠性结肠炎等。

(6) 良性肿瘤　如卵巢皮样囊肿等。

二、白细胞异常

包括白细胞数量异常、白细胞形态和功能异常。在临床上,引起白细胞异常的原因有多种,可由血液系统或其他系统疾病所致。因此,在询问病史时,尤其要注意其发病时间、起病缓慢及症状等描述。

1. 白细胞计数增多

起病急,有高热,应首先考虑为急性感染。在流行季节发病应多考虑传染病,如钩端螺旋体病、流行性出血热;在儿童中流行,则应考虑为百日咳、白喉、传染性淋巴细胞增多症;有意识障碍者,提示流行性脑脊髓膜炎。有严重贫血或伴有出血倾向,肝、脾及淋巴结肿大者,可能是急性或慢性白血病、淋巴瘤晚期。有恶液质伴有脏器肿大或块物,提示为恶性肿瘤。对症状或体征不明显的患者,还应了解有无药物中毒或工业中毒史。

2. 白细胞计数减少

(1) 粒细胞减少　应详细询问服药史、用药剂量,接触理化因子的时间及剂量。有发热、毒血症者多为感染所致。有贫血、出血、淋巴结及肝脾肿大者,应首先考虑为血液病,特别是肿瘤性疾病。对反复出现白细胞计数减少伴发热、乏力、口腔溃疡者,应考虑为周期性粒细胞缺乏症。脾功能亢进引起的粒细胞减少都有不同程度的脾大。遗传性粒细胞减少一般在幼年发病,可有家族史。无明显症状和体征者,则应考虑为慢性特发性粒细胞减少症或假性粒细胞减少症。

(2)淋巴细胞计数减少 针对淋巴细胞计数减少的有关病因,应着重了解用药情况(如化疗药物、肾上腺皮质激素、免疫抑制剂等)、放射治疗和放射接触史、感染史、营养情况。应详细询问创伤史,尤其是胸部创伤史和手术史。在有脂肪泻、腹痛、水肿、体重减轻等表现时,应考虑肠道肿瘤、肠道淋巴管阻塞或扩张症。幼儿或儿童有反复感染史或伴有发热异常者,应考虑为先天性免疫性缺陷症。

三、出 血 倾 向

出血倾向是指皮肤、黏膜自发性出血,或当微小血管遭受轻微创伤后,出血不易自行停止的一种临床表现,是由于止、凝血功能障碍引起。在此类疾病患者的病史询问中,重点注意以下几个方面:

(1)出血的特征 通过了解出血部位、临床特征及止血方法等内容,以区分出血是由于血管和血小板异常所致还是凝血功能异常所致。血管及血小板异常所致的出血,多在皮肤、黏膜表浅部位,范围较广且通常呈现为瘀点、瘀斑,并常于损伤后即刻出血明显,但出血持续时间不长,局部压迫止血效果好,以自发出血较常见。凝血异常所致的出血常为深部局限性血肿及关节腔出血,常在损伤后期出血明显,出血持续时间较长,且压迫止血效果差,需用新鲜血或成分输血,外伤引起的较多。

(2)年龄与性别 出生后或幼年时即有出血倾向者,多提示为先天性出血性疾病。在儿童和青少年发病多考虑为原发性血小板减少性紫癜、过敏性紫癜或遗传性出血性毛细血管扩张症。成人发病者应多考虑为获得性出血性紫癜。青年女性反复出现瘀斑,常为单纯性紫癜。男性患者有关节腔出血和畸形,多考虑血友病。

(3)家族史 遗传性出血性疾病大多有阳性家族史,如血友病A为性联遗传,在家族中呈现男性家族成员发病,女性为携带者。常染色体显形遗传,在家族中男女成员都可有出血表现,如遗传性出血性毛细血管扩张症、血管性血友病。

(4)诱发因素 有服药史(特别是阿司匹林、保泰松、吲哚美辛等药)、抗凝血治疗史、放射线或化学物质接触史,则应考虑出血与此是否有关。

(5)伴发疾病 有伴发疾病者,大多属获得性出血性疾病。如伴有严重贫血者应考虑为再障、白血病、肾衰竭;有严重感染、休克、产科意外、恶性肿瘤等伴有广泛严重出血,提示弥散性血管内凝血(DIC)。

四、其 他

1. 淋巴结肿大

询问病史时应注意了解患者的发病年龄及病程,淋巴结肿大的起病方式,有关部位、范围、发展过程与速度等,以助于确定淋巴结肿大的病因。

在儿童、青少年出现局部淋巴结肿大伴疼痛,一般多因急性感染所致;中老年患者有无痛性淋巴结肿大,应警惕肿瘤转移及恶性淋巴瘤;淋巴结肿大且病程较长者,则提示为慢性炎症疾病,如结核菌感染等;局部淋巴结进行性肿大,应考虑癌肿转移或淋巴瘤,应按淋巴结群相应引流区寻找原发病灶;全身性淋巴结肿大者,多见于白血病、淋巴瘤等。

2. 高丙种球蛋白血症

轻度的高丙种球蛋白血症一般无明显自觉症状,严重者可出现乏力、头痛、眩晕、嗜睡、皮肤及黏膜出血、视力障碍等。临床上明显高丙种球蛋白血症大多见于肿瘤性单克隆丙种球蛋白增多,应重点询问有无骨骼疼痛、贫血、出血、肾功能不良及反复感染史,特别是呼吸道和皮肤感染。对有慢性感染、肝脏疾病、自身免疫性疾病等有关病史者,应考虑为多克隆性或良性单克隆性高丙种球蛋白血症。

3. 多发性骨髓瘤(MM)

为一种克隆性浆细胞异常增生的恶性肿瘤,可导致高丙种球蛋白血症。在采集病史时要注意询问:

(1)年龄 本病以老年人为多见,发病年龄大多在 50~60 岁,男女比为 3:2。

(2)既往病史 少数慢性淋巴细胞白血病患者晚期可并发 MM。

(3)主要临床症状 骨痛常为 MM 早期及主要症状;肾功能损伤亦常为本病主要表现之一。此外,有消瘦、感染、神经症状、出血倾向及高黏滞综合征等。

第二节 症 状 与 体 征

一、发 热

发热(fever)是指病理性体温升高的征象。各种原因均可使个体体温超过正常范围,即腋下 >37℃、口腔 >37.3℃、直肠 >37.6℃,一昼夜体温波动在 1℃以上。体温 37.5~38℃,持续 2 周以上称为"低热";体温在 39℃ 或更高,且持续 2 周以上则称为"高热"。

1. 恶性血液病

（1）恶性组织细胞病（简称恶组）　发热为本病的主要表现,早期或少数患者可表现为低热,大多为高热,热型不规则或呈间歇型。部分伴有畏寒,但均无寒战,使用抗生素无效。除发热外,常伴肝、脾、淋巴结肿大,以及进行性全血细胞减少。

（2）恶性淋巴瘤　分为霍奇金淋巴瘤和非霍奇金淋巴瘤。以无痛性、进行性淋巴结肿大为主要临床特征,常伴发热。发热呈不规则、持续性或周期热型,表现为低热或高热。发热以霍奇金淋巴瘤较常见。

（3）急性白血病　临床上出现发热,常为低热或因中性粒细胞减少、化疗、激素应用而引起感染性发热,一般为高热（体温超过 38.5℃）。如使用广谱抗生素 1 周以上,高热仍不退,需考虑合并真菌或厌氧菌的感染。

（4）其他　骨髓增生异常综合征（MDS）、多发性骨髓瘤等由于疾病本身和免疫功能降低合并感染,也可出现发热。

2. 非肿瘤性血液病

（1）急性粒细胞缺乏症　大多数由机体对药物或化学物品发生过敏反应所致,也可见于一次大剂量放射线照射后。以高热为主,常伴口咽部多发性溃疡。

（2）传染性单核细胞增多症　临床上以发热、颈淋巴结肿大和咽痛为本病特有的三联症。白细胞计数增高,一般为（10～20）×10⁹/L,分类中异常淋巴细胞可达 10%～20%。血清嗜异性凝集试验常呈阳性。

（3）再生障碍性贫血（简称再障）　常因白细胞计数减少,特别是中性粒细胞减少而引起感染性发热,以高热为主。

二、黄　疸

黄疸（jaundice）是指血液中胆红素浓度增高,导致巩膜、黏膜、皮肤和体液发生黄染的现象。正常人血清总胆红素浓度为 8.5～17 μmol/L,其中直接胆红素不超过 3.4 μmol/L,间接胆红素不超过 14 μmol/L。总胆红素超过 34 μmol/L 时,临床上出现黄疸;17～34 μmol/L 时,临床上不出现肉眼可见的黄疸,称为"隐形黄疸"。

（1）溶血性黄疸　一般呈轻度黄疸,伴有不同程度的贫血和脾肿大。急性溶血可出现寒战、发热、头痛、腰背部疼痛、酱油色或浓茶色尿、贫血貌等,严重者可出现急性肾衰竭。

（2）肝细胞性黄疸　临床呈轻至中度黄疸,表现为疲乏、食欲减退、腹胀等,严重者可有出血倾向。

（3）胆汁淤积性黄疸　皮肤呈暗黄色,完全阻塞者颜色更深,甚至成黄绿色并有皮肤瘙痒和心动过缓,尿色深,粪便颜色变浅灰或呈白陶土色。

（4）药物性黄疸　水杨酰胺（对氨基水杨酸钠）、异烟肼、非那西丁、利福平、磺胺药、奎宁等可引起溶血性黄疸;甲氨蝶呤、环磷酰胺、苯丁酸氮芥、洛莫司汀(环己亚硝脲)、门冬酰胺酶、甲基苄肼等可产生肝细胞性黄疸;巯嘌呤、甲睾酮可造成胆汁淤积性黄疸。

<h2 style="text-align:center">三、贫　　血</h2>

贫血(anemia)是指单位容积血液内红细胞数和血红蛋白含量低于正常的病理状态。一般是指成年男性外周血血红蛋白 <120 g/L、成年女性 <110 g/L、妊娠妇女 <100 g/L,其血细胞比容最低值分别为 40.0% 容积、35.0% 容积和 30.0% 容积者。临床主要表现器官的低氧状态。以头晕、耳鸣、乏力、疲倦为最常见,严重者可有活动后心悸、气急甚至影响心肾功能。

1. 症状

早期和常见的症状为疲倦、乏力、头晕、耳鸣、记忆力衰退、思想不集中等。中至重度贫血常有活动后心悸、气促、踝部水肿、腹胀、多尿等。

2. 体征

皮肤苍白、面色无华,一般以观察指甲、手掌皮肤皱纹处以及口唇黏膜和睑结膜等较为可靠。心脏听诊心率加快,肺动脉瓣或心尖区可听到中等响度的吹风样收缩期杂音。

除贫血的共同临床表现外,各类贫血尚有特殊表现: ① 贫血伴月经过多、痔疮出血、钩虫病,常提示缺铁性贫血。② 贫血伴神经、精神症状,常提示维生素 B_{12} 缺乏性巨幼细胞贫血。③ 贫血伴黄疸,主要见于溶血性贫血(简称溶贫)。④ 贫血伴脾肿大,见于遗传性球形红细胞增多症、脾功能亢进(简称恶组)、急慢性白血病、恶性淋巴瘤等。

<h2 style="text-align:center">四、皮肤、黏膜出血</h2>

皮肤、黏膜出血(mucocutaneous hemorrhage)是由机体的止血和凝血功能障碍引起,常以全身性或局限性皮肤黏膜自发性出血,或受伤后出血不止为临床特征。皮下出血直径 <2 mm 者称为"瘀点"或"出血点",3 ~ 5 mm 者称为"紫癜",直径 >5 mm 者称为"瘀斑"。

1. 毛细血管壁缺陷

(1) 过敏性紫癜　一种较常见的变态反应性出血性疾病。紫癜高出皮面,有时成圆形丘疹或类似渗出性红斑,以下肢伸侧多见,两侧对称分布,常分批出现,可分为腹型、关节型、肾型、单纯紫癜型、混合型。

(2) 血管性血友病　一种常染色体显性遗传性出血性疾病。临床特点为自幼即有出血倾向,以皮肤、黏膜出血为多见,关节和肌肉出血甚少见,出血程度随年龄增长逐渐减轻。

2. 血小板异常

血小板减少和血小板功能障碍出血症状以皮肤瘀点和瘀斑为主,四肢和躯干都有,常有齿龈出血、鼻出血、月经过多。

3. 凝血障碍

血友病是最常见的一组遗传性凝血因子缺乏症。临床表现以软组织、肌肉、负重关节出血为特征。往往自幼即有出血倾向,常有家族性出血史。

五、淋巴结肿大

正常成人于腹股沟、颌下,有时在颈部和腋下均可扪及淋巴结,但正常淋巴结体积较小,直径一般不超过 0.5 cm,且质地软、表面光滑、无压痛、可滑动。若在枕后、耳周围、锁骨上、滑车等处扪及淋巴结,或在其他部位扪及淋巴结大小、质地、表面、压痛感或滑动度等异于正常者,则均属病理现象。

(1) 淋巴瘤　霍奇金病(HD)、非霍奇金淋巴瘤(NHL)、蕈样霉菌病、Sezary 综合征,常表现全身浅表淋巴结无痛性、进行性肿大,肿大的淋巴结质坚,相互间可粘连融合。

(2) 急慢性白血病　可表现为无痛性浅表淋巴结肿大,急性白血病常伴感染、出血、贫血等症状。

(3) 恶性组织细胞病　临床上常表现为肝、脾、淋巴结肿大,黄疸、全血细胞计数减少等症状。

(4) Castleman 病(CD)　又名"血管滤泡性淋巴结增生"。一种原因不明的反应性淋巴结肿大,淋巴结缓慢肿大,形成巨大肿块,伴多克隆性高免疫球蛋白血症。

(5) 血管免疫母细胞淋巴结病　浅表淋巴结肿大,可有发热、多汗、消瘦等症状。

(6) 朗格汉斯细胞组织细胞增生症(LCH)　原名"组织细胞增生症 X"。淋巴结肿大,常伴皮疹、肺部症状、骨损害等。

(7) 窦组织细胞增生伴巨大淋巴结病　浅表淋巴结无痛性、进行性肿大,常相互融合成巨大肿块。

(8) 坏死性淋巴结炎　又名组织细胞性坏死性淋巴结炎、亚急性坏死性淋巴结炎、菊池病。是一种非肿瘤性淋巴结增大性疾病,属淋巴结反应性增生病变。

(9) 传染性单核细胞增多症(传单)　以发热、颈淋巴结肿大和咽痛为本病特有的三联症,部分患者肿大淋巴结可有轻度压痛。

(10) 其他　可见于结节病、肉芽肿病、骨髓纤维化、Waldenstrom 巨球蛋白血症、脂质沉积症等。

六、脾 肿 大

（1）恶性血液病　见于急慢性白血病、恶性淋巴瘤、骨髓纤维化、真性红细胞增多症、恶性组织细胞病。其中慢性粒细胞白血病、骨髓纤维化可表现为巨脾，真性红细胞增多症、恶性组织细胞病常表现为轻至中度脾肿大。

（2）其他血液病　见于溶血性贫血、郎格汉斯细胞组织细胞增生症和脂质沉积症，可有不同程度脾肿大。

（3）脾肿瘤　少见。原发性者以恶性淋巴瘤为主；继发性脾肿瘤的原发病多在消化道，体检时部分患者脾脏表面不光滑而有结节感。

七、血 红 蛋 白 尿

发生血管内溶血时可出现血红蛋白尿（hemoglobinuria）。尿色呈酱油色，尿隐血试验强阳性，镜检无红细胞，患者常伴贫血和黄疸。

1. 血管内溶血

急性血管内溶血多比较严重，常有全身症状。例如，腰背酸痛、头痛、呕吐、寒战、高热以及血红蛋白和血红蛋白尿，尿液呈洗肉水或酱油样。慢性血管内溶血尚可有含铁血黄素尿。

2. 血管外溶血

见于遗传性球形红细胞增多症、温抗体自体免疫溶血性贫血等。血管外溶血一般较轻，可引起脾肿大，血清游离胆红素轻度增高，多无血红蛋白尿。

3. 继发性自身免疫性溶血性贫血

见于慢性淋巴细胞白血病、淋巴瘤、骨髓瘤等。

八、发　　绀

发绀（cyanosis），也称"紫绀"。指血液中还原血红蛋白增多，使皮肤、黏膜呈青紫色的现象。广义的发绀包括少数由于异常血红蛋白衍化物（高铁血红蛋白、硫化血红蛋白）所致皮肤、黏膜青紫现象。发绀在皮肤较薄、色素较少和毛细血管丰富的部分。例如，口唇、鼻尖、颊部和甲床等处较为明显，易于观察。

1. 异常血红蛋白衍化物所致发绀

（1）高铁血红蛋白血症发绀特点　发绀急骤出现、暂时性、病情严重，经过氧疗青紫不减，抽出的静脉血呈深棕色，暴露于空气中也不能转变为鲜红色，若静脉注射亚甲蓝（methylene blue）溶液、硫代硫酸钠或大剂量维生素 C，均可使发绀消退。

（2）先天性高铁血红蛋白血症发绀特点　患者出生后即表现发绀，不存在心、肺疾病和引起异常血红蛋白的其他原因。

（3）硫化血红蛋白血症发绀的特点　发绀持续时间很长,可达数个月或更长,因硫化血红蛋白一经形成,不论在体内或体外均不能恢复为血红蛋白,而红细胞寿命仍正常。患者血液呈蓝褐色。

2. 血液中还原血红蛋白增多所致的发绀

（1）中心性发绀特点　发绀呈全身性的,除四肢和面颊外,也见于黏膜(如舌和口腔黏膜)和躯干的皮肤,但皮肤温暖。同时伴有心、肺疾病的症状和体征。例如,气急、胸闷、肢体水肿、心脏杂音等。

（2）周围性发绀特点　发绀常见于肢体的末梢和下垂部分。例如,肢端、耳垂和鼻尖,这些部位的皮肤发凉,按摩或加温耳垂或肢端,使之温暖,发绀即可消失。

（3）混合性发绀特点　同时具有上述两种发绀特点。

第三节　体 检 要 点

全面、细致的体格检查是作出正确临床诊治的基础。在对疑及血液系统疾病的患者进行体检时,应特别注意检查与血液系统疾病相关的一些临床体征,从而为临床诊治提供依据。本节主要介绍一些与血液病关系密切的检查和体征。

一、望　　诊

1. 一般状况

衰竭状态可见于恶性血液病有高热、严重感染或合并严重出血者;恶病质见于恶性血液病终末期;贫血患者面色苍白、唇色暗淡、表情疲惫;重型地中海贫血患者可有特殊面容。

2. 皮肤

（1）颜色　贫血患者肤色苍白、感皱、无光泽;真性红细胞增多症患者肤色赫红;溶血性贫血患者可有黄疸;血色病患者肤色青褐,类如青铜;高铁血红蛋白血症、硫化血红蛋白血症、血红蛋白 H 病等患者肤色紫绀。

（2）皮损　检查时应注意皮损的部位、性质、程度。① 瘀点(直径 <2 mm):常见于血小板计数下降或毛细血管脆性增加;猩红色斑丘性瘀点见于过敏性紫癜。② 瘀斑(直径 >5 mm):表浅性瘀斑见于血小板下降或毛细血管脆性增加;深部瘀斑或皮下血肿见于有凝血机制障碍患者;痛性瘀斑见于血栓性血小板减少性紫癜或白血病细胞浸润性皮下出血。③ 扩张的毛细血管:见于遗传性毛细血管扩张症。④ 结节或斑块：见于白血病、恶性组织细胞增生症等恶性细胞皮下浸润。T 细胞性幼淋巴细胞白血病皮肤浸润表现为无瘙痒的丘疹。⑤ 皮肤瘙痒：常见于霍奇金淋巴瘤。⑥ 红皮病：见于白血病或霍其金淋巴瘤。

3. 眼

（1）外眼　眼球凸出可见于绿色瘤；巩膜黄染见于溶血性贫血；球结膜上锲形黄斑可见于 Gaucher 病。

（2）眼底　静脉充盈、瘀血见于真性红细胞增多症；静脉呈连串腊肠样外观见于血液高黏滞综合征；出血见于再生障碍性贫血及某些出血性疾患；黄斑樱红色斑见于 Nieman – Pick 病。

4. 口腔

（1）黏膜　出血见于血小板计数下降或功能障碍性疾患。溃疡见于白血病、粒细胞减少症等。

（2）齿龈　出血见于原发性或继发性出血性疾患，齿龈肿胀增生见于白血病。

（3）舌　乳头萎缩见于缺血性贫血；乳头严重萎缩、舌面平滑如砥、舌质绛红、皲裂见于巨幼红细胞性贫血。

（4）咽　坏死性咽炎见于急性粒细胞性白血病。

（5）扁桃体　扁桃体肿大见于淋巴瘤、白血病等。

二、触　诊

血液系统患者的肝、脾、淋巴结是检查的重点。此外，还须注意患者是否有肿块及压痛。

1. 淋巴结

在检查时，应注意按一定顺序进行，以免发生遗漏。一般顺序为：耳前、耳后、乳突区、枕骨下区、颈后三角、颈前三角、锁骨上窝、腋窝、滑车上、腹股沟、腘窝等。发现淋巴结肿大时，应注意其部位、大小、数目、硬度、压痛、活动度、有无粘连等。淋巴结肿大常见于白血病、恶性组织细胞增生症、传染性单核细胞增多症、重链病、嗜酸性淋巴肉芽肿、淋巴瘤等。可表现为全身普遍性增大、某一解剖区组淋巴结肿大或单个淋巴结巨块性肿大。

急性白血病多数系全身淋巴结肿大，质地中等，无压痛，不融合，与周围组织无粘连。慢性淋巴细胞白血病（CLL）患者淋巴结肿大以颈、腋、腹股沟等处为主，肿大的淋巴结无压痛、较坚实、可移动。淋巴瘤患者肿大的淋巴结为无痛性，表面光滑、活动、触之有橡皮感，具有弹性，部位以腹股沟、颈部、耳后、锁骨上、腋窝多见。

2. 胸骨压痛

胸骨压痛是急性白血病时常见的一种体征。检查者用拇指指端按压患者的胸骨下端时,若引起患者的剧烈疼痛,则该征为阳性。胸骨压痛对诊断白血病有意义：有胸骨压痛的患者,检查时应同时注意在颅骨、脊柱、髂骨、胫骨等处有无压痛。另外,大多数慢性粒细胞白血病（CML）、部分 CLL、慢性粒－单核细胞白血病（CMML）、骨髓增生异常综合征（MDS）转变成急性白血病时患者也可出现胸骨中下段压痛。

3. 肝脾

可采用单手、双手及钩指触诊,主要了解肝脏及脾脏的大小、质地、表面情况、有无压痛及摩擦感等。

脾肿大分度有一般分度法及哈氏分度法：

（1）哈氏法分度　0 度：在深呼吸时摸不到脾脏。1 度：在深呼吸时仅限于肋下缘能摸到脾脏。2 度：脾下缘位于肋下缘与第 1 线之间。3 度：脾下缘位于第 1 线与第 2 线之间。4 度：脾下缘位于第 2 线与第 3 线之间。5 度：脾下缘超过第 3 线者。

（2）一般分度法　轻度肿大：不超过肋下缘 2 cm。中度肿大：超出肋下缘 2 cm 至脐水平线上。高度肿大：下极超过脐水平线或前正中线,即巨脾。轻度脾大见于原发性血小板减少性紫癜（反复发作者多见）、传染性单核细胞增多症、CLL 早期、MDS（约 20%）、多发性骨髓瘤（MM,约 50%）等。中度见于遗传性球形红细胞增多症、真性红细胞增多症、急性白血病、淋巴瘤、巨球蛋白血症、继发性 MDS 或 MDS 可能已进展为急性白血病及某些溶血性贫血患者。巨脾见于慢性粒细胞性白血病、多毛白血病（约 20%）、60% 的幼淋巴细胞白血病、慢性型 Gaucher 病、重型地中海贫血及原发性骨髓纤维化患者等。

肝大的意义与脾大相同,而特殊性常不及之。1/3 原发性溶血性贫血患者有中度肝肿大,质硬、不痛。半数 CML、40% MM 及 30% ~40% 多毛白血病患者有轻度肝肿大。

4. 肿块

见于腹型或晚期淋巴瘤。

三、叩　诊

正常肝在右锁骨中线上,上界在第 5 肋,下界位于右季肋下缘,一般叩得的肝下界比触得的肝下缘高 1 ~2 cm。正常脾脏浊音区前界不超过腋后线,后界为腋后线 9 ~11 肋之间,其宽度 4 ~7 cm。脾大小的测量用三线法：① 在左锁骨中线上测量左肋弓缘与脾脏下缘的距离,为 1 线,又称甲乙线；② 测量左锁骨中线与左肋弓交叉点与最远脾尖端之间的距离,为 2 线,又名甲丙线；③ 如脾脏向右肿大,超过正中线,测量脾右缘到正中线间的最大距离；如未超过正中线,测量脾右缘到正中线间的最小距离；为 3 线，又称丁戊线。

<h1 style="text-align:center">四、其 他</h1>

（1）弹指试验 出血性疾病的检查方法之一。嘱患者将上肢伸直，于其上臂扎止血带，然后用手指弹打前臂浅静脉，若局部出现点状出血，即为弹指试验阳性。临床多见于血管因素引起的紫癜病，如先天性血管异常、遗传性毛细血管扩张；血管壁的通透性增加，如坏血病；血管脆性增加，如过敏性紫癜，遗传性、家族性紫癜等。亦见于血小板因素和凝血机制障碍所引起的出血性疾患。

（2）四肢关节 甲床颜色的意义与肤色相同且较可靠；指甲平薄有纵嵴及匙状甲（龙甲）见于缺铁性贫血；关节或肌肉血肿见于血友病，以累及膝、肘、踝、腕等大关节多见，可导致活动受限、肌肉萎缩、关节强直等。MM 患者可有骨骼变型及病理性骨折，肋骨、锁骨、胸骨、锁骨等处可有肿块隆起，胸骨、肋骨及锁骨连接处可发生串珠样结节。

（3）神经系统 少数巨幼细胞贫血可发生浅感觉减退或消失、震动觉和位置觉缺失、闭目难立、步态步稳、下肢无力、腱反射消失、扩约肌失控和锥体束阳性等。四肢痛、温触感觉减低、深感觉障碍及 Romberg 征阳性等见于其他恶性贫血。急性白血病患者颅内有白血病细胞浸润或有颅内出血时，可出现神志改变、颈项强直、共济失调，脑膜刺激症及病理反射可呈阳性。血友病患者在头颅外伤后可出现昏迷等症状。

<h1 style="text-align:center">第四节 影像学检查</h1>

<h2 style="text-align:center">一、X 线检查在血液病中的应用</h2>

（一）骨髓纤维化

约有 50% 的病例 X 线检查有骨质硬化表现，骨质密度不均匀性增加，伴有斑点状透亮区，形成所谓"毛玻璃"样改变；也可见到骨质疏松、新骨形成及骨膜花边样增厚。

（二）淋巴瘤

1. 胸部改变

胸部淋巴瘤肺内大块或肺段甚至大叶的浸润实变，内可见支气管充气征，可有空洞形成；多发性小片状阴影，边缘模糊；一侧或两侧由肺门向外的条状模糊影，呈放射状,有时呈网状;多发或单发的大小不一的结节状阴影,边缘较清晰;肋骨、胸骨、胸椎破坏伴软组织肿块;肺门、纵隔淋巴结增大。

2. 骨骼改变

多见溶骨性破坏,为邻近病变的淋巴结肿块直接侵犯所致,骨质破坏由外向内,与正常骨质分界不清,边缘模糊亦可呈虫蚀状,或在溶骨性病变的边缘有硬化区,很少有骨膜反应;少见成骨性改变,常见于椎体,骨质致密而外形不变,类似"象牙锥";椎体有时可出现压缩现象,其他骨一般不出现病理骨折。

3. 胃肠道改变

胃肠道淋巴瘤病变段可见多发性结节状或息肉样充盈缺损,局部胃肠道壁张力低、管腔扩张等多种征象交错出现。

(三)多发性骨髓瘤

可见弥漫性骨质疏松,典型的凿孔样溶骨性损害和骨折。脊椎、颅骨、胸廓、骨盆和长骨近端是最常受累的部位。

(四)地中海贫血

一般来说,纯合子状态的重型地中海贫血均可有骨髓改变,特征性骨改变常表现于颅骨,表现为颅骨板障普遍吸收,或呈颗粒状骨质吸收。板障之间可出现细针状的骨小梁,垂直于内骨板,呈放射状排列,在顶骨和额骨尤为明显。

(五)缺铁性贫血

主要为红骨髓代偿性增生所引起的髓腔扩大,以颅骨改变最为显著,表现为板障轻度到中度增宽,外板萎缩变薄,板障骨小梁增粗、变浓,并可见与颅板垂直的放射状骨针,整个颅骨增厚,密度增高。

(六)遗传性球形细胞增多症

X线表现包括红骨髓区的增殖改变、贫血改变以及伴发胆结石征象等。骨髓增生在长管骨表现为髓腔加大,骨皮质变薄,干骺端加宽。颅骨表现为板障增宽,外板变薄,板障内可见轻微的放射状骨针。腹部X线检查可发现肝、脾肿大,有时可见胆结石影。

(七)白血病

白血病具有多方面的X线改变,但以骨关节的X线改变最有诊断意义。

（1）骨骼改变　全身骨骼均可受累,其中以红骨髓丰富的扁骨和长管骨干骺端改变最为明显,表现为骨质疏松、脱钙、骨质破坏和骨膜反应。急性白血病早期常先在长管骨干骺端或骺板下出现与骺板平行的横行透亮带,内骨小梁稀少或消失,边缘可清晰锐利或比较模糊,并逐渐移行于正常骨组织。骨破坏的修复,表现为在透亮带的两边遗留下硬化增白的线条影,这种表现以胫骨上端及桡骨远端最显著,亦可见于股骨及胫骨的下端。在椎体可表现为"夹心面包"状,并可合并椎体压缩骨折。另外,尚可见弥漫性点状骨质吸收或虫噬状骨质破坏。随着病变的发展白血病细胞可呈结节状增生,骨破坏向骨干方向发展,表现为圆形、椭圆形或分叶状破坏,边缘清晰锐利,常呈穿凿性。白血病侵及骨皮质,可使皮质受压、变薄或外突,以致糜烂、穿通。骨膜受累可呈层状增生,在骨膜下可见到小的粟粒状缺损,极少数可突破骨膜增生而出现软组织肿块,或仅表现为骨膜增生而不伴有骨质破坏。关节改变主要为滑膜增厚和关节肿胀,表现为关节间隙增宽、模糊,以致关节面糜烂等。

（2）胸部改变　白血病细胞在肺实质和间质内的浸润表现多种多样。最常见的 X 线表现是肺纹理增多、粗乱、模糊,并伴有肺门阴影增大及各种形式的肺浸润。淡片状的渗出性病变,颇似过敏性肺炎或大片状感染,有的则像粟粒性肺结核、肺转移瘤或肺结节病。此外,表现为两肺弥漫性网状结构,类似间质性肺炎。60% 以上的患者可有少量或中等量胸腔积液。

（3）肝、脾和淋巴结等软组织肿大的征象。

（八）恶性组织细胞增生症

肺实质或肺间质浸润,类似白血病肺浸润改变。表现为肺纹理普遍增加、紊乱及呈网状。偶尔出现弥漫性片状浸润,甚至肿块阴影,肺门及纵隔淋巴结肿大。约 10% ～15% 的病例早期即可累及骨骼,表现为骨质疏松、骨质破坏及骨膜增生和软组织改变等,骨质破坏与骨膜增生的部位不相对应和多骨受累为特点。

二、CT 检查在血液病中的应用

（一）多发性骨髓瘤

较 X 线能更早期显示骨质细微破坏和骨质疏松,典型表现为松质骨内呈弥散性分布、边缘清楚的溶骨性破坏区,无明显骨膜反应,常见软组织肿块。胸骨、肋骨破坏多呈膨胀性。脊柱常示椎体病理性骨折,椎体后缘骨质中断或破坏,为肿瘤侵犯硬膜外的可靠征象。

（二）白血病

（1）可显示髓外造血组织异常　如肝、脾、肾肿大及腹膜后受浸润而增大的淋巴结等。开始时肝、脾、肾等器官轮廓普遍增大，结构保存，密度无明显改变，随着病程发展，位于该脏器间质内的肿瘤细胞迅速增殖，融合成结节状肿块，结节大小不一，无包膜，平扫呈等/略高密度，增强扫描结节轻度强化。

（2）化疗后实质脏器内的病灶可恢复正常，复发时又再度增大　因此 CT 可作为临床观察治疗效果与并发症的有效方法之一。

（3）在白血病肺浸润时　最显著的特征是肺间质增厚，高分辨 CT 检查优于 X 线平片检查。

（三）淋巴瘤

1）CT 对检查淋巴结受侵的敏感性和特异性较高，而且不受胃肠道气体的干扰，是检查淋巴瘤腹部淋巴结或实质脏器受侵的首选方法。

2）可以显示胃肠道淋巴瘤腔外生长的程度和明确有无肠系膜、后腹膜淋巴结的肿大以及邻近器官的侵犯。

3）胸部 CT 检查较 X 线检查敏感，能更好地反映肺部及纵隔病变的范围。在诊断、分期、治疗计划的制定和随访方面都有很大的价值。

4）对骨质破坏及椎旁肿块显示很有价值，但对硬膜外肿块环绕脊髓生长或椎体成骨性改变易漏诊，需借助 MRI 诊断。

三、MRI 检查的应用

（一）多发性骨髓瘤

X 线平片和 CT 检查对骨破坏出现之前的改变不能显示，MRI 检查对检出病变、确定范围非常敏感，对诊断有一定的特异性，且能早期发现脊髓水肿，从而早期治疗，避免截瘫的发生。骨破坏或骨髓浸润区在 T_1WI 上呈边界清楚的低信号，多位于中轴骨及四肢骨近端。病变弥散时，为多发、散在点状低信号，分布于高信号骨髓背景内，呈特征性的"椒盐状"改变；T_2WI 上呈高信号。

（二）白血病

1）MRI 检查能清晰显示富有脂肪和水的骨髓，可全面地从不同方面、不同层面观察骨髓异常 MRI 信号的变化，从而协助诊断。

2）表现为髓腔内斑点状、形态不规则、大小不一的 T_1WI 低信号、T_2WI 高信号病灶,弥散性对称性分布。

3）对已经确诊白血病的病例,可了解异常骨髓的范围、程度,为临床制订治疗方案提供依据。

4）延长的 T_1 值大小与骨髓细胞数呈正相关,反映白血病的恶性程度,治疗好转后,T_1 值接近正常。因而 MRI 可作为评价白血病疗效的一种有效的检查方法。

（三）骨髓纤维化

正常的骨髓脂肪被纤维组织取代,表现为 T_1WI、T_2WI 均呈低信号,是诊断本病的较特异征象。

（四）血友病

MRI 检查可以用来评价血友病关节病,特别是早期阶段。MRI 检查可以了解关节内情况,包括关节积液、滑膜肥厚、关节软骨情况以及骨的损害等,而这些在 X 线平片上往往难于观察。因此,MRI 检查对于早期血友病性关节炎非常有用,可以筛选出需要治疗的患者。

四、超声检查的应用

（一）淋巴瘤

（1）结内淋巴瘤病变的超声检查图像表现　在浅表或腹、盆腔、腹膜后等处可探及一组或多组肿大淋巴结;淋巴结内部正常结构部分或完全消失,回声减低;多数肿大淋巴结沿大血管分布,位置固定并可对周围组织或血管造成压迫或包埋,部分血管可见"厚鞘征"。彩色多普勒超声检查显示瘤周及瘤内丰富的高速动脉血流信号。

（2）腹腔实质器官病变的超声检查表现　局限性低回声区;受累脏器增大;瘤周及瘤内丰富的高速动脉血流信号。

（3）胃肠道淋巴瘤的超声检查表现　胃肠壁均匀或不均匀增厚、僵硬,回声减低,呈低回声或极低回声,肠壁增厚与肠腔狭窄成比例,肠腔狭窄不严重。

（二）白血病浸润的超声检查表现

肝脾肿大、全身淋巴结肿大、皮肤浸润、睾丸肿大,受累的组织、器官血供丰富,血流信号增加,可见异常高速动脉血流。

（三）血栓性疾病的超声表现

（1）在血栓或栓塞形成初期　受累血管常有不同程度的扩张,管壁不光滑,管腔内可见弱回声或中等回声团,范围大小不一,按压探头管腔不变形,彩色多普勒血流显像可见血流不显示或充盈不饱满呈现充盈缺损,梗阻近端血流受阻,速度减慢,频谱形态失常。

（2）血栓经积极溶栓治疗后　栓子体积缩小,血流显示通畅。如延迟治疗,栓子发生机化,体积缩小,回声增强,受累血管变细,甚至狭窄、闭塞,周围可出现大量侧支循环,彩色多普勒检查显示侧支血流信号

（吴　霖　吴　方）

第八章 血液系统药物

第一节 抗血栓药物

血栓形成后,主要是应用纤溶酶原激活剂等激活纤溶系统使其产生纤溶酶,将血栓溶解,达到治疗血栓的目的。血栓形成前或溶血栓治疗时,需应用抗栓药物预防血栓形成或预防新的血栓形成。抗血栓治疗的药物主要有抗凝剂、抗血小板药物、蛇毒类制剂和降血黏度药物。

一、抗 凝 剂

1. 肝素

药用肝素(heparin)是一种硫酸化的糖胺聚糖。平均相对分子质量约为15 000;带大量阴电荷,呈强酸性。静脉注射入血循环后与**抗凝血酶(AT, antithrombin)** 结合,介导 AT 对凝血酶、Ⅹa、Ⅸa 的抑制,在高浓度下,可介导血浆肝素辅因子-Ⅱ(HC−Ⅱ)对凝血酶的抑制。

肝素。体内过程是带阴电荷的大分子化合物,不易通过生物膜屏障,口服不吸收,也不进入胎盘和乳汁。皮下注射,血浆浓度较低;肌内注射,局部可发生血肿,应避免应用。一般连续或间断静脉注射。在肝内被破坏,以原形经尿排泄者极少。常用剂量下,静脉注射的抗凝活性的半衰期为 1~2 h。

(1)主要适应证:防栓 预防手术后并发静脉血栓形成和肺栓塞,尤其是有 Virchow 血栓形成危险性高的患者,如长期卧床、循环障碍、有高凝状态(血小板聚集性增高、凝血因子增高、抗凝因子减少、纤溶活性减弱、血黏度增高等)的患者。

体外循环、心脏直视手术、人工肾血液透析时均需要用肝素预防血液在管道内凝固。

　　肝素是外科医生首选的抗凝药物,因它的作用快而稳定,消失快,又能用比较简单的方法予以控制。因而在血管外科中,为了防止血栓形成,应选用肝素作为短程疗法。

　　近年来开展的冠状动脉旁路移植术,显微外科如断肢或断指再植等,都需要应用肝素抗凝,保证血管腔内不形成血栓,保持血流通畅,这是手术成功与否的关键问题之一。在血管外科手术时,肝素不仅可全身应用,更重要的是局部应用肝素盐水溶液,冲洗管腔,使管腔通畅。

　　主要适应证　治栓:① 血管疾病如静脉血栓形成、动脉栓塞、肺栓塞等。各种原因所引起的弥散性血管内凝血,一般也用肝素;② 其他疾病,如快速进行性肾小球肾炎、急性心肌梗死、脑血管血栓形成等。

　　(2)禁忌证　有些外科手术后,若因肝素引起出血,容易致命,如脑外科手术;有活动性溃疡病、严重高血压、脑出血者;出血性疾病或有出血倾向者;严重心、肾、肝功能不全或有恶病质者;妊娠和产后;活动性肺结核,尤其是并发空洞者;有细菌性心内膜炎者。

　　(3)肝素治疗的疗程　肝素疗法的疗程一般不宜过长。预防用肝素,5 ~ 7 d 已足,如需要长期抗凝预防,则宜过渡到口服抗凝药。治疗用肝素也不宜超过 7 ~ 10 d。血透用肝素防栓,宜在透析结束前 30 ~ 60 min 停止用药。

　　(4)肝素治疗的监测

　　1)凝血时间(试管法):取内径 8 mm、长 100 mm 的干燥洁净试管一支,静脉取血 2 ml,避免有组织液混入,也不能有气泡。在 37℃下,观察血液凝固时间。正常为 8 ~ 12 min。用肝素后,凝血时间宜保持在正常的 1 倍,即 16 ~ 24 min。若凝血时间超过 24 min,说明肝素的剂量应减少或停用。在用肝素过程中,如采用静脉滴注者,则应停止滴注后 2 h,方可做本试验。否则,不易判断是否是由于肝素过量所致的凝血时间延长。

　　2)活化部分凝血活酶时间(APTT):意义与凝血时间同,但较后者敏感,正常 32 ~ 43 s,用肝素时 APTT 不应超过正常的 1 ~ 2 倍。

　　(5)肝素治疗的不良反应　剂量不易掌握,过量可引起自发性出血,表现为各种黏膜出血、关节出血和伤口出血等。应用时需监测凝血时间。由于肝素能促进血小板聚集,约 1/4 的患者应用肝素后可发生短暂和轻度血小板缺乏症。极少数患者由于体内形成肝素依赖性的血小板抗体,可发生严重血小板缺乏症,故应经常查血小板计数。应避免和抗血小板药合用。

　　(6)肝素拮抗药–鱼精蛋白　为低相对分子质量蛋白质,自鲑科鱼的精子和睾丸中提得,含有较多精氨酸残基,具有强碱性,通过离子键和肝素形成稳定的复合物,使肝素失去抗凝活性。每 1 mg 鱼精蛋白可中和 100 单位肝素。每次剂量不得超过 50 mg。

2. 低分子肝素（LMWH）

LMWH（low molecular weight heparin）是通过化学或酶学解聚的方法从普通肝素中衍生出来的片段,其长度约为普通肝素的 1/3。LMWH 是肝素家族的新发现,其抗血栓和低出血性倾向优于肝素,而抗凝作用却低于肝素。相对于肝素来说,LMWH 在临床上可以根据体重调整药物用量,而无须进行实验室监测。

适应证 预防静脉血栓形成。LMWH 预防深静脉血栓形成（DVT）的有效性已被大量临床试验证实。

1）治疗静脉血栓:对于静脉血栓患者,持续静脉滴注普通肝素一直作为标准疗法,剂量难以掌握和需要复杂的监测是此疗法的主要缺点。近年来,LMWH 有替代普通肝素治疗静脉血栓的趋势。肝素疗法必须在医院内进行,而 LMWH 由于其优良的药代动力学特点,使患者在家中自我治疗成为可能。

2）心血管疾病中的应用:在 LMWH 较普通肝素具有许多优点,如:① 在富含激活血小板的血浆中,LMWH 抗凝效果优于普通肝素;② LMWH 比普通肝素具有更强的促进纤维蛋白溶解作用;③ LMWH 与普通肝素一样,也有抑制动脉平滑肌细胞增生的作用,但 LMWH 使用方便,出血危险性小,可以长期使用以增强这种抑制作用;④ 有些 LMWH 产品（如 framin,尚有利于脂类代谢）。

3）预防经皮冠状动脉腔内成形术（PTCA）术后再狭窄。

4）其他心血管疾病中的应用:对心房纤颤患者应用 LMWH,可有效降低血管栓塞发生率,安全性也很高。LMWH 亦可用于治疗肺栓塞、预防心肌梗死后患者发生 DVT 及左室附壁血栓等。

5）治疗急性缺血性脑卒中。

6）在血液透析中的应用:LMWH 可以代替普通肝素用于血液透析或滤过治疗。

7）预防和治疗其他疾病:LMWH 可用于防治各种血栓栓塞性疾病。LMWH 不能通过血-胎盘屏障,可以应用于孕妇,在有高凝倾向的产科患者中,应用 LMWH 取得了良好的预防血栓的效果。另外,LMWH 良好的抗血栓作用还表现在其可以预防人工心脏瓣膜患者血栓形成,降低静脉炎、动脉纤维化及放射治疗后患者高凝状态等许多方面。

3. 口服抗凝剂

口服抗凝剂有香豆素类和茚二酮类两大类。后一类已少用。口服抗凝剂的药理作用主要是抑制因子 Ⅱ（凝盘酶原）、Ⅶ、Ⅸ、Ⅹ 的生物合成,同时也影响蛋白 C、蛋白 S、蛋白 Z 及骨钙素（osteocalcin）的合成。这些蛋白质合成于肝脏,需要维生素 K。维生素 K 的作用是使存在于线粒体内的羟基化酶将前体中的谷氨酸残基转变为γ羟基谷氨酸,后者在凝盘因子及抗凝血因子(蛋白S、C)功能中起重要作用。凝血因子(Ⅱ、Ⅶ、Ⅸ、Ⅹ)必须结合钙离子才参与凝血过程。钙结合于这些凝血因子的γ羟基谷氨酸部位。口服抗凝剂与维生素K能竞争性抑制羟基化酶,因而使凝血酶因子前体不能转化为能与钙结合的凝血因子。

香豆素类 都具有4-羟基香豆素的基本结构:双香豆素、华法林(苄丙酮香豆素,warfarin)、新抗凝(硝苄丙酮香豆素),其中华法林不良反应最小,最为常用。

1)药理作用:维生素K拮抗药,应用后肝脏仅能合成凝血因子Ⅱ、Ⅶ、Ⅸ、Ⅹ的前体蛋白质,这些前体蛋白质具有这些凝血因子的抗原性,而无凝血活性。对已形成的各种凝血因子都无影响。香豆素类口服后至少需经8~12 h才出现作用,1~3 d才达高峰,一次给药抗凝作用可维持3~4 d。

2)体内过程:华法林吸收迅速而完全,生物利用度>95%,给药后1 h内血浆浓度即达高峰;服药过程中,血浆中约有99%的药物与血浆蛋白结合;半衰期为34 h。原形药经肾排泄甚少,主要在肝内代谢,代谢物失去抗凝活性。

3)临床应用:优点:口服有效,作用时间较长。缺点:奏效慢,作用过于持久,不易控制。一般开始与肝素同时并用,经1~3 d后停用肝素。如过量发生出血,即应停药,并用大量维生素K对抗。

4)适应证:预防深静脉血栓形成:用于髋关节、骨折、腹部外科、妇产科外科手术后。肺栓塞及深静脉血栓形成急性期治疗,可用3~6个月,预防复发。预防来自心脏的动脉栓塞,如室上性心律不齐、二尖瓣膜病、人工瓣膜、急性心肌梗死。急性心肌梗死用口服抗凝剂后,动静脉血栓栓塞并发症明显减少。

5)禁忌证:基本上与肝素同:① 妊娠期禁用口服抗凝剂。② 口服抗凝剂期间的监测方法。口服抗凝剂开始应用后,每1~2 d即应测定凝血酶原时间,直至凝血酶原时间延长到25~30 s(正常12~13 s),或凝血酶原降至正常的30%~40%。用维持量期间,应定期(如每周一次)测凝血酶原时间,及时调整药物的剂量。并同时监控国际标准化比率(INR),使INR值保持在2.0~3.0(具体控制范围应根据不同疾病或手术种类)。

计算公式如下:INR = [患者 PT/对照 PT]C

C代表国际敏感指数(ICI),每种凝血活酶产品都表明ICI值。

4. 基因重组水蛭素(r-HRD)

水蛭素(HRD)——医用水蛭中提取的一种抗凝蛋白肽类物质。天然水蛭素产量极为有限,只能用于研究,不能满足临床应用。1986年制备出r-HRD。r-HRD的分子结构与天然HRD极为相似,是一种由65个氨基酸组成的多肽。r-HRD抗凝血的机制是与凝血酶1:1结合形成不可逆的复合物,从而使凝血酶失去作用。临床应用r-HRD治疗多种血栓栓塞性疾病,包括DVT的防治、不稳定性心绞痛、急性心肌梗死、DIC 等的治疗,亦用于血管成形术、血液透析及体外循环等。

二、抗血小板药物

1. 阿司匹林

阻断环氧化酶,使 TXA_2 的形成减少。预防血栓形成和栓塞性疾病,如复发性血栓性静脉炎、冠状动脉功能不全、心肌梗死。联合应用口服抗凝药和阿司匹林,预防血栓形成和栓塞性并发症的效果较好。普通外科手术后的患者联合应用阿司匹林和双嘧达莫(潘生丁),可使术后静脉血栓形成和肺栓塞的发生率降低。预防血栓形成的剂量为 75 ~ 100 mg/d。

2. 氯苄吡啶

氯苄吡啶(ticlopidine,ticlid,抵克立得,力抗栓)是一种 ADP 受体拮抗剂,用于预防脑血管、冠状动脉、视网膜血管血栓形成;也用于手术后预防深静脉血栓形成。剂量 250 mg/d。

3. 氯吡格雷(clopidogrel,clopigrel)

可治疗动脉粥样硬化引起的心梗、脑梗、血管坏死,最有效的是心梗。19 185名患有动脉粥样硬化的患者,服用氯吡格雷 75 mg/d 或阿司匹林 325 mg/d,平均随访 1.91 年,结果显示氯吡格雷的患者发生缺血的危险性是 5.32% /年,阿司匹林组是 5.83% /年,说明使用氯吡格雷后相对危险性减少了 8.7% 。氯吡格雷每年可预防 1 000 名患者中的 24 例,而阿司匹林仅能预防 19 例,前者比后者提高预防率26% 。剂量 75 mg/d。

4. 双嘧达莫(dipyridamol,潘生丁)

能抑制 ADP 所诱导的初发和次发血小板聚集反应。在高浓度下可抑制血小板对胶原、肾上腺素和凝血酶的释放反应,双嘧达莫的作用机制是抑制磷酸二酯酶,也有可能刺激腺苷酸环化酶,使血小板的 cAMP 增高。有协同作用,剂量25 ~ 100 mg/次,3 次/d。可用于防治各种血栓形成和栓塞性疾病。现已少用。

5. 苯磺唑酮(salphinpyrazone)

人工心脏瓣膜替换术后,预防血栓形成和栓塞性并发症。预防人工肾血透时动、静脉分流术后血栓形成。在复发性血栓性静脉炎、心肌梗死等情况下应用。目前少用。

三、溶 栓 剂

溶栓剂是一组通过对纤溶酶原转变为纤溶酶,使纤溶系统激活,将已形成的血栓溶解的药物。目前常用于临床且有效的溶栓剂是链激酶(SK),是国外应用最早、最广的一种溶栓剂。乙酰化纤维蛋白溶酶原-链激酶激活剂复合物(APSAC)是 SK

和纤溶酸原的1:1复合物,其中纤溶酶原的丝氨酸残基已被乙酰化。尿激酶(UK)是一种丝氨酸蛋白酶,无抗原性、无热原性、不良反应小,是一些亚洲国家临床应用的主要药物。

1. 组织型纤溶酶原激活剂(t－PA)

是在血管内皮细胞合成的一种丝氨酸蛋白酶,由于它不激活循环中的纤溶酶原,故很少产生全身纤溶状态。t－PA无抗原性,半衰期短。单链尿激酶型纤溶酶原激活剂(scu－PA)或尿激酶前体(pro－UK)是人血、尿中天然存在的单链糖蛋白,通过胞质者(plasmin)或其他酶限制性蛋白水解而产生UK样作用。

2. SK和UK被称为第1代溶栓药

t－PA、APSAC和pro－UK属第2代产品,这些药物均经过大规模临床试验证明其疗效确切,但是第1、2代溶栓药其溶栓特异性不高、半衰期短且易出血。

3. rt－PA的常用给药方法

rt－PA有以下几种方法:

(1) 90 min 100 mg加速给药法　15 mg静推,50 mg 30 min静滴,35 mg 60 min静滴。

(2) 3 h 100 mg给药法　10 mg静推,50 mg 60 min静滴,40 mg 120 min静滴。

(3) TUCC给药法　8 mg静推,42 mg 90 min静滴。建议对于发病后6 h内给药的患者,应采用90 min 100 mg的加速疗法。对于发病后6～12 h内给药的患者,要采取3 h 100 mg的一般方法。

4. UK的用法为150万单位加葡萄糖液30 min静滴

rSK的用法为25万单位加生理盐水100 ml静滴后,余下125万单位30～60 min静滴。

四、新型溶栓剂

1. 瑞替普酶(reteplase)

为t－PA的突变体,对纤维蛋白的结合力不如t－PA,使药物更易自由地扩散到凝块中,促使纤溶酶原转换成纤溶酶溶解血栓。其半衰期较长,开通率稍高于t－PA。

2. 孟替普酶(monteplase)

也是t－PA突变体,其特点是作用持续、不产生抗体、半衰期较长,其作用机制与t－PA相同。

3. 替奈普酶(tenecteplase,TNK－tPA)

也是t－PA突变体,其结纤溶蛋白特异性经t－PA提高14倍,对抗纤溶酶原激活物抑制剂－1(PAI－1)的能力是t－PA的80倍。是第3代溶栓药,可减少急性心肌梗死(AMI)病死率。

4. 葡激酶(staphylokinase,Sak)

是由特殊金黄色葡萄球菌分泌的一种蛋白水解酶,具有抗原性。

5. 吸血蝙蝠唾液 z 纤溶酶原激活剂(DSPA α1,bat－PA)

吸血蝙蝠唾液中含有一种能促使伤口出血、血液流动的因子,称为吸血咳嗽唾液纤溶酶原激活剂,它在结构上与 t－PA 约有 85% 的同源性,显示出极低的免疫原性,对纤维蛋白有高度特异性,动物实验显示溶栓能力经 t－PA 强,具有更快更持久的再灌注能力。

6. 纤溶酶原激活剂的比较

(1)适应证—急性心肌梗死 急性心肌梗死主要是由冠状动脉内粥样斑块破裂引发血栓形成所致。及时的溶栓治疗可以改善 AMI 的近晚期预后。早期有效地应用溶栓药物可使住院死亡率降至 10% ~12%,为非溶栓治疗死亡率的1/3。在 AMI 起病 12 h 以内给予溶栓药物仍可获得益处,但用药越早获益越大。

(2)深静脉血栓形成(DVT) 溶栓剂可使血栓完全溶解,对静脉瓣膜结构不受损害,因而可避免慢性静脉功能不全后遗症及血栓形成的复发。文献报道 SK 的疗效明显优于肝素。用药 3~8 d,血栓溶解率可达 50% ~70% 。

(3)肺栓塞 溶栓治疗的优点包括:① 溶栓治疗比单用肝素治疗更快地使血凝块溶解。但治疗后 5~7 d 内,两组肺扫描评估的肺灌注改善情况相似。② 基于小规模随机研究,溶栓治疗降低巨大肺栓塞休克患者的死亡率,原因可能是快速恢复肺血流和改善右室功能。③ 对血流动力学稳定的患者,溶栓治疗未被证实降低死亡率和肺栓塞复发率。④ 体动脉压正常而右心功能不全的亚组患者,溶栓治疗能降低死亡率和复发性血栓栓塞发生率。⑤ 溶栓治疗有利于外周小血管栓子的溶解,并改善运动时血流动力学反应。

(4)脑栓塞及短暂性脑缺血发作(TIA) 溶栓治疗应在发病后 6 h 内及早完成治疗。6 h 内进行溶栓,不仅使病灶缩小,神经功能恢复好,而且也比较完全。

(5)中央视静脉血栓形成。

(6)其他 血栓形成 肝、肾、肠系膜静脉、脑静脉窦血栓形成及阴茎异常勃起,均是溶栓剂的适应证。

(7)禁忌证 ① 胃肠道或泌尿道有出血史者,如溃疡病、食管胃底静脉曲张破裂、溃疡性结肠炎;② 颅内病变、创伤、肿瘤、血管病变;③ 新近外科手术后 7~10 d;④ 骨折;⑤ 大面积皮肤移植,烧伤未愈合者;⑥ 心肺复苏时;⑦ 妊娠期;⑧ 感染性血栓形成,细菌性心内膜炎;⑨ 新近形成的肺结核空洞;⑩ 70 岁以上慎用。

(8)监测方法 ① 凝血酶时间(TT):一般控制在正常的 3~4 倍,即 60 s 左右。② 纤维蛋白原:血浆纤维蛋白原不应 <0.5~1.0 g/L。③ 其他:APTT 延长、PT 延长、FDP 增高、抗凝血酶Ⅲ减少等也可作为检测指标。

第二节　抗肿瘤药物

一、概　　述

1. 肿瘤细胞动力学细胞周期

G1 期(DNA 合成前期)：一般再分为早、晚两个阶段。分裂后的细胞若不接着增殖,就停留在 G1 的早期阶段;继续增殖者则进入 G1 的晚期阶段,进行 DNA 复制的准备,包括形成 DNA 的前身物、DNA 聚合酶以及其他相关酶等。一旦准备就绪,便开始合成 DNA。

(1) S 期(DNA 合成期)　细胞在获得复制 DNA 所需条件的基础上进行 DNA 复制,使细胞原有 DNA 的量增加 1 倍。

(2) G2 期(DNA 合成后期)　此期 DNA 的复制已经完成,但 RNA 和蛋白质的合成仍在进行。

(3) M 期(有丝分裂期)　染色体形成并纵裂为二,平分给子细胞。

2. 细胞分群

增殖细胞群：始终保持分裂活跃和不断增殖的细胞,对抗肿瘤药物较敏感,成为化疗药物较易杀灭的部分。

(1) 暂不增殖细胞群(G0 细胞)　为暂不处于增殖状态的细胞,但在一定条件下,又可进入增殖周期,对化疗不敏感,常为肿瘤复发的根源。

(2) 不再增殖细胞群(终末细胞)　为成熟细胞,已丧失细胞分裂的能力,对化疗意思不大,可因衰老而被清除。

3. 分类

(1) 细胞周期特异性药物(CCSA)　杀伤细胞周期中各分期的细胞。肿瘤细胞对 CCSA 的敏感性与增殖状态有关,对细胞周期外的细胞无作用。本类药物主要是抗代谢药及部分植物药。

(2) 细胞周期非特异性药物(CCNSA)　能杀伤增殖及休止期的细胞。肿瘤细胞对其敏感性与增殖周期无关。本类药物主要是烷化剂及抗生素。

1) 根据性质和来源分类：烷化剂、抗代谢药、植物药、激素和杂类。

2) 根据药物的作用机制分类：干扰核酸合成药物、直接与 DNA 结合,影响其结构与功能的药物、干扰蛋白质合成与活性的药物、机制暂不明的药物。

二、烷　化　剂

为细胞毒药物,具有活跃的烷化基团,能和多种有机物的亲核基团(如蛋白质和核酸中的氨基、巯基、羟基、磷酸根等)相作用,损伤细胞而致死亡。当浓度足够时可杀伤各种类型尤其是增殖较快的细胞。但选择性不强,常导致正常更新组织,如骨髓、淋巴组织、胃肠道黏膜、生殖细胞及皮肤毛囊等同时受到损伤。

1. 氮芥(nitrogen mustard)

(1)药理特点　主要通过与 DNA 的磷酸链结合,形成交叉键链而破坏 DNA 结构和功能。为细胞周期非特异性药物。

(2)适应证　在造血系统肿瘤中已少应用。淋巴结肿块压迫引起的上腔静脉综合征或脊髓受压时可用本品紧急注射以解除压迫。可组成 MOPP 方案。

(3)不良反应　局部刺激性强,漏出血管可致组织坏死。骨髓抑制、胃肠道反应。

2. 环磷酰胺(cyclophosphamide)

(1)药理特点　本品先经肝微粒体的氧化酶代谢,生成活性代谢产物而起抗肿瘤作用,为细胞周期非特异性药物。

(2)适应证　各种类型白血病、淋巴瘤、多发性骨髓瘤、骨髓增殖性疾病。

(3)用法　静脉注射。200 mg/支。

(4)不良反应　骨髓抑制、胃肠道反应、出血性膀胱炎。

3. 苯丁酸氮芥(chlorambucil)

(1)药理特点　为氮芥衍生物。作用机制与氮芥相似,对细胞周期中的 M 期和 G1 期作用最强。

(2)适应证　较适用于慢性造血系统恶性肿瘤,如慢性淋巴细胞白血病、淋巴瘤、多发性骨髓瘤、真性红细胞增多症等。

(3)不良反应　骨髓抑制(相对较轻)。

三、抗 代 谢 药 物

影响核酸生物合成。多是模拟正常机体代谢物质,如叶酸、嘌呤碱、嘧啶碱等的化学结果所合成的类似物,因此与相关的代谢产物发生特异性的对抗作用,从而干扰核酸,尤其是 DNA 的生物合成,阻止瘤细胞的分裂繁殖。

细胞周期特异性药物,主要作用于 S 期。

1. 6-巯基嘌呤(6-mercaptopurine)

(1)药理特点　是腺嘌呤的类似物,为抗嘌呤药。在体内经酶的催化变成硫代肌苷酸,它阻止肌苷酸转变为腺苷酸和尿苷酸,干扰嘌呤代谢、阻碍核酸合成,对 S 期细胞较有效。口服吸收良好。静脉注射后分布迅速。静脉注射的半衰期约为 90 min。

(2)不良反应　胃肠道反应和骨髓抑制;少数患者出现黄疸和肝功能障碍。

（3）适应证　常作为急性白血病的维持治疗。

2. 氨甲蝶呤（methotrexate）

（1）药理特点　对二氢叶酸还原酶有极强的抑制作用，使二氢叶酸不能还原为四氢叶酸；高浓度能阻碍脱氧脲嘧啶核苷酸转变成脱氧胸腺嘧啶核苷酸，从而导致 DNA 合成障碍。细胞周期特异性药物，主要作用于 S 及 G1/S 期间，并对 G1/S 期间有延缓作用。

（2）适应证　急性淋巴细胞白血病、中枢神经系统白血病、淋巴瘤等。

（3）不良反应　骨髓抑制、口腔溃疡等。

3. 阿糖胞苷（cytosine arabinoside）

（1）药理特点　通过抑制 DNA 多聚酶而抑制 DNA 合成，或掺入 DNA 中干扰 DNA 的复制，为细胞周期特异性药物。

（2）适应证　急性白血病、中枢神经系统白血病等。

（3）不良反应　胃肠道反应、口腔溃疡、骨髓抑制。

四、抗肿瘤抗生素

作用原理各不相同，有的直接作用于 DNA 而有烷化作用；有的则是 DNA 合成的抑制剂，而类似于抗代谢药物。

1. 柔红霉素（daunorubicin）

（1）药理特点　本药与 DNA 结合，插入相邻碱基对之间，使 DNA 模板发生变化，从而抑制有关酶，阻止 DNA 和 RNA 合成，阻止有丝分裂，为细胞周期非特异性药物。

（2）适应证　急性白血病。

（3）不良反应　严重骨髓抑制，心脏毒性。

2. 多柔比星（doxorubicin）

与柔红霉素相似。

五、植　物　类

常用的有长春新碱和长春花碱，系夹竹桃科植物长春花中的生物碱。这类植物药在一定受体部位与锤体微管蛋白结合，形成高度规则的结晶体，从而阻止微管的蛋白装配，干扰纺锤体的生成，使细胞停留在分裂中期。三尖杉酯碱抑制 DNA 与蛋白质的生物合成。

1. 长春新碱（vincristine）

（1）药理特点　干扰增殖细胞的纺锤体的形成，较高剂量时可直接破坏染色体，为细胞周期特异性药物，主要杀伤 M 期细胞。

（2）适应证　急性白血病、淋巴瘤、多发性骨髓瘤。

（3）不良反应　神经系统毒性较大,可引起肢体麻木、感觉障碍、键反射消失、复视、眼睑下垂、声带麻痹、麻痹性肠梗阻。

2. 三尖杉酯碱和高三尖杉酯碱

（1）药理特点　能杀伤 S、G1、G0 期细胞,为细胞周期非特异性药物。

（2）适应证　急、慢性白血病。

（3）不良反应　骨髓抑制、胃肠道反应、心脏毒性。

六、激素类——泼尼松(强的松)

（1）药理特点　对各种淋巴组织都有抑制作用,可使淋巴细胞溶解,但作用不持久。为细胞周期非特异性药物。

（2）适应证　急性淋巴细胞白血病、淋巴瘤、多发性骨髓瘤、慢性淋巴细胞白血病。

（3）不良反应　消化性溃疡、类皮质醇增多综合征。

七、抗肿瘤药物的毒性

（1）骨髓抑制　大部分药物都存在,但各种药物引起的骨髓抑制程度、出现快慢、持续时间都不相同。

（2）胃肠道反应　可由药物刺激引起,也可由增殖旺盛的胃肠黏膜上皮细胞受到药物损害所致,少数药物通过脑干,兴奋第四脑室周围的化学感受器所致。

第三节　其他药物

一、抗贫血药

治疗缺铁性贫血:临床多见,失血、需要量超过摄入量或胃肠吸收不良是引起的主要原因。红细胞可呈小细胞低色素性。采用铁剂治疗。

巨幼红细胞性贫血:较少见,主要是营养性叶酸和(或)维生素 B_{12} 缺乏所致。红细胞呈大细胞性。采用叶酸和维生素 B_{12} 治疗。

1. 铁制剂

（1）铁的需要　成年男子和绝经期妇女每日丢失铁约为 1 mg,因此每日需铁1 mg。成年妇女因月经失血等原因,每日平均需铁约为 1.5 mg。妊娠中后期平均每日需铁量约为 5 mg 左右。

药用铁剂可分为两大类：① 无机铁,有还原铁粉和硫酸亚铁;② 有机铁剂,葡萄糖酸亚铁、含糖氧化铁、山梨醇铁、枸橼酸铁胺、富马酸亚铁、右旋糖酐铁、琥珀酸亚铁、多糖铁复合物。一般口服铁剂的胃肠道反应主要和含有的游离铁离子有关,因而一般有机铁剂反应较小。

（2）常用铁剂　口服铁剂是治疗缺铁性贫血的首选方法。硫酸亚铁仍被认为是口服铁剂中的标准制剂,但因胃肠道反应现较少用。成人治疗剂量以元素铁 180～200 mg/d 为宜,预防剂量以元素铁 10～20 mg/d 为宜。空腹时亚铁盐吸收完全,而餐后服用胃肠道反应小,耐受性好,权衡两者多选用后者。进食鱼、肉等可加强铁剂吸收。

口服铁剂的主要不良反应为胃肠道症状,包括胃部灼热感、恶心、上腹部不适和腹泻等。

口服铁剂无效,原因可能有：① 患者未按医嘱服药;② 诊断有误;③ 出血未控制,超过新生血量;④ 腹泻、肠蠕动过速或胃肠道解剖部位异常,影响铁的吸收。

注射铁剂因毒性反应和过敏反应,必须严格掌握适应证。适应证如下：① 有胃肠道疾患如溃疡性结肠炎、节段性肠炎、胃切除后胃肠道功能紊乱（倾倒综合征）,或妊娠时有持续呕吐等情况,口服铁剂使症状加重者;② 有慢性腹泻、脂肪痢或吸收不良综合征的患者,有铁吸收障碍者;③ 严重缺铁性贫血需要短期内提高血红蛋白者,如妊娠晚期严重缺铁性贫血;④ 对血液透析或自体输血采血量较大,需要短期内维持体内铁平衡者;⑤ 不能耐受口服铁剂治疗者;⑥ 因出血丧失铁的速度,超过了口服铁剂被吸收的速度。

常用的注射用铁剂为右旋糖酐铁及山梨醇枸橼酸铁,这两种制剂各含铁 50 mg/ml。给药方式为深部肌内注射。首次给药可用少量作试验剂量,观察 1 h 无反应后可给予足量,最大剂量为 100 mg/d。

右旋糖酐铁复合物注射后约 65% 于 72 h 内被吸收,约 25% 残留在注射处至少 4 周,基本上不能被吸收。

（3）注射铁剂的不良反应　有局部和全身反应。肌内注射局部反应有局部疼痛、局部淋巴结肿痛,可持续数周。注射处的皮肤深染可存在一两年之久。肌内注射的全身反应有即刻和延迟反应两种。即刻反应包括头痛、头昏、发热、面部潮红、荨麻疹、关节痛、肌肉酸痛、低血压、恶心以及其他过敏反应;延迟反应包括淋巴结肿大、关节和肌肉痛、发热,多数反应均轻微、短暂,但有报道因过敏反应而致死者。

2. 叶酸

叶酸广泛分布于动、植物性食物中,以酵母、肝及绿叶蔬菜含量最高。不耐热。叶酸由蝶啶核、对氨苯甲酸及谷氨酸 3 部分组成。

（1）机体需要　正常机体每日最低需要叶酸 50 μg。产生叶酸缺乏的主要原因是需要量增加而饮食未提供足够的叶酸;长期应用叶酸对抗剂也可造成体内四氢叶酸缺乏。

（2）药理作用　食物中的叶酸和叶酸制剂主要在小肠上部吸收,吸收时被迅速还原和甲基化为具有活性的 5-甲基四氢叶酸。在体内可进一步转化,参与体内多种生化代谢,包括:① 嘌呤核苷酸的从头合成;② 脲嘧啶核苷酸合成胸腺嘧啶核苷酸;③ 某些氨基酸的互相转变。

（3）临床应用　治疗各种巨幼细胞性贫血。

3. 维生素 B$_{12}$

分子结构复杂,含有金属元素钴,动物内脏、牛奶、蛋黄含维生素 B$_{12}$ 量较高,植物性食物不含维生素 B$_{12}$。

（1）机体需要　所需的维生素 B$_{12}$ 须从食物中摄取。正常人每日需维生素 B$_{12}$ 1 μg。我国食物中维生素 B$_{12}$ 的含量丰富,一般足够机体需要,因此产生维生素 B$_{12}$ 缺乏主要是肠道吸收不良或机体需要量增加所致。

（2）体内过程　口服维生素 B$_{12}$ 必须与胃黏膜壁细胞分泌的"内因子"相结合,形成复合物,才能顺利吸收,吸收的部位主要在回肠。

（3）药理作用　维生素 B$_{12}$ 为细胞生长分裂及维持神经组织髓鞘完整所必需。体内主要参与两种代谢。

（4）临床应用　主要用于恶性贫血及其他巨幼红细胞性贫血。

二、人粒细胞集落刺激因子

（1）药理作用　本品促进粒细胞集落的形成,促进造血干细胞向中性粒细胞增殖、分化。对成熟的中性粒细胞可促进游走、吞噬、产酶、释放活性氧、杀菌能力和对外来异物的黏着作用。还可动员成熟中性粒细胞从骨髓进入外周。能使早期多能造血干细胞进入细胞周期,连日应用可促使骨髓造血干细胞进入外周血。与 SCF 及 IL-3 并存时可刺激较早期的造血干细胞增殖。

（2）适应证　骨髓移植后促进中性粒细胞升高;肿瘤、白血病化疗后的中性粒细胞减少症;骨髓增生异常综合征、再生障碍性贫血伴发的中性粒细胞减少症;先天性、特发性中性粒细胞减少症。

（3）不良反应　偶有皮疹、头痛、骨痛、胸部痛、腰痛、低热、血清氨基转移酶升高、消化道不适及肝功能损害等。还可引起 ALP、LDH 升高及尿酸和肌酐升高等。偶见休克。

（4）用法用量　皮下注射或静脉滴注。骨髓移植患者于术后第 2~5 天内开始,每日皮下注射或静脉输注 300 μg/m^2。实体瘤于化疗后 24 h 开始每日皮下注射 75 μg。白血病患者于化疗完成后 24 h 开始每日皮下注射或静脉输注 300 μg。

三、人红细胞生成素

（1）药理作用　重组人类促红细胞生成素-β所含氨基酸及碳水化合物成分均与贫血患者尿中分离出来的红细胞生成素一致。红细胞生成素是一种糖蛋白，它通过刺激干细胞前体来促进红细胞生成，作为一种有丝分裂刺激因子和分化激素起作用。

（2）药物动力学　药物动力学显示，在健康志愿者及尿毒症患者，静脉给予重组人类促红细胞生成素-β的半衰期为4～12 h，分布容积相当于1～2倍血浆容积。在尿毒症及正常大鼠动物实验中已发现相似结果。给尿毒症患者皮下注射重组人类促红细胞生成素-β后，因血清血小板浓缩而延缓吸收，平均12～28 h达到最大浓度。半衰期平均为13～28 h，比静脉注射要长。

（3）适应证　本品适用于因慢性肾衰竭引致贫血的透析患者，治疗非透析肾功能不全患者的病状性肾性贫血。

（陈　瑜）

第九章 贫血与外周血
一般检查

　　血液是由血细胞和血浆组成的红色黏稠混悬液。血细胞包括红细胞、白细胞和血小板。血浆是复杂的胶体溶液，组分非常恒定。血浆中水分占 91% ~ 92%；固体成分占 8% ~ 9%，包括各种蛋白（抗体、酶、凝血因子等生物活性物质）、无机盐、激素、维生素和代谢产物。正常成人血量占体重的 7% ~ 9%，即 60 ~ 80 ml/kg 体重。成人平均血量 5 L 左右，其中血浆占 55%，血细胞占 45%。血液的 pH 值为 7.35 ~ 7.45，密度为 1.050 ~ 1.060，相对黏度为 4 ~ 5，血浆渗透压为 290 ~ 310 mmol（290 ~ 310 mOsm）/kg H_2O，血液离体后数分钟内即自行凝固。

　　血液通过循环系统与全身各组织器官密切联系，参与机体呼吸、运输、防御、调节体液渗透液和酸碱平衡等各项生理活动，维持机体正常新陈代谢和内外环境的平衡。在病理情况下，造血系统的各种疾患，除直接累及血液外，常会影响全身组织器官。例如，贫血患者，由于血液携带氧功能减低，可使全身各脏器缺氧，导致循环、消化、神经、呼吸、泌尿等系统出现相应的临床表现和体征；反之各组织器官的病变也可直接或间接地引起血液发生相应的变化。例如，全身各组织的感染性炎症可引起血液内白细胞总数和分类计数的改变。因此，血液检验不仅是诊断各种血液病的主要依据，对其他系统疾病的诊断和鉴别也可提供许多信息，是临床医学检验中最常用、最重要的基本内容。

第一节 外周血检查

一、红细胞计数

　　红细胞计数(red blood cell count)是评价血液的基本试验，可用手工显微镜法和自动血液分析仪检测。

（一）检测原理

1. 手工显微镜法

用等渗稀释液将血液稀释一定倍数,充入血细胞计数池后,在显微镜下计数一定体积内的红细胞数,经换算求出每升血液中的红细胞数。

2. 仪器法

利用电阻抗和光散射原理。

（二）临床应用

1. 生理性变化

（1）年龄与性别的差异 初生儿由于出生前以弥散方式从母体血液获得氧气,通常处于生理性缺氧状态,故红细胞计数明显增高,但在出生2周后就逐渐下降。小儿生长发育时铁供应相对不足亦可引起贫血。男性儿童在6~7岁时最低,随着年龄增大而逐渐上升,到25~30岁时达高峰,30岁后随年龄增加而逐渐下降,直到60岁时尚未停止。在女性儿童也随年龄增大逐渐增高,到13~15岁时达最高值,而后受到月经、内分泌等因素影响逐渐下降,到21~35岁维持最低水平后又逐渐增高与男性水平相近。男女两性的红细胞计数在15~40岁期间差别明显,主要可能与在此期间,男性雄性激素水平较高,而睾丸酮有促进红细胞造血作用有关。

（2）精神因素 感情冲动、兴奋、恐惧、冷水浴刺激均可使肾上腺素增多,导致红细胞计数暂时增多。

（3）剧烈的体力劳动 主要因劳动时氧需要量增加所致的相对乏氧等引起,一般成人在静息时每分钟全身耗氧0.3~0.4 L,肌肉运动时可增加到2~2.5 L,最高可达到4~4.5 L,此时由于红细胞生成素生成增加而骨髓加速释放红细胞,导致红细胞计数增多。

（4）气压影响 当气压低时,因缺氧刺激,红细胞可代偿性增生。高山地区居民和登山运动员红细胞计数均高于正常,是因大气稀薄、氧分压低,人体接受了缺氧的刺激后,血浆中红细胞生成素水平升高,引起骨髓产生更多的红细胞所致。

（5）孕期、婴幼儿期、老年期 妊娠中、后期,为适应胎盘循环的需要,通过神经、体液的调节,孕妇的血浆容量明显增加而引起血液稀释;6个月~2岁的婴幼儿由于生长发育迅速所致的造血原料相对不足;某些老年人造血功能明显减退等均可导致红细胞减少。

红细胞计数值的生物学变异:新生儿约增加35%,高海拔约增加14%。饮酒约减少5%,长期剧烈运动约减少15%,妊娠约减少16%,2个月的婴儿约减少30%。

2. 病理性变化

（1）红细胞和血红蛋白量减少　在临床最常见于各种原因的贫血。由于各种病因导致外周血单位体积红细胞计数减少，即为病理性贫血。贫血的诊断并不难，通过红细胞计数、血红蛋白测定或血细胞比容测定就可确定有无贫血和贫血的程度，但贫血的原因诊断较为困难，一般应结合体检和其他检查进行诊断。病理性贫血按病因可将贫血分成造血不良、红细胞过度破坏和失血三大类。

1）急性、慢性红细胞丢失过多：如各种原因的出血，见于消化性溃疡、痔疮、十二指肠钩虫病等。

2）红细胞寿命缩短：如各种原因的溶血，见于输血的溶血反应、蚕豆病、遗传性球形红细胞增多症等。

3）造血原料不足：如慢性失血者对铁的重新利用率减少，铁供应或吸收不足。铁是制造血红蛋白的原料，原料不足使血红蛋白合成量减少。也有铁供应并不缺少，而是由于先天性的或后天获得性的某种原因引起红细胞内酶的缺陷，而致铁不能被利用合成红蛋白，铁堆积在细胞内外，使发育中的细胞功能受障碍，红细胞过早死亡而致贫血。临床表现如缺铁性贫血、红细胞小、中心苍白区扩大等，但其血清铁和储存铁都增加，不是减少。在幼稚红细胞核的周围围绕沉着铁颗粒，故称为铁粒幼细胞贫血，有时可见于 60 岁以上的老年人，其原因不明。亦可由于某些药物所引起，如异烟肼、硫唑嘌呤、乙醇等。铅中毒的患者亦可出现。也可继发于某些疾病，如类风湿关节炎、白血病、甲状腺功能亢进、慢性肾功能不全等。

4）造血功能减退的某些药物：如抗肿瘤药物、磺胺类药物、保泰松、有机砷、马利兰等可抑制骨髓的造血功能；物理因素如 X 线，^{60}Co（钴 - 60）、镭照射、放射性核素等均可抑制骨髓。造血功能障碍亦可继发于其他疾病，如慢性肾衰竭，因有尿素、肌酐、胍类、酚、吲哚等物质潴留可能对骨髓和红细胞有不良影响。原发性再生障碍性贫血是一种原因尚未完全了解的造血功能障碍，常有全血细胞计数减少。

（2）红细胞增多

1）原发性红细胞增多：见于真性红细胞增多症、良性家族性红细胞增多症等。真性红细胞增多症是一种原因不明的以红系细胞异常增殖为主的疾病，红细胞计数在 $(7 \sim 10) \times 10^{12}$/L，患者红细胞量过多可能是由于红细胞过度生成，原因有待进一步研究。由于本病多同时有中性粒细胞和血小板数增多，故目前认为由多能干细胞受累所致。本病常见于 40 ~ 70 岁年龄组。典型者，不但周围血液中红细胞计数明显增多，白细胞和血小板计数亦同时升高，有时伴有慢性粒细胞性白血病。

2）继发性红细胞增多：继发于某种原发病，常见于可以引起低氧血症的疾病。① 心血管病。各种先天性心血管疾病，如房室间隔缺损、法洛四联症。② 肺疾病。肺气肿、肺源性心脏病、肺纤维化、肺硅沉着症（矽肺）和各种原因引起的肺气体交换面积减少等,机体受缺氧刺激后,血浆中红细胞生成素增高,使红系细胞生成增多。③ 异常血红蛋白病。血红蛋白由于携氧能力降低而造成缺氧,使红细胞生成增多。④ 肾上腺皮质功能亢进,如库欣病也可见红细胞增多,这可能与皮质激素刺激骨髓使红细胞和血红蛋白生成偏高有关。

3)相对性红细胞增多:由于血浆中水分丢失,如呕吐、严重腹泻、多汗、多尿、大面积烧伤、晚期消化道肿瘤而长期不能进食等原因引起的血液浓缩,血液中有形成分相对增多,并非是真正的红细胞生成增加,为暂时性增多。

二、白细胞计数

白细胞是周围血的有核细胞,其数量显著少于红细胞,仅相当于后者的 $0.1\% \sim 0.2\%$ 。根据细胞的形态特征,可将白细胞分为粒细胞(granulocyte, GRAN)、淋巴细胞和单核细胞 3 类。粒细胞的胞质中含有特殊颗粒,依其颗粒的特点又可分为 3 个亚类,即中性粒细胞、嗜酸性粒细胞和嗜碱性粒细胞。白细胞通过不同方式、不同机制消灭病原体,消除过敏原和参加免疫反应、产生抗体,是机体抵抗病原微生物等异物入侵的主要防线。

白细胞计数是测定单位体积血液中各种白细胞的总数。白细胞计数有显微镜计数法和血液分析仪计数法。

(1)检测原理 用白细胞计数稀释液(多用稀乙酸溶液),将血液稀释一定倍数并破坏成熟红细胞后,滴入血细胞计数盘中,在显微镜下计数一定范围内的白细胞数,经换算求得每升血液中各种白细胞的总数。

(2)参考值 ① 成人:$(4 \sim 10) \times 10^9/L$。② 新生儿:$(15 \sim 20) \times 10^9/L$。③ 6个月 ~ 2 岁:$(11 \sim 12) \times 10^9/L$

(3)临床意义 通常白细胞数 $> 10 \times 10^9/L$ 称为白细胞增多(leukocytosis),$< 4 \times 10^9/L$ 称为**白细胞减低(leukopenia)**。白细胞数在生理或病理情况下均可有变异。由于中性粒细胞占白细胞总数的 $50\% \sim 70\%$,其增高和减低直接影响白细胞总数的变化,即中性粒细胞增高,白细胞总数增高;中性粒细胞减低,白细胞总数也随之减低。

三、白细胞分类计数

白细胞分类计数(differential count,DC) 是将血液制成涂片,经染色后在油镜下进行分类,求得各种类型白细胞的比值(百分率)。由于外周血中 5 种白细胞各有其生理功能,在不同病理情况下,可引起不同类型的白细胞发生数量或质量的变化。分析白细胞分类变化意义时,必须计算各类型白细胞的绝对值(各类型白细胞绝对值 = 白细胞计数值×白细胞分类计数百分率),才有诊断参考价值。

白细胞分类计数的方法有两种：一种是传统显微镜分类法；另一种是血液分析仪分类计数法。

（一）检测原理

将血液涂成薄膜，经 Wright 染色后，于显微镜下，按白细胞形态学特征逐个分别计数，得出各种白细胞百分率。结合白细胞计数结果，可间接求出每升血液中各种白细胞的绝对值。

（二）参考值

见表 9-1。

表 9-1　成人白细胞分类参考值

百分率/%		绝对值/×10^9/L
中性杆状核粒细胞	1~5	(0.04~0.5)
中性分叶核粒细胞	50~70	(2~7)
嗜酸性粒细胞	0.5~5	(0.02~0.5)
嗜碱性粒细胞	0~1	(0~1)
淋巴细胞	20~40	(0.8~4)
单核细胞	3~8	(0.12~0.8)

（三）临床意义

1. 中性粒细胞

粒细胞起源于骨髓粒系祖细胞。祖细胞在集落刺激因子的调节下分化为原粒细胞，经数次有丝分裂而依次发育为早幼粒、中幼粒及晚幼粒细胞，后者已丧失分裂能力，仅继续发育为成熟的杆状核和分叶核粒细胞。一个原粒细胞经过增殖发育，最终生成 8~32 个分叶核粒细胞。目前常根据其发育阶段而将粒细胞群人为地划分为**分裂池**（mitotic pool）、**成熟池**（maturation pool）、**储备池**（storage pool）、**循环池**（circulating pool）和**边缘池**（marginating pool）等。

（1）**分裂池**　包括原粒细胞、早幼粒细胞和中幼粒细胞，这些细胞可合成 DNA，均具有分裂能力。

（2）**成熟池**　包括晚幼粒及杆状核粒细胞。粒细胞自晚幼粒开始失去分裂能力，逐渐发育成熟。

（3）**贮备池**　包括部分杆状核粒细胞及分叶核粒细胞。粒细胞成熟后即储存于骨髓中,可在骨髓储备池中停留 3 ~ 5 d,其数量约为外周血的 5 ~ 20 倍。储备池中的粒细胞,在机体受到感染和其他应激反应时,可释放入循环血液。通常,只有杆状核或分叶核中性粒细胞能从储备池进入血液,但当病情严重时,少量晚幼粒细胞也能进入外周血液。

　　(4) 循环池　进入外周血的成熟粒细胞有一半随血液而循环,白细胞计数时所得的白细胞值实际上仅为循环池的粒细胞数。

　　(5) 边缘池　因微静脉边缘血流较慢,进入外周血的半数粒细胞黏附于血管壁构成边缘池。边缘池及循环池的粒细胞之间可以互相换位,并保持着动态平衡。由于许多因素的影响,这两个池中的粒细胞可一过性地从一方转向另一方,从而导致白细胞计数结果呈较大幅度甚至成倍的波动,这一点在分析白细胞计数结果时必须予以考虑。进入血液的粒细胞约平均停留 10 h 后,即逸出血管壁而进入组织内或体腔中,以行使其防御功能 1 ~ 2 d,一般不再返回血管。衰老的中性粒细胞主要在单核-吞噬细胞系统破坏,一部分也可从唾液腺、气管、消化道、泌尿生殖道排出。同时,骨髓释放新生的粒细胞补充周围血而保持白细胞数量相对恒定。正常情况下,每小时进行更新的粒细胞约有 10% 。

　　(1) 嗜中性粒细胞增多(neutrophilia)　正常情况下,**中性杆状核粒细胞(neutrophilic stab granulocyte,Nst)** 占 1% ~ 5% ,**中性分叶核粒细胞(neutrophilic segmented granulocyte,Nsg)** 占 50% ~ 70% ,其中 2 叶核细胞为 10% ~ 30% ,3 叶核为 40% ~ 50% ,4 叶核为 10% ~ 20% ,5 叶核不到 5% 。如中性分叶核粒细胞 >70% ,绝对值 $>7 \times 10^9/L$ 称为中性粒细胞增高。

　　1) 生理性增多:生理性中性粒细胞增多通常不伴有白细胞质量的改变。

　　a. 年龄:新生儿白细胞较高,一般在 $15 \times 10^9/L$ 左右,个别可高达 $30 \times 10^9/L$ 以上。通常在 3 ~ 4 d 后降至 $10 \times 10^9/L$ 左右,约保持 3 个月,然后逐渐减低至成人水平。新生儿外周血白细胞以中性粒细胞占绝对优势,变化范围 $(6 \sim 28) \times 10^9/L$ 。约在 1 周内降至 $5 \times 10^9/L$,到第 6 ~ 9 d 逐渐减低至与淋巴细胞大致相等,以后淋巴细胞逐渐增多,整个婴儿期淋巴细胞数均较高,可达 70% 。到 2 ~ 3 岁后,淋巴细胞逐渐减低,中性粒细胞逐渐增高,到 4 ~ 5 岁两者又基本相等,形成中性粒细胞和淋巴细胞变化曲线的 2 次交叉,至青春期时与成人基本相同。

　　b. 日间变化:在静息和休息时白细胞数计数较低,活动和进食后较高;早晨较低,下午较高;一日之间最高值与最低值之间可相差 1 倍。但有个别人 1 日之内的变化仍很小。

　　c. 运动、疼痛和情绪的影响:一般脑力和体力劳动、冷热水浴、日光或紫外线照射等均可使白细胞轻度增高;严寒、暴热可使白细胞数高达 $15 \times 10^9/L$ 或更高;剧烈运动、剧痛和情绪激动可使白细胞计数显著增高。如剧烈运动可使短时间内白细胞计数高达 35×10^9/L,以中性粒细胞为主。当运动结束后迅即恢复原有水平。这种短暂的变化,主要是由于循环池和边缘池的粒细胞重新分配所致。

d. 妊娠与分娩:月经期,白细胞计数变化较小。妊娠期,白细胞常见增多,妊娠超过 5 个月时常可达 15×10^9/L 以上,特别是妊娠最后 1 个月,常波动于$(12 \sim 17) \times 10^9$/L 之间;分娩时因产痛和产伤可使白细胞计数进一步增高,有的可高达 34×10^9/L。分娩后 $2 \sim 5$ d 内恢复正常。由于白细胞的生理波动很大,只有通过定时和反复观察才有意义。

e. 其他:吸烟者平均白细胞计数可高于非吸烟者 30%(包括中性粒细胞、淋巴细胞和单核细胞)。

2)病理性增多:引起中性粒细胞病理性增多的原因很多,大致上可归纳为以下几种:

a. 反应性增多:是机体对各种病因刺激的应激反应,动员骨髓储备池中的粒细胞释放或边缘池粒细胞进入血循环。因此,增多的粒细胞大多为成熟的分叶核粒细胞或较成熟的杆状核粒细胞。

反应性增多,可见于:

● 急性感染或炎症:此为引起白细胞总数和中性粒细胞增多最常见的原因。尤其是化脓性球菌引起的局部炎症或全身性感染最为明显。此外,某些杆菌(如大肠埃希菌和铜绿假单胞菌等)、真菌和放线菌、病毒(如流行性出血热、流行性乙型脑炎、狂犬病等)、立克次体如斑疹伤寒、螺旋体如钩端螺旋体、梅毒、寄生虫如肺吸虫等。增高程度与病原体种类、感染部位和程度以及机体的反应性等有关,如:i. 急性化脓性胆囊炎,WBC $>20 \times 10^9$/L 可为诊断标准之一。ii. 在急性胰腺炎,白细胞总数和中性粒细胞增高与炎症程度成正比:WBC $>10 \times 10^9$/L 时,水肿性急性胰腺炎占 67.5%,坏死性急性胰腺炎达 78.6%;中性粒细胞 $>85\%$ 时,水肿性急性胰腺炎占 86.2%,坏死性急性胰腺炎占 88.5%,死亡率达 100%。iii. 在肠缺血、坏死破裂,WBC $>10 \times 10^9$/L 可为早期肠坏死的指标。iv. 局限性的轻度感染,白细胞总数可在正常范围,仅可见中性粒细胞百分率有所增高;中等程度感染时,白细胞总数可增高至$(10 \sim 20) \times 10^9$/L,中性粒细胞百分率增高,并伴有核左移;严重的全身性感染如发生菌血症、败血症或脓毒血症时,则白细胞可明显增高,达$(20 \sim 30) \times 10^9$/L,中性粒细胞百分率也明显增高,并伴明显核左移和中毒性改变。以上情况说明机体反应性良好,因为不仅释放了储备池粒细胞,还将成熟池甚至分裂池粒细胞也释放入血以应急需。如感染过于严重,白细胞总数不但不高,反而减低,但核左移却很明显,此时患者多处于或接近于感染中毒性休克的状态;其原因,可能由于白细胞再分布,聚集于内脏血管内,也可能由于血液中白细胞大量逸出血管壁、趋向于病患局部以及骨髓细胞供应暂时不足所致。

● 广泛组织损伤或坏死：严重外伤、手术创伤、大面积烧伤、冻伤以及血管栓塞（如心肌梗死、肺梗死）所致局部缺血性坏死等使组织严重损伤者，在 12 ~ 36 h 内常见白细胞计数增高，以中性分叶核粒细胞增多为主。在较大的手术后 12 ~ 36 h，白细胞计数常达 10×10^9/L 以上。因此，用白细胞增多来考虑有无术后感染，必须注意到时间因素。急性心肌梗死 1 ~ 2 d 内常见白细胞明显增多，可持续 1 周，借此可与心绞痛进行鉴别。

● 急性溶血：红细胞大量破坏导致的相对缺氧以及红细胞破坏后的分解产物刺激骨髓储备池中的粒细胞释放，也可使白细胞和中性分叶核粒细胞增高。

● 急性失血：急性大出血时，白细胞总数常在 1 ~ 2 h 内迅速增高，可达（10 ~ 20）$\times 10^9$/L，增多的细胞主要是中性分叶核粒细胞。内出血者如消化道大量出血、内脏破裂如脾破裂或输卵管妊娠破裂等，白细胞增高常较外部出血为显著，血小板数也同时有所增高。这可能与大出血所致的缺氧和机体的应激反应，动员骨髓储备池中的血细胞释放有关。但此时的红细胞数和血红蛋白量仍可暂时保持正常范围，可能因失血早期体内血液的血浆与血细胞比值尚未出现改变，待组织间液吸收回血液或补充循环血容量后，才出现红细胞和血红蛋白减低。因此，白细胞增高可作为早期诊断内出血的参考指标。

● 急性中毒：i. 外源性中毒：化学物质或药物如汞、铅、安眠药急性中毒，生物毒素如昆虫毒、蛇毒以及植物毒素如毒蕈中毒。ii. 内源性中毒：如尿毒症、糖尿病酮症酸中毒、子痫、内分泌疾病危象等。以中性分叶核粒细胞增生为主。

● 恶性肿瘤：非造血系统恶性肿瘤有时可出现持续性白细胞计数增高，以中性分叶核粒细胞增多为主。机制可能为：i. 肿瘤组织坏死的分解产物刺激骨髓中粒细胞释放。ii. 某些肿瘤细胞（如肝癌、胃癌等）可产生促粒细胞生成因子。iii. 恶性肿瘤骨髓转移，破坏骨髓对粒细胞释放的调控作用等。

● 其他原因：见于类风湿关节炎、自身免疫性溶血性贫血、痛风及严重缺氧；应用皮质激素、肾上腺素、氯化锂等。

b. 异常增生性增多：为造血干细胞克隆性疾病，造血组织中粒细胞大量增生，见于粒细胞白血病和骨髓增殖性疾病；主要是病理性粒细胞（如白血病细胞）的原始或幼稚粒细胞大量增生，释放至外周血。

异常增生性增多，可见于：

● 白血病：目前，白血病的分型依据细胞形态学、免疫学、细胞遗传学和分子生物学 4 类检查。其中，细胞形态学是基础。i. 急性白血病：以幼稚白血病细胞增多为主,如**急性髓性白血病**(acute myelogenous leukemia,AML)中 $M_1 \sim M_7$ **急性淋巴细胞白血病**(acute lymphocytic leukemia,ALL),骨髓中,病理性原始粒细胞大量异常增生(但外周血中出现白细胞数增高的患者不到50%),一般增至$(10 \sim 50) \times 10^9/L$($>100 \times 10^9/L$者较少);其余患者白细胞计数可在正常范围或减低,甚至显著减低。ii. 慢性白血病:以成熟的白血病细胞增高为主,如慢性粒细胞白血病,多数患者白细胞总数达$(100 \sim 600) \times 10^9/L$,早期无症状患者可在 $50 \times 10^9/L$ 以下。周围血中粒细胞在90%以上,可见到各发育阶段的粒系细胞,以中幼和晚幼粒细胞为主,原粒及早幼粒细胞不超过10%。白血病细胞的形态与正常白细胞有本质的不同。因此,在作外周血白细胞计数时,特别要注意同时作白细胞分类计数和形态观察,后者对于白血病的诊断、治疗和预后均有重要的临床意义。此外,还须与类白血病反应相鉴别。iii. 类白血病反应:是指机体在有明确病因的刺激下,出现白细胞数中度增高(大多 $<100 \times 10^9/L$),多以中性粒细胞增多为主(分叶核和杆状核粒细胞增多),原始、早幼粒细胞增多少见($<10\%$),常伴较明显的中性粒细胞中毒性改变,其他细胞均无明显变化。而白血病常无明确病因可查,白细胞计数显著增高,可 $>100 \times 10^9/L$,可见各阶段的粒细胞,并伴嗜酸性粒细胞增多。类白血病反应与白血病的进一步鉴别,尚须作骨髓检查、细胞化学染色和染色体检查等。

● 骨髓增殖性疾病:包括真性红细胞增多症、原发性血小板增多症和骨髓纤维化症(也可包括慢性粒细胞白血病)等。本组疾病均系多能干细胞的病变引起,具有潜在演变为急性白血病的趋势。特点为除了一种主要血细胞成分增多外,常伴有其他一种或两种血细胞的增生,故常有中性粒细胞增多,白细胞计数常在$(10 \sim 30) \times 10^9/L$。

(2) 中性粒细胞减低(neutropenia) 白细胞减低主要是中性粒细胞减低。当中性粒细胞绝对值 $<1.5 \times 10^9/L$,称为**粒细胞减低症**(granulocytopenia);$<0.5 \times 10^9/L$ 时,称为**粒细胞缺乏症**(agranulocytosis)。引起中性粒细胞计数减低的病因有以下几个方面。

1) 某些感染:某些革兰阴性杆菌感染如伤寒、副伤寒,如无并发症,白细胞数减低可 $<2 \times 10^9/L$;一些病毒感染如流感等,可能由于细菌内毒素及病毒的作用,使边缘池粒细胞增多而导致循环池中粒细胞减低所致,也可能与内毒素抑制骨髓释放粒细胞有关。

2) 血液病:如典型的再生障碍性贫血时,呈"三少"(红细胞、白细胞和血小板均减低)表现。此时白细胞可 $<1 \times 10^9/L$,分类时几乎均为淋巴细胞,乃因中性粒细胞严重减低所致的淋巴细胞相对增多所致,中性粒细胞绝对值为其最重要的预后指标。当中性粒细胞计数 $<0.5 \times 10^9/L$ 时,感染的危险性极高;$<0.2 \times 10^9/L$ 时,预后很差。少数急性白血病白细胞总数不高反而减低,称为**非白血性白血病**

(aleukemic leukemia),白细胞计数可 $<1 \times 10^9/L$,分类计数时亦呈淋巴细胞相对增多,此时只有骨髓检查才能明确诊断。

3)慢性理化损伤:电离辐射(如 X 线等)、长期服用氯霉素后,可因抑制骨髓细胞的有丝分裂而致白细胞计数减低,故于接触和应用期间应定期作白细胞计数。药物性中性粒细胞减低症临床上最为常见,与免疫、细胞毒性或患者特异性体质过敏反应有关,年发病率为 $(3\sim4)/10^6$,随年龄而增高。儿童和年轻患者约占 10%,老年患者约占 50%;有药物过敏史者比无药敏史者易受累;女性比男性更易发病。一般,在使用药物早期就可引起中性粒细胞减低,停药 4~7 天后,中性粒细胞数恢复正常。外周血液常伴中度血小板和红细胞计数减低。

4)自身免疫性疾病:由于自身免疫性抗核抗体导致白细胞破坏而减低,如**系统性红斑狼疮**(systemic lupus erythematosus,SLE)等。约有 60% 的 SLE 患者白细胞数在 $(2\sim5)\times10^9/L$;中性粒细胞绝对值减低的患者,其中白细胞分类正常约占 50%,而另 50% 的患者中性粒细胞分类在 10%~40%;5% 以上的患者伴贫血,20% 的患者伴血小板减低。

5)脾功能亢进:各种原因所致的脾肿大,如门脉性肝硬化、班替综合征等均可见白细胞计数减低。机制为脾脏的单核-吞噬细胞系统破坏了过多的白细胞;肿大的脾脏分泌过多的脾素,能灭活促粒细胞生成的某些因子。

(3)中性粒细胞的核象变化 中性粒细胞的核象是指粒细胞的分叶状况,可分为核左移和核右移两种,它反映粒细胞的成熟程度,而核象变化则可反映某些疾病的病情和预后。正常时,外周血中性粒细胞核以分 3 叶的居多,杆状核与分叶核之间的正常比值为 1:13。

1)核左移(shift to the left):外周血中杆状核粒细胞增多或(和)出现晚幼粒、中幼粒、早幼粒等细胞时称为核左移。

● 再生性左移:指核左移伴有白细胞总数增高者。表示机体的反应性强,骨髓造血功能旺盛,能释放大量粒细胞至外周血。核左移时常伴有程度不同的中毒性改变。核左移常见于:感染(尤其是急性化脓性感染)、急性中毒、急性溶血、急性失血等。核左移对估计病情的严重程度和机体的反应能力具有一定的价值:i. 轻度左移:白细胞总数及中性粒细胞百分数略增高,仅有杆状核粒细胞增多(>5%),表示感染程度较轻,机体抵抗力较强。ii. 中度左移:白细胞总数及中性粒细胞百分数均增高,杆状核粒细胞 >10% 并伴有少数晚幼粒细胞及中毒性改变,表示有严重感染。iii. 重度左移:白细胞总数及中性粒细胞百分数明显增高,杆状核粒细胞 >25% 并出现更幼稚的粒细胞,常见于粒细胞白血病或中性粒细胞型类白血病反应。

● 退行性左移:指核左移而白细胞总数不增高、甚至减低者。见于:i. 再生障碍性贫血、粒细胞减低症：白细胞总数及中性粒细胞百分数均减低、核左移，提示骨髓造血功能减低，粒细胞生成和成熟受阻。ii. **严重感染**：如伤寒、败血症等，表示机体反应性低下，骨髓释放粒细胞的功能受抑制。

2）核右移（shift to the right）：中性粒细胞核分叶 5 叶以上者超过 3% 则称为核右移，此时常伴有白细胞总数减低。可由于造血物质缺乏、脱氧核糖核酸减低或骨髓造血功能减退所致。主要见于：营养性巨幼细胞性贫血、恶性贫血；应用抗代谢药物如阿糖胞苷或 6 - 巯基嘌呤等之后；炎症恢复期，为一过性核右移，属正常现象；但在疾病进行期突然出现核右移，则提示预后不良。

2. 嗜酸性粒细胞

（1）嗜酸性粒细胞增多（eosinophilia）　指成人外周血嗜酸性粒细胞 >0.5 × 10^9/L。

1）寄生虫病：是临床上最常见的引起嗜酸性粒细胞增多的病因。寄生虫感染时，常见血中嗜酸性粒细胞增多，可达 10% 或更多。寄生在肠道外组织的寄生虫，如血吸虫、华支睾吸虫、肺吸虫、丝虫、包虫等，以及寄生在肠道的钩虫感染时，嗜酸性粒细胞增高更为显著，有时可呈现嗜酸性粒细胞型类白血病反应。肠寄生虫病时，该寄生虫抗原与肠壁内结合 IgE 的肥大细胞接触时，使后者脱颗粒而释放组胺，导致嗜酸性粒细胞增多。在某些钩虫病患者，血中嗜酸性粒细胞明显增多而导致白细胞总数高达数万，分类中 90% 以上为嗜酸性粒细胞，而呈嗜酸性粒细胞型类白血病反应，但其嗜酸性粒细胞均属成熟型。随驱虫彻底及感染消除，血象逐渐恢复正常。

2）变态反应性疾病：临床上仅次于寄生虫病成为嗜酸性粒细胞增多的另一种主要病因，嗜酸性粒细胞通常为（1～2）× 10^9/L，偶尔可更高。嗜酸性粒细胞增高可见于：i. 支气管哮喘：嗜酸性粒细胞可轻度增高，糖皮质激素依赖的哮喘病，血中嗜酸性粒细胞与气流阻塞程度有关，在抗原作用晚期，支气管高反应性与嗜酸性粒细胞计数呈负相关。ii. 坏死性血管炎：嗜酸性粒细胞增多，平均 >8 × 10^9/L，且伴有贫血。iii. 其他：药物过敏反应、荨麻疹、血管神经性水肿、血清病、异体蛋白过敏、枯草热等，嗜酸性粒细胞呈轻度或中等度增高。

3）皮肤病：如湿疹、剥脱性皮炎、天疱疮、银屑病等嗜酸性粒细胞呈轻度或中度增高。

4）血液病：如慢性粒细胞白血病时，嗜酸性粒细胞常可高达 10% 以上，并可见幼稚型。真性红细胞增多症、多发性骨髓瘤、脾切除术后等嗜酸性粒细胞也可增多。嗜酸性粒细胞白血病时，嗜酸性粒细胞极度增高，可达 90% 以上，以幼稚型居多，且其嗜酸性颗粒大小不均、着色不一、分布紊乱，并易见空泡等形态学改变。淋巴系统恶性疾病如霍奇金病，嗜酸性粒细胞增多一般在 10% 左右。

5）某些恶性肿瘤：不少癌肿伴有嗜酸性粒细胞增高（如肺癌），但嗜酸性粒细胞增多被认为是偶发现象，并非源自恶性肿瘤本身，而是嗜酸性粒细胞对**白细胞介素**（interluekin 5，IL－5）和肿瘤细胞因子反应。嗜酸性粒细胞增多常在实体瘤诊断之前出现，也可伴随发生。尤其是在肿瘤转移或有坏死灶的恶性肿瘤，嗜酸性粒细胞可有中度增高。在有些患者，治疗有效时，嗜酸性粒细胞增高的程度可减轻。

6）某些传染病：传染病感染期时，嗜酸性粒细胞常减低，在恢复期时则可见暂时性增高；唯有猩红热急性期嗜酸性粒细胞却可增高，现知可能该病原菌（乙型溶血性链球菌）所产生的酶能活化补体成分，继而引起嗜酸性粒细胞增多所致。

7）其他：风湿性疾病、脑垂体前叶功能减低症、肾上腺皮质功能减低症、过敏性间质性肾炎等也常伴有嗜酸性粒细胞增多。

8）高嗜酸性粒细胞综合征：是一组嗜酸性粒细胞增多的较少见类型。这组疾病包括伴有肺浸润的嗜酸性粒细胞增多症、过敏性肉芽肿、嗜酸性粒细胞心内膜炎等。

（2）嗜酸性粒细胞减低（eosinopenia） 临床意义较小。见于：

1）长期应用肾上腺皮质激素后。

2）某些急性传染病，如在伤寒极期，因机体应激反应增高，皮质激素分泌增高，使嗜酸性粒细胞减低，但在恢复期，嗜酸性粒细胞又重新出现，如嗜酸性粒细胞持续减低，甚至完全消失，则表明病情严重。

3. 嗜碱性粒细胞

嗜碱性粒细胞是一种少见的粒细胞，仅占白细胞分类中的 0～1%，也是由骨髓干细胞所产生。其生理功能中突出的特点是参与超敏反应。

（1）嗜碱性粒细胞增多（basophilia） 指外周血嗜碱性粒细胞浓度绝对值超过参考值的上限（$>0.05 \times 10^9$/L）的一种征象。

1）过敏性或炎症性疾病：速发性过敏反应常见嗜碱性粒细胞增多，伴血清 IgE 水平增高。如：i. 荨麻疹：可由于过敏性体质对特异抗原过敏或物理因素（寒冷等）而引发，一般血清 IgE 均增高，其中寒冷性荨麻疹患者血清中还可测出冷球蛋白或冷纤维蛋白原等。ii. 溃疡性结肠炎：常见红细胞数减低、贫血（多为缺铁性贫血），急性期常伴有中性粒细胞或白细胞以及嗜碱性粒细胞增多（注意，通常炎症性疾病出现白细胞增多时却伴嗜碱性粒细胞减低）。

2）骨髓增生性疾病：嗜碱性粒细胞绝对值轻度增高可作为骨髓增生性疾病一个早期征象；如嗜碱性粒细胞持续 $>0.1 \times 10^9$/L，则是骨髓增生性疾病的共同特征。i. 真性红细胞增多症：嗜碱性粒细胞可轻度增高（1×10^9/L）。ii. 原发性纤维化：大多数患者有轻重不一的贫血，血涂片中出现幼稚红细胞、幼稚粒细胞（约占70%患者），白细胞计数增高，白细胞分类以成熟中性粒细胞为主，幼稚粒细胞多 <5%；

嗜碱性粒细胞($>1\times10^9/L$)和嗜酸性粒细胞轻度增多。iii. 慢性粒细胞性白血病：随病情发展可出现轻度贫血,白细胞增多,嗜酸性粒细胞和嗜碱性粒细胞增多达2%~3%,有时可高达20%~90%,提示预后不良。

3）嗜碱性粒细胞白血病：为罕见的白血病类型,嗜碱性粒细胞可异常增多,一般在20%以上,且多属幼稚型。

（2）嗜碱性粒细胞减低(basopenia)　由于嗜碱性粒细胞数量本来很少,减低与否很难察觉,故临床意义尚不明。

4. 淋巴细胞

成人淋巴细胞约占白细胞的1/4,为人体主要免疫活性细胞,起源于多能干细胞。在骨髓、脾、淋巴结和其他淋巴组织生发中心发育成熟者称为 B 淋巴细胞,占淋巴细胞的20%~30%;在胸腺、脾、淋巴结和其他组织,依赖胸腺素发育成熟者称为 T 淋巴细胞,占淋巴细胞的60%~70%。

（1）淋巴细胞增多(lymphocytosis)　指外周血淋巴细胞绝对值成人$>4\times10^9/L$、儿童$>7.2\times10^9/L$、4 岁以下的儿童$>9\times10^9/L$ 的一种征象。

1）生理性增多：儿童期淋巴细胞较高,婴儿出生时淋巴细胞约占35%,粒细胞占65%。6~9 d 后淋巴细胞可达50%,两种细胞比例大致相等。至 4~5 岁时,淋巴细胞比例逐渐减低,粒细胞比例增高,逐渐达正常成人水平。此为儿童期的淋巴细胞生理性增多。

2）病理性增多：某些病毒或细菌所致的急性传染病：如风疹、流行性腮腺炎、传染性淋巴细胞增多症、传染性单核细胞增多症、百日咳等。i. 传染性单核细胞增多症：一种由 EB 病毒引起的急性或亚急性良性淋巴细胞增多的传染病,白细胞计数多正常或轻度增高,疾病早期以中性粒细胞增多为主,随后淋巴细胞增多,常$>50\%$,可达97%,异型淋巴细胞在发病 4~5 d 出现,7~10 d 达高峰,多数$>10\%~20\%$,1~2 个月后逐渐消退。ii. 百日咳：外周血淋巴细胞常达$30\times10^9/L$,变化范围在$(8~70)\times10^9/L$,细胞形态正常,以 CD4 阳性的 T 细胞占优势。

（2）淋巴细胞减低(lymphopenia)　主要见于：暴露放射线、应用肾上腺皮质激素或促肾上腺皮质激素、严重化脓性感染(后者由于中性粒细胞显著增高,导致淋巴细胞百分率相对减低,但其绝对值仍在正常范围)。

5. 单核细胞

骨髓多能造血干细胞分化为髓系干细胞和粒-单系祖细胞之后,进而发育为原单核细胞、幼单核细胞及单核细胞,后者遂可释放至外周血中。循环血内的单核细胞并非终末细胞,它在血中停留 3~6 d 后即进入组织或体腔内,转变为幼吞噬细胞,再成熟为吞噬细胞。因此,单核细胞与组织中的吞噬细胞构成单核-吞噬细胞系统,而发挥其防御功能。

（1）单核细胞增多（monocytosis） 指成人外周血单核细胞绝对值计数 $>0.8 \times 10^9/L$ 的一种征象。

1）生理性增多：正常儿童外周血中的单核细胞较成人稍多，平均为 9%，出生后 2 周的婴儿可呈生理性单核细胞增多，可达 15% 或更多。妊娠时，生理性的增高与中性粒细胞的变化相平行。

2）病理性增多：i. 某些感染，如亚急性感染性心内膜炎、疟疾、黑热病等。急性感染的恢复期也可见单核细胞增多。在活动性肺结核如严重的浸润性和粟粒性结核时，可致血中单核细胞明显增多，甚至呈单核细胞型类白血病反应，白细胞总数常达 $20 \times 10^9/L$ 以上，分类时单核细胞可达 30% 以上，以成熟型为主，但亦可见少数幼单核细胞。ii. 某些血液病：粒细胞缺乏症的恢复期常见单核细胞一过性增多；恶性组织细胞病、淋巴瘤可见幼单核细胞增多，成熟型亦见增多；单核细胞白血病时，可见大量幼稚单核细胞；骨髓增生异常综合征时除贫血、白细胞计数减低等之外，白细胞分类时常见单核细胞增多。

（2）单核细胞减低 临床意义不大。

四、血红蛋白测定

血红蛋白是一种微红色的胶体物质，其相对分子质量为64 458。它是一种呼吸载体，每克血红蛋白可携带氧 1.34 ml。成人红细胞总量约有 600 g 血红蛋白，可携氧 800 ml。研究发现，红细胞内充满小颗粒，最小的直径约为 6.5 nm，相当于一血红蛋白分子的直径，此种颗粒于近红细胞膜处最多，越往中心部越少。这一分布与瑞氏染色血片上红细胞的着色特点，即周边深，中央浅呈所谓生理性中心淡染现象是完全一致的。

（一）检测原理

血红蛋白是一种色素蛋白，可以用比色和分光光度计测定。血液中血红蛋白以各种形式存在，包括氧和血红蛋白、碳氧血红蛋白、高铁血红蛋白或其他衍生物。

1. 氰化高铁血红蛋白（HiCN）测定法

血液中，除了硫化血红蛋白（SHb）外，各种血红蛋白均可被高铁氰化钾氧化为高铁血红蛋白（Hi），再和 CN^- 结合生成稳定的棕红色复合物氰化高铁血红蛋白（HiCN）。氰化高铁血红蛋白在 540 nm 处有一吸收波峰，用分光光度计测定该处的吸光度，再换算成每升血液中的血红蛋白浓度，或制备标准曲线供查阅。

2. 其他测定法

有叠氮高铁血红蛋白（HiN_3）法、碱羟血红蛋白（AHD 575）法、沙利酸化血红蛋白法等。

（二）参考值

成年男性：120 ~ 160 g /L;成年女性：110 ~ 150 g/L;新生儿：170 ~ 200 g/L;70岁以上老年男性：94.2 ~ 122.2 g/L;女性86.5 ~ 111.8 g/L。

（三）临床应用

1. 年龄

随年龄增长 Hb 可以有升高或降低,这种生理变化和红细胞相似。

2. 时间

红细胞和血红蛋白量在一天中的一定时间内也存在着波动。据报道,上午7:00出现高峰,随后下降,这一生理现象机制尚未阐明。

3. 应用

血红蛋白测定的临床意义和红细胞计数相似,但对贫血程度的判断上优于红细胞计数。需注意的是,在某些病理情况下,血红蛋白和红细胞的浓度不一定能正确反映全身红细胞总容量的多少。当血液总容量或血浆容量发生改变时,检查红细胞和血红蛋白浓度以估计贫血,要防止得出错误的结论。大量失血时,在有足够液体补充之前,循环血液最重要的变化是血容量缩小,但此时血浓度变化很少,以致从血红蛋白浓度等数值来看,很难反映出贫血的存在。当体内发生水潴留时,血浆容量增大,此时即使红细胞容量是正常的,但血液浓度低,因此从表面看来,似乎存在贫血。相反,失水时,血浆容量缩小,血液浓度偏高,血细胞容量即使是减少的,但根据血红蛋白浓度等数值,贫血可以不明显;本来是正常的,可以产生假性红细胞增多症的现象。此外,发生大细胞贫血或小细胞低色素贫血时,红细胞计数与血红蛋白浓度不成比例。大细胞性贫血的血红蛋白浓度相对偏高,小细胞低色素贫血的血红蛋白虽低于正常,而红细胞计数可以正常。

五、红细胞形态检查

各种病因作用于红细胞生理进程的不同阶段引起相应的病理变化,导致某些类型贫血的红细胞产生特殊的形态变化,可从染色血涂片上红细胞的大小、形态、染色、内涵物等方面反映出来。此种形态学改变与血红蛋白测定、红细胞计数结果相结合可粗略地推断贫血原因,对贫血的诊断和鉴别诊断有很重要的临床意义。

（一）检测原理

把血液制成细胞分布均匀的血膜涂片,用复合染料染色(如瑞氏染色法)。不同的细胞及细胞的不同成分,对酸性及碱性染料的结合的多少不同,而使各种细胞呈现出各自的染色特点。一般由人工在显微镜下进行识别。

(二)临床应用

红细胞形态变化主要包括以下 4 个方面:

1. 红细胞大小不一

在分析贫血原因时,术语小红细胞和大红细胞等描述细胞大小,其实际含义是指细胞体积而不只是指直径大小,故可从血片直接感知直径而推知细胞及血红蛋白的容积。

(1)小红细胞(microcyte) 直径 <6 μm 的红细胞称为小红细胞,正常人偶见。如果血涂片中出现较多染色过浅的小红细胞,提示血红蛋白合成障碍,可能由于缺铁引起;或者是珠蛋白代谢异常引起的血红蛋白病。而遗传性球形细胞增多症的小红细胞,血红蛋白充盈良好,生理性中心浅染区消失。

(2)大红细胞(macrocyte) 直径 >10 μm 的红细胞称为大红细胞,为未完全成熟的红细胞,体积较大,因残留脱氧核糖核酸,经瑞氏染色后而呈嗜多色性或含有嗜碱性点彩。常见于巨幼细胞性贫血,也可见于溶血性贫血、恶性贫血等。

(3)巨红细胞(megalocyte) 直径 >15 μm 的红细胞称为巨红细胞。最常见于叶酸及维生素 B_{12} 缺乏所致的巨幼细胞性贫血。其胞体之所以增大是因为缺乏上述因子时,幼稚红细胞内 DNA 合成不足,不能按时分裂所致,当这种幼稚红细胞脱核之后,变成巨大的成熟红细胞,如果血涂片中同时存在分叶过多的中性粒细胞则巨幼细胞性贫血可能性更大。

(4)红细胞大小不均(anisocytosis) 是指同一患者的红细胞之间直径相差 1 倍以上而言。最大红细胞直径可达 12 μm,最小者直径仅 2.5 μm。红细胞大小不均常见于严重的增生性贫血血涂片中。而巨幼细胞性贫血时尤为明显,可能与骨髓粗制滥造红细胞有关。

2. 红细胞内血红蛋白含量改变

(1)正常色素性(normochromic) 红细胞着色的深浅取决于血红蛋白含量的多少,含量多者着色深,含量少者着色淡。正常红细胞在瑞氏染色的血片中为淡红色圆盘状,中央有生理性空白区,通常称为正常色素性。除见于正常人外,还见于急性失血、再生障碍性贫血和白血病等。

(2)低色素性(hypochromic) 红细胞的生理性中心浅染区扩大,甚至有的红细胞仅于其周边着色,中央不着色,成为环圈形红细胞,提示血红蛋白含量明显减少。常见于缺铁性贫血、珠蛋白生成障碍性贫血、铁幼粒细胞性贫血,某些血红蛋白病时也常见到。

(3)高色素性(hyperchromic) 红细胞中心淡染区消失,细胞着色较深,整个红细胞均染成红色,而且胞体也大。其平均红细胞血红蛋白的含量是增高的,但平均血红蛋白浓度多属于正常。最常见于巨幼细胞性贫血。

（4）多色性(polychromatic)　它是刚脱核的红细胞,属一种尚未完全成熟的红细胞,故其细胞体积较大。由于胞质内尚存有少量嗜碱性物质(RNA),而被染成灰红色或淡灰蓝色,随细胞的成熟而逐渐消失。正常人外周血中此种细胞占 1% 左右。嗜多色性红细胞增多提示骨髓造红细胞功能活跃。尤见于溶血性贫血和急性失血性贫血。在再生障碍性贫血时则减少。

（5）细胞着色不一(anisochromia)　指同一血涂片中同时出现低色素性和正常色素性两种细胞,有时又称**双形性贫血(dimorphic anemian)**,多见铁。

3. 红细胞形状改变

（1）球形红细胞(spherocyte)　该红细胞在湿标本中为球形,而在涂片上则显示细胞中心着色深浓,体积较小,有球形之立体感。主要变化为细胞厚径加大,使细胞的直径与厚径之比减少至 2.4:1 或更小(正常值 3.4:1)。球形红细胞的气体交换功能较正常红细胞弱,且容易招致破坏和溶解。此种细胞主要见于遗传性和获得性球形红细胞增多症(如自身免疫溶血性贫血,直接理化损伤细胞如烧伤)。偶见于小儿,但无临床意义。

（2）椭圆形红细胞(elliptocyte)　红细胞呈椭圆形、杆形,两端钝圆,长轴增大,短轴缩短。长度可大于宽度 3~4 倍,最大直径可达 12.5 μm,横径 2.5 μm。这种红细胞生存时间一般正常,有时可缩短,但血红蛋白并无异常。其形成机制可能与遗传所致的细胞膜异常基因有关,因为细胞只有成熟后才会呈现椭圆形,且将此种红细胞置于高渗、等渗、低渗溶液或正常人血清内,其椭圆形保持不变,而幼红细胞,即使是网织红细胞,均不呈椭圆形。在遗传性椭圆形细胞增多症患者血涂片中此种红细胞可达 25%,甚至高达 75%;大细胞性贫血,可达 25%;偶见于缺铁性贫血、骨髓纤维化、巨幼细胞贫血、镰形细胞性贫血。正常人血液中也有少量约占 1%,但最多不超过 15%。

（3）靶形红细胞(target cell)　红细胞中心部位染色较深,外围为苍白区域,而细胞边缘又深染,形如射击之靶。有的中心深染区不像孤岛而像从红细胞边缘延伸的半岛状态或柄状,而成为不典型的靶形红细胞。靶形红细胞直径可比正常红细胞大,但厚度变薄,因此体积可正常。近来研究证明,此种细胞的出现主要是由于红细胞内血红蛋白的化学成分发生变异,以及铁代谢异常所致。其形成过程是:红细胞中的血红蛋白首先溶解成一镰状或弓形空白区,其后弓形空白区的两端继续向内弯曲延伸,以至连接成一环形透明带。此种细胞的生存时间约仅为正常红细胞的一半或更短。常见于各种低色素性贫血。尤见于珠蛋白生成障碍性贫血、HbC 病,可能因红细胞内 HbA 含量贫乏而又分布不匀所致;也见于阻塞性黄疸、脾切除后状态。应注意与在血涂片制作中未及时固定而引起的改变相区别。

（4）口形红细胞（stomatocyte）　红细胞中央有裂缝，中心苍白区呈扁平状，颇似张开的口形或鱼口。此种红细胞有膜异常，使 Na^+ 透过性增加，细胞膜变硬，因而脆性增加，致使细胞生存时间缩短。常见于小儿消化系统疾患引起的贫血、口形红细胞增多症；也见于酒精中毒、某些溶血性贫血及肝病患者等。正常人偶见，低于4%。

（5）镰形红细胞（sickle cell）　红细胞外形呈镰刀状、线条状，或 L、S、V 形等形如镰刀状。变形的主要原因是红细胞含有的异常血红蛋白 S（HbS）在缺氧情况下溶解度降低，形成长形或尖形的结晶体，使细胞膜发生变形。因此检查镰形红细胞需将血液制成湿片，然后加入还原剂如偏亚硫酸钠后观察。普通血片中呈现的镰状红细胞可能是在脾、骨髓或其他脏器的毛细血管中因缺氧而致变形的红细胞。镰状细胞贫血（HbS-S，HbS-C）和镰状细胞特性（HbA-S）的血标本，在缺氧条件下，可有大量镰状红细胞。

（6）棘红细胞（acanthocyte）　该红细胞表面有针尖状突起，间距不规则，突起的长度和宽度可不一。棘红细胞遗传性或获得性在 β-脂蛋白缺乏症患者的血涂片中出现较多，可高达70%～80%；也可见于脾切除后、酒精中毒性肝脏疾病、尿毒症。须注意与皱缩红细胞区别。皱缩红细胞，也称**锯齿状红细胞（ crenated cell，echinocyte）**，可因制片不当引起；也可见于高渗下的红细胞，其周边呈锯齿形，排列紧密、大小相等，外端较尖。

（7）新月形红细胞（meniscocyte）　红细胞残缺不全，体积大，状如新月形，直径约20 μm。此种红细胞着色极淡，必须仔细辨认，否则不易发现。在蒸馏水试验时出现此种细胞是由于红细胞内渗透压高，将水分吸入使细胞体积胀大，又在涂片时细胞被推破所致。正常人涂片上不见此种细胞，在某些溶血性贫血（如阵发性睡眠性血红蛋白尿症）时偶可见到，其意义不明。

（8）泪滴形红细胞（tear drop cell）　成熟红细胞形如泪滴样或梨状，形成机制尚无定论，可能是由于细胞内含有 Heinz 小体或包涵体所致；或是红细胞膜的某一点被粘连而拉长之故。被拉长的细胞可长可短。嗜多色性红细胞亦可有此形状者。此种细胞偶见正常人，但在贫血、骨髓纤维化症时多见。

（9）缗钱状红细胞（rouleaux formation）　当血浆中的某些蛋白，尤其是纤维蛋白原和球蛋白增高时，可促使红细胞正负电荷发生改变，而使其互相连接如缗钱状，故而得名。

（10）裂红细胞（schistocyte）　为**红细胞碎片（ cell fragments）**或不完整的红细胞。大小不一，外形不规则，有各种形态如刺形（burr）、盔形（helmet）、三角形、扭转形等。此系红细胞通过因阻塞而致管腔狭小的微血管，如弥散性血管内凝血、微血管病性溶血性贫血、重型珠蛋白生成障碍性贫血、巨幼细胞性贫血、严重烧伤时出现较多。正常人血涂片中裂片细胞 <2% 。

（11）红细胞形态不整(poikilocytosis)　指红细胞形态发生各种明显改变的情况而言,出现不规则的奇异形状,如豆状、梨形、蝌蚪状、麦粒状和棍棒形等。此种细胞在某些感染或严重贫血时多见,最常见于巨幼细胞性贫血。关于异形红细胞产生的原因仍不清楚。有人认为是化学因素,尤其是磷脂酰胆碱、胆固醇和丙氨酸等对红细胞的形态有影响,亦有人认为是物理因素所致。

（12）有核红细胞(nucleated erythrocyte)　即幼稚红细胞。正常人有核红细胞均存在于骨髓之中,外周血中绝对见不到,1 周之内婴幼儿血片中可见到少量。在成人外周血涂片中出现有核红细胞属病理现象。

1）最常见于各种溶血性贫血,尤其是严重的溶血性贫血、新生儿溶血性贫血、自身免疫性溶血性贫血、巨幼细胞性贫血,因大量红细胞破坏,机体相对缺氧,导致促红细胞生成素水平增高,骨髓红系增生,除了网织红细胞大量入血外,还有一些有核红细胞提前释放入血,提示骨髓调节功能良好。

2）造血系统恶性疾患或其他部位的肿瘤转移到骨髓。见于各种急慢性白血病及红白血病时,由于骨髓中大量白血病细胞充斥而排挤释放幼红细胞,也可因髓外造血缺乏控制能力所致,以中、晚幼红细胞为主。在红白血病时,则可见到更早阶段的红细胞,且伴有形态上有巨幼样变及其他畸变的有核红细胞。

3）慢性骨髓增生性疾病,尤其是骨髓纤维化,周围血涂片有核红细胞可阶段性出现,作为涂片中最显著的变化,源于髓外造血和纤维化而分生出结构变化的骨髓。

4）骨髓结构正常时,仅有个别的有核幼稚红细胞可能到达髓窦,并由此进入周围血液,通常立刻被脾脏扣留并被吞噬。因此脾切除后常可见到个别的幼红细胞。

4. 红细胞内出现异常结构

（1）碱性点彩红细胞(basophilic stippling cell)　简称点彩红细胞,指在瑞氏染色条件下,成熟红细胞或幼红细胞的胞质内出现形状不齐的蓝色点状物(RNA),属于未完全成熟红细胞,其颗粒大小不一、多少不等。正常人血涂片中很少见到,仅为万分之一。其可能的原因有 2 种:① 重金属损伤细胞膜,使嗜碱性物质凝集;② 嗜碱性物质变性。近来有人证明,此是血红蛋白合成过程中,原卟啉与亚铁结合受阻之故,其中以铅的作用最为明显,所以在铅中毒时,此种细胞明显增加,常作为铅中毒诊断的筛选指标。在其他各类贫血中,亦可见到点彩红细胞。此种细胞的增加常提示骨髓造血旺盛或有紊乱现象。

（2）豪焦小体(Howell - Jollys body)　位于成熟红细胞或幼红细胞的胞质内含有一个或多个直径为 $1 \sim 2 \ \mu m$ 的暗紫红色圆形小体,又称为染色质小体。已证实此为核碎裂或溶解后所剩残余部分。这种小体可出现于脾切除术后、无脾症、脾萎缩、脾功能低下、红白血病和某些贫血患者的红细胞和幼红细胞中。特别是巨幼细胞贫血时，染色质小体更容易见到。

（3）卡波环（Cabot ring）　在嗜多色性或碱性点彩红细胞的胞质中出现的紫红色细线圈状结构，呈环形或 8 字形。来源及性质未明。有人认为是核膜的残余物，出现此环表示核分裂异常；但也有人认为是纺锤体的残余物质，当出现 Cabot 环时，在电镜下可见此时形成纺锤体的微细管着色点有异常。现认为可能是胞质中脂蛋白变性所致，常与染色质小体同时存在。含 Cabot 环红细胞见于白血病、巨细胞性贫血、增生性贫血、铅中毒或脾切除后。也见于溶血性贫血和脾切除后。

（4）寄生虫　可见疟原虫、微丝蚴、杜利什曼原虫等感染时红细胞胞质中可见相应的病原体。

六、血细胞比容测定

血细胞比容（hemotocrit，Hct 或 packde cell volume，PCV）以前称为红细胞压积，是指在一定条件下经离心沉淀压紧的红细胞在全血标本中所占的体积的比值。ICSH 建议用缩写符号 PCV 表示。Hct 专指血细胞分析仪上测定的结果。PCV 测定的常规方法分为常量法（即 Wintrobe 法）和微量法（microhematocrit）两种。

（一）检测原理

（1）Wintrobe 法和微量法　均属于离心法。将抗凝血液标本置于统一孔径的温氏管或标准毛细玻璃管中以一定转速离心一定时间后，计算红细胞层占全血的体积比。

（2）血液分析仪法　通过测定红细胞体积和红细胞计数值，导出血细胞比容。

（二）参考值

（1）温氏法　男性：0.4～0.54；女性：0.37～0.47。
（2）微量法　男性：0.47±0.04；女性：0.42±0.05。

（三）临床应用

血细胞比容是用于计算红细胞 3 个平均指数的必要因素之一，有助于贫血诊断和分类；可以评估血浆容量有无增减或稀释浓缩程度，有助于某些疾病治疗中补液量的控制，以及了解体液平衡情况。

1. 增高

见于各种原因所致的血液浓缩,如大量呕吐、大手术后、腹泻、失血、大面积烧伤等,通过测定比容来决定是否需要静脉输液及输液量;真性红细胞增多症和继发性红细胞增多症,有时可高达 0.80 L/L 左右。

2. 减低

见于各种贫血。由于贫血种类不同,血细胞比容减少的程度并不与红细胞计数值完全一致。各类贫血时随红细胞数的减少而有程度不同的降低。

七、红细胞平均指数

红细胞平均指数,即指平均红细胞容积(mean corpuscular volume,MCV)、平均红细胞血红蛋白含量(mean corpuscular hemoglobin,MCH)、平均红细胞血红蛋白浓度(mean corpuscular hemoglobin concentration,MCHC)。临床上以此分析患者的红细胞形态特征,有助于贫血的分类和鉴别诊断。

(一) 检测原理

1. 手工法

对同一抗凝血标本同时计数红细胞、测定血红蛋白和血细胞比容。通过这 3 个测定值,可进一步计算出红细胞 3 个平均指数。

(1)平均红细胞容积　MCV 是指每个红细胞平均体积的大小,以飞升(fl)为单位。通过红细胞计数和测定血细胞比容由以下公式计算得出:

$$MCV = \frac{每升血液中红细胞体积}{每升血液中红细胞个数} = \frac{PCV \times 10^3 \times 10^{12}}{RBC/L} \quad fl$$

(2)平均红细胞血红蛋白含量　MCH 是指每个红细胞内平均所含血红蛋白的量,以皮克(pg)为单位。由以下公式计算得出:

$$MCH = \frac{每升血液中血红蛋白含量}{每升血液中红细胞个数} = \frac{Hb(g/L) \times 10^{12}}{RBC/L} \quad pg$$

(3)平均红细胞血红蛋白浓度　MCHC 是指平均每升红细胞中所含血红蛋白浓度(g/L)。手工检测可以通过以下公式计算:

$$MCHC = \frac{每升血液中血红蛋白含量}{每升血液中血细胞比容} = \frac{Hb(g/L)}{Hct}$$

2. 自动血液分析仪

目前临床已广泛使用自动血液多参数分析仪,能对红细胞体积进行直接测定,而得出平均红细胞体积 MCV 的值,而另两个参数 MCH、MCHC 仪器则通过红细胞计数、血红蛋白浓度及红细胞体积的测定值,计算后报告(MCH = Hb/RBC;MCHC = Hb/RBC × MCV)。

(二)参考值

(1) MCV ① 手工法:80 ~ 92 fl(1 ml = 10^{12} fl);② 血液分析仪法:80 ~ 100 fl。
(2) MCH ① 手工法:27 ~ 31 pg(1 g = 10^{12} pg);② 血液分析仪法:27 ~ 34 pg。
(3) MCHC 320 ~ 360 g/L。

(三)临床应用

临床上将红细胞的这 3 项指标作为贫血形态的形态学分类依据(表 9 - 2)。

表 9 - 2 按血循环中成熟红细胞的大小对贫血分类

贫 血 分 类	MCV	MCH	MCHC	贫 血
正细胞贫血	正常	正常	正常	再生障碍性贫血,急性失血性贫血,某些溶血性贫血
大细胞贫血	增高	增高	正常	各种生血素缺乏的贫血,生血素失用贫血
单纯小细胞贫血	减低	减低	正常	慢性感染,慢性肝肾疾病贫血
小细胞低色素贫血	减低	减低	减低	缺铁性贫血及铁失利用贫血,慢性失血性贫血

八、红细胞体积分布宽度

红细胞体积分布宽度(red blood cells volume distribution width,RDW)是由自动血液分析仪根据红细胞体积的直方图导出的红细胞参数。测定结果反映所测标本中红细胞体积大小的异质程度,常用变异系数(CV%)表示。它比血涂片上红细胞形态大小不均的观察更为客观、准确。

(一)检测原理

目前国内各实验室采用的多参数血液分析仪大多为电阻抗原理计数红细胞数量。当红细胞通过计数小孔时,取代了相同体积的电解质溶液,在恒流电源环路上孔电阻瞬时增加,于是产生脉冲信号,有多少个红细胞通过小孔,就有多少个脉冲信号产生,且脉冲信号的强弱和细胞大小成正比。然后这些信号经仪器的放大、甄别、整形、统计处理后,导出红细胞体积分布宽度,即 RDW 值。

（二）参考值

成人 RDW – CV：11.6% ~ 14.6%。

（三）临床应用

1. 进行贫血的新形态学分类

贫血的形态学分类以往使用红细胞 3 项指标，即 MCV、MCH、MCHC 作为依据。1983 年，Bessman 提出用 MCV 和 RDW 两项参数作为贫血的形态学分类的新指标，根据不同病因引起贫血的红细胞形态特点不同将贫血分成 6 类(表 9 – 3)，较传统的 3 参数分类法可能更全面，对贫血的病因和分析及鉴别诊断具有更大意义。最近的研究表明，MCV 与 RDW 联合检测对诊断的灵敏度为 86.7% ~ 100%，特异性为 83.4% ~ 100%。RDW 和 MCV 如果配合红细胞直方图形，则更有助于对贫血病情和治疗情况的判断。

表 9 – 3　贫血的 MVC/RDW 分类法

贫 血 类 型	MCV/RDW 特征	常见原因或疾病
小细胞均一性	MCV 减少，RDW 正常	轻型珠蛋白生成障碍性贫血、某些继发性贫血
小细胞不均一性	MCV 减少，RDW 增高	缺铁性贫血、β-珠蛋白生成障碍性贫血(非轻型)、HbH 病
正常体积均一性	MCV、RDW 均正常	再生障碍性贫血、白血病、某些慢性肝病、肾性贫血、急性失血后、长期或大剂量化学治疗后、遗传性球形红细胞贫血
正常体积不均一性	MCV 正常，RDW 增高	混合型营养性缺乏性贫血、部分早期铁缺乏(尚无贫血)、血红蛋白病性贫血、骨髓纤维化铁粒幼细胞贫血等
大细胞均一性	MCV 增大，RDW 正常	骨髓增生异常综合征、部分再生障碍性贫血、部分肝病性贫血、某些肾病性贫血
大细胞不均一性	MCV、RDW 均增高	巨幼细胞贫血、某些肝病性贫血

2. 缺铁性贫血(iron deficiency anemia，IDA)的筛选诊断和疗效观察

RDW 增大对缺铁性贫血诊断的灵敏度达 95% 以上，但特异性不强，可作为缺铁性贫血的筛选指标。缺铁性贫血时 RDW 增大，尤其是平均红细胞容积(MCV)尚处于参考值范围时 RDW 增大更是早期诊断缺铁性贫血的指征；当 MCV 减小时，RDW 增大更为显著；给予铁剂治疗有效时，RDW 将比给药前更大。产生这种现象的原因，主要是因补铁后产生的网织红细胞，及正常的红细胞生成并释放入血与给

药前的小红细胞并存的缘故,故 RDW 先增大,随着正常红细胞的增多和小红细胞的减少,RDW 逐渐降至参考范围。

3. 鉴别缺铁性贫血和 β-珠蛋白生成障碍性贫血

Bassman 曾分析了两类贫血患者 RDW 变化。缺铁性贫血患者(53/53)100% RDW 增高,而 88% 轻型 β-珠蛋白生成障碍性贫血患者(38/44)的 RDW 正常,提示 RDW 可作为两类贫血的鉴别诊断指标。

综上所述,RDW 比其他红细胞参数更早出现异常,可用于贫血的早期分类,特别是鉴别缺铁性贫血和单纯杂合子珠蛋白生成障碍性贫血:缺铁性贫血 RDW 增高、MCV 减低;单纯杂合子珠蛋白生成障碍性贫血 RDW 正常、MCV 减低。但是 RDW 单独指标是不足以诊断贫血,还应结合其他检验以明确诊断。

九、网织红细胞计数

网织红细胞是晚幼红细胞脱核后到完全成熟红细胞间的过渡细胞,因胞质中残存有嗜碱物质 RNA,经煌焦油蓝(**brilliant cresyle blue**)等活体染色后,嗜碱性物质凝聚成蓝黑色颗粒,颗粒与颗粒连缀成线,线连接成网,故而得名。这种细胞属于尚未完全成熟的红细胞(当嗜碱性物质消耗殆尽后才被视为成熟红细胞),仍在骨髓内停留一定的时间,然后再释放入血流。因此,骨髓中的网织红细胞数(参考值 150×10^9/L)不但比外周血高(参考值 65×10^9/L),而且亦较幼稚,故这种细胞的体积通常比成熟红细胞大些,一般为 $7 \sim 9 \ \mu m$。红细胞中网状结构越多,表示细胞越幼稚。

(一)检测原理

1. 手工法

用活体染色(煌焦油蓝)方法显示红细胞内网状结构,并显微镜下计数 1 000 个红细胞中所占的网织红细胞数,以百分比或分数表示。

2. 网织细胞计数仪法

使用某些荧光染料(如吖啶橙、派若宁-Y、噻唑橙)对红细胞染色,使含 RNA 的网织红细胞可被染色,用**流式细胞法**(**flow cytometer,FCM**)计数。

3. 血液分析仪法

原理同网织细胞计数仪法相似。

(二)参考值

显微镜计数法 骨髓中的网织红细胞数 150×10^9/L。外周血中的网织红细胞数,成年:$0.008 \sim 0.02$ 或 $(25 \sim 75) \times 10^9$/L;新生儿 $0.02 \sim 0.06$。

（三）临床意义

1. 判断骨髓红细胞造血情况

临床上当骨髓检查表现红系增生活跃,而外周血网织红细胞计数正常或仅轻度增高,则应考虑有否为红系无效造血。溶血时,由于大量网织红细胞进入血循环,Ret 可增至 6% ~ 8% 或以上,急性溶血时,可达 20% 左右,严重者可在 50% 以上,绝对值常 $>100 \times 10^9/L$。放射治疗和化学治疗后,造血恢复时,可见 Ret 短暂和迅速升高,表明幼稚 Ret 变化在造血系统治疗时是骨髓受抑制和恢复较敏感的指标。

（1）网织红细胞增多　表示骨髓红细胞生成旺盛,常见于溶血性贫血,特别是急性溶血(高达 0.6 ~ 0.8)。急性失血后 5 ~ 10 d 网织红细胞达高峰,2 周后恢复正常。

（2）网织红细胞减少　见于再生障碍性贫血,溶血性贫血再生危象时。典型再生障碍性贫血,网织红细胞计数常 < 0.005,网织红细胞绝对值 $< 15 \times 10^9/L$ 为再生障碍性贫血的诊断标准之一。

2. 作为贫血疗效的观察指标

缺铁性贫血、巨幼细胞性贫血,Ret 增高,表明治疗有效,另一方面说明骨髓增生功能良好;Ret 不增高,除表明治疗无效外,还提示骨髓造血功能障碍,因而 Ret 常是贫血患者随访检查的项目之一。

第二节　贫血的实验室诊断

贫血是由多种原因引起外周血单位容积内血红蛋白(Hb)浓度、红细胞计数(RBC)及血细胞比容(Hct)低于本地区、相同年龄和性别的人群的参考值下限的一种症状。贫血可原发于造血器官疾病,也可能是某些系统疾病的表现。

一、贫血的分类

1. 根据外周血检查结果对贫血进行分类

外周血常规检查是最基本的也是最重要的检查,镜下对血涂片上红细胞形态的认真观察,可发现红细胞有无形态、着色异常,有无异常结构,有无红细胞排列异常,有无有核红细胞及白细胞和血小板形态异常等,对贫血的诊断和鉴别诊断极为重要。根据外周血红细胞的检查结果对贫血有 3 种分类方法：

（1）根据红细胞 MCV、MCH、MCHC 对贫血的形态学分类　见表 9-2。

（2）Bessman 根据红细胞 MCV 和 RDW 对贫血的形态学分类　见表 9-4。

表 9-4　根据红细胞 MCV 和 RDW 对贫血的形态学分类

RDW 和 MCV	疾　病　举　例
RDW 正 MCV 正	急性失血、溶血，遗传性球形红细胞增多症，慢性疾病
RDW 正 MCV ↑	再生障碍性贫血，MDS，肝病性贫血
RDW 正 MCV ↓	轻型地中海贫血，慢性疾病性贫血
RDW ↑ MCV 正	早期造血物质缺乏，双相性贫血，铁粒幼细胞性贫血
RDW ↑ MCV ↓	缺铁性贫血，HbH 病，红细胞碎片
RDW ↑ MCV ↑	巨幼细胞贫血，自身免疫性贫血，MDS，化疗后

（3）镜下红细胞形态异常（须占一定的比例）提示的贫血类型　见表 9-5。

表 9-5　异常形态红细胞对贫血疾病类型的提示

红细胞形态异常	主　要　疾　病	其　他　疾　病
小细胞低色素性红细胞	缺铁性贫血，珠蛋白生成障碍性贫血	慢性失血，铁粒幼细胞贫血
大红细胞	巨幼细胞贫血	溶血后贫血，骨髓纤维化
球形红细胞	遗传性球形红细胞增多症，自身免疫性溶血性贫血	微血管病性溶贫，低磷酸盐血症
靶形红细胞	珠蛋白生成障碍性贫血，HbC/S 病；HbE 病；不稳定血红蛋白病	缺铁性贫血，脾切除术后，肝病
椭圆形红细胞	遗传性椭圆形红细胞增多症	巨幼细胞性贫血，骨髓纤维化
泪滴形红细胞伴有有核红细胞	骨髓纤维化	骨髓病性贫血，巨幼细胞性贫血，重型地中海贫血，MDS
裂红细胞及碎片	微血管病性溶血性贫血	不稳定血红蛋白病，人工心瓣膜
棘形红细胞	肾衰竭，重症肝病	PK 缺乏症，β-脂蛋白缺乏症
红细胞缗钱状排列	多发性骨髓瘤，巨球蛋白血症	冷凝集素综合征及其他球蛋白增多性疾病

　　三种对贫血的分类可综合分析应用，结合临床资料多数贫血可基本明确诊断。部分病例虽然不能明确病因及诊断，但可帮助确定进一步的检查方向。

2. 根据骨髓有核细胞增生程度及形态学特征对贫血的分类

见表9-6。

3. 根据贫血的病因及发病机制对贫血的分类

通常分为三大类：红细胞生成减少,红细胞破坏过多和失血。见表9-7。

表9-6　根据骨髓象细胞形态学特征对贫血的分类

类　　型	疾　病　举　例
增生性贫血	溶血性贫血,失血性贫血,缺铁性贫血
增生不良性贫血	再生障碍性贫血,纯红细胞再生障碍性贫血
骨髓红系成熟障碍(无效生成)	巨幼细胞性贫血,MDS,慢性疾病性贫血

表9-7　根据贫血的病因及发病机制对贫血的分类

红细胞生成减少	
骨髓造血功能障碍	
干细胞增殖分化障碍	再生障碍性贫血,纯红再障,骨髓增生异常综合征等
骨髓被异常组织侵害	骨髓病性贫血(白血病、骨髓瘤、癌转移、骨髓纤维化)
骨髓造血功能低下	继发性贫血(肾病、肝病、感染性疾病、内分泌疾病等)
造血物质缺乏或利用障碍	
铁缺乏和铁利用障碍	缺铁性贫血,铁粒幼细胞性贫血等
维生素 B_{12} 或叶酸缺乏	巨幼细胞性贫血等
红细胞破坏过多	
红细胞内在缺陷	
红细胞膜异常	遗传性球形、椭圆形、口形红细胞增多症,阵发性睡眠性血红蛋白尿症
红细胞酶异常	葡萄糖-6-磷酸脱氢酶缺乏症,丙酮酸激酶缺乏症等
血红蛋白异常	珠蛋白生成障碍性贫血,异常血红蛋白病,不稳定血红蛋白病
红细胞外在异常	
免疫溶血因素	自身免疫性、药物诱发、新生儿同种免疫性、血型不合输血等
理化感染等因素	微血管病性溶血性贫血,化学、物理、生物因素致溶血
其他	脾功能亢进
失血	急性失血性贫血
	慢性失血性贫血

二、贫血的诊断

贫血的实验室检查有血常规检查、红细胞形态观察、网织红细胞计数、骨髓细胞形态学及病理组织学检查、病因检查等。诊断过程为：① 有无贫血；② 贫血的严重程度；③ 贫血的类型；④ 查清贫血的病因，结合临床资料，明确诊断。

1. 贫血的诊断标准

根据 Hb、RBC、Hct 的测定值确定有无贫血，其中 Hb 和 Hct 为最常用。

（1）成人贫血的诊断标准　参见表 9−8。

表 9−8　成人贫血的诊断标准

	男	女
血红蛋白/（g/L）	<120	<110（孕妇<100）
血细胞比容（Hct）	<0.40	<0.35
红细胞计数/（×10^{12}/L）	<4.0	<3.5

（2）贫血程度划分　根据 Hb 浓度，成人贫血程度划为 4 级。轻度：Hb 参考值下限至 91 g/L，症状轻微；中度：Hb 90～60 g/L，体力劳动时心慌气短；重度：Hb 60～31 g/L，静息时感到心慌气短；极重度：Hb≤30 g/L，常合并贫血性心脏病。小儿贫血程度的划分为 6 个月以上小儿同成人标准。新生儿和 6 个月以内小儿不照此标准。

2. 贫血的诊断过程

贫血的诊断以查明贫血的性质和病因最为重要，在分析各项的实验室检查结果的同时，一定要紧密结合临床资料，进行综合分析，主要有：

（1）详细了解患者的病史　包括饮食习惯史，药物史及有无接触有毒有害物质，有无出血史（女患者要询问其月经史及有无月经过多），有无其他慢性疾病，家庭成员贫血史，输血史，地区流行性疾病等。

（2）详细的体格检查　注意有无肝、脾、淋巴结肿大，注意皮肤、黏膜是否苍白，有无紫癜、黄疸等。

贫血的病因检查，包括有溶血性贫血的实验室检查、有关临床基础检验、生化检验、微生物及免疫学检验、寄生虫学检验、组织病理学检查、核素检验等实验室检查和其他相关检查，如内镜检查，B 超、X 线检查，CT、核磁共振成像检查等。

贫血的诊断过程是在详细了解患者病史和仔细的体格检查的基础上，先进行血液学的一般检查，根据检查结果，分析确定贫血的类型，结合临床资料，得出初步的诊断意见和明确进一步的检查方向。然后再有的放矢地选择最直接、最有效、最有价值、最经济的病因检查项目及项目组合和检验步骤。确定贫血的形态学分类时,进一步分析诊断如下:

(1) 小细胞低色素性贫血   首选有关铁代谢的检验项目,如铁蛋白(SF)、血清铁(SI)、骨髓铁染色等。① 铁缺乏,多数为缺铁性贫血,如结合临床资料可找到其病因,即明确诊断,骨髓检查并非必需;如原因不明应做骨髓检查和进一步的病因检查;② 如为高铁血症,应作骨髓细胞学检查和骨髓铁染色,细胞外铁增高,细胞内铁环形铁粒幼细胞超过 10% ~15% 以上,为铁粒幼细胞贫血;③ 正常或增高,可见于血红蛋白病,如珠蛋白生成障碍性贫血或不稳定性血红蛋白病,做进一步相关检查;④ SI 降低、SF 正常或增高,多数为慢性疾病导致的继发性贫血,根据临床情况做进一步检查。

(2) 正常细胞性贫血   首选网织红细胞检查。① 增高,结合病史、红细胞形态、胆色素代谢等的检查结果,多为急性失血性贫血或溶血性贫血;② 正常或减低,应做骨髓细胞学检查和(或)骨髓活检;如骨髓象大致正常,见于:肾病性贫血,内分泌异常致贫血(包括甲状腺功能低下、肾上腺皮质功能低下、性腺功能低下、垂体功能低下等);如骨髓再生低下可见于造血功能障碍性贫血;如骨髓被浸润,见于白血病、骨髓瘤、癌转移、骨髓纤维化等;③ 明显减低,骨髓单纯红细胞系增生障碍,为纯红再障。

(3) 大细胞性贫血   首选网织红细胞检查。① 明显增高,见于急性失血后贫血、溶血后贫血及巨幼细胞贫血治疗后;② 轻度增加或减低,应做骨髓细胞学检查;骨髓检查有巨幼细胞造血,见于叶酸和维生素 B_{12} 缺乏的巨幼细胞贫血及其他原因引起的巨幼细胞贫血;骨髓检查如有红系细胞的类巨幼样变,并有粒系和巨核系异常增生及病态造血,见于红白血病和骨髓增生异常综合征;骨髓检查如无巨幼细胞造血,见于部分甲低、肝病性贫血和部分 MDS 患者等。

三、溶血性贫血的实验室诊断

溶血性贫血(hemolytic anemia, HA)是由于某种原因使红细胞存活期缩短,破坏增加,超过了骨髓代偿能力所引起的一类贫血。正常人骨髓有强大的代偿功能,在强烈刺激下,骨髓造血功能可增加到正常的 6~8 倍,以至红细胞寿命缩短到15~20 d 时,仍可以不表现出贫血,即称为代偿性溶血性贫血。一般溶血性贫血的诊断较容易,但查找溶血的病因较为困难。目前已将生物化学、免疫学、分子生物学、遗传工程学等检测手段,应用于溶血性贫血的病因诊断。

1. 根据病因和发病机制对溶血性贫血的分类

(1) 先天性溶血性贫血   多为遗传性红细胞内在缺陷,包括膜、酶、血红蛋白合成异常所致的溶血性贫血。

（2）获得性溶血性贫血　多为红细胞外在因素异常，包括免疫因素、药物因素、生物因素、物理因素等所致的溶血性贫血。主要溶血性贫血的病因分类见表9－9。

表9－9　主要溶血性贫血的病因分类

类　　型	疾　病　名　称
先天性	
膜缺陷	遗传性球形红细胞增多症
	遗传性椭圆形红细胞增多症
	遗传性口形红细胞增多症
酶缺陷	葡萄糖－6－磷酸脱氢酶缺陷症
	丙酮酸激酶缺陷症
	葡萄糖磷酸异构酶缺陷症
	嘧啶5′核苷酸酶缺陷症
血红蛋白病	珠蛋白生成障碍性贫血
	镰状细胞贫血
	不稳定血红蛋白病
获得性	
免疫因素	自身免疫性溶血性贫血
	冷凝集素综合征
	阵发性冷性血红蛋白尿症
	药物诱发的免疫性溶血性贫血
	新生儿同种免疫性溶血性贫血
	溶血性输血反应
膜缺陷	阵发性睡眠性血红蛋白尿症
物理因素	微血管病性溶血性贫血
	心源性溶血性贫血
	行军性血红蛋白尿症
化学因素	砷化物、硝基苯、苯肼、蛇毒等中毒
感染因素	溶血性链球菌、疟原虫、产气荚膜杆菌等感染
其他	脾功能亢进

2. 溶血性贫血的实验诊断步骤

（1）确定是否为溶血性贫血 依据病史，有贫血、黄疸，网织红细胞计数增加，考虑为溶血性贫血的可能，确定溶血的实验诊断依据见表9-10。

表9-10 确定溶血的实验诊断证据

项 目	参 考 值	溶血情况
网织红细胞		
计 数	0.5% ~1.5%	↑
绝对数	(24 ~84) ×10^9/L	↑
网状细胞生长指数（RPI）	2 ~3	↑
异形红细胞	0 ~0.6%	↑
嗜多色红细胞	0.2% ~1%	↑
骨髓		
红系增生	活跃	↑↑，间期分裂细胞增多，可见核染色质小体及卡波氏环
粒红比例	2 ~4:1	缩小或倒置
胆红素		
总胆红素	5.1 ~17.1 μmol/L	↑↑，常为34.2 ~102.6 μmol/L
间接胆红素	1.7 ~10.2 μmol/L	↑↑，间接胆红素为主
尿胆原	≤1:20（+）	≥1:40（+）
粪胆原	68 ~473 μmol/24 h	↑
血浆游离 Hb	<40 mol/L	血管内溶血↑↑
血清结合珠蛋白	0.5 ~1.5 g Hb/L	↓
高铁血红素清蛋白	−	+
Hb 尿	−	+
Rous 试验	−	+
血清乳酸脱氢酶	104 ~245 U/L	↑
尿酸	90 ~420 μmol/L	↑
红细胞寿命^{51}Cr$t_{1/2}$	25 ~32 天	缩短

注：↑增高；↑↑ 明显增高。

（2）确定主要的溶血部位是血管内还是血管外 血管内溶血多为急性发作，

以获得性溶血性贫血多见;血管外溶血为红细胞被单核-吞噬细胞系统清除增加,多为慢性经过,常伴脾肿大。严重的溶血两者常同时存在。两者鉴别见表9-11。

表9-11　血管内和血管外溶血的鉴别

特　　征	血管内溶血	血管外溶血
病因	红细胞内缺陷,外因素	红细胞内缺陷,外因素
	获得性多见	遗传性多见
红细胞主要破坏场所	血管内	单核-吞噬细胞系统
病程	急性多见	常为慢性,急性加重
贫血、黄疸	常见	常见
肝、脾大	少见	常见
红细胞形态学改变	少见	常见
红细胞脆性改变	变化小	多有改变
血红蛋白血症	常 >100 mg/L	轻度增高
血红蛋白尿	常见	无或轻度
尿含铁血黄素	慢性可见	一般阴性
骨髓再障危象	少见	急性溶血加重时可见
乳酸脱氢酶(LDH)	增高	轻度增高

　　(3)查找溶血原因,明确诊断　依据病史找线索,注意患者的年龄、种族、职业、病史、饮食、药物史、家族遗传史、婚姻史、生育史等。体检中应注意贫血的程度、黄疸及肝脾的大小。患者血、尿和粪便常规检测,尤其是外周血中红细胞形态改变更不能忽视。溶血性贫血的实验诊断过程中还要紧密结合本地区常见病、多发病,结合其临床资料有的放矢地选择筛选试验和确诊试验。

3. 溶血性贫血的特殊试验

　　(1)红细胞膜缺陷的检验

　　1)红细胞渗透脆性试验。

　　● 原理:**渗透脆性试验(osmotic fragility test)**检测红细胞对不同浓度低渗盐溶液的抵抗力。红细胞在低渗盐溶液中,当水渗透其内部达一定程度时,红细胞发生膨胀破裂。根据不同浓度的低渗盐溶液中,红细胞溶血的情况,通过红细胞表面积与容积的比值,反映其对低渗盐溶液的抵抗性。比值愈小,红细胞抵抗力愈小,渗透脆性增加。反之抵抗力增大。

　　● 参考值:简易半定量法。

　　开始溶血:75.2 ~ 82.1 mmol/L(4.4 ~ 4.8 g/L)NaCl溶液。

完全溶血：47.9～54.7 mmol/L(2.8～3.2 g/L)NaCl 溶液。

● 临床评价：i. 脆性增加。主要见于遗传性球形红细胞增多症、椭圆形红细胞增多症和部分自身免疫性溶血性贫血。ii. 脆性降低。主要见于珠蛋白生成障碍性贫血、血红蛋白 C、D、E 病,低色素性贫血、肝脏疾病等。

2）自身溶血试验及其纠正试验。

● 原理：红细胞在 37℃孵育 48 h,其间由于膜异常引起钠内流倾向明显增加,ATP 消耗过多;或糖酵解途径酶缺乏所引起 ATP 生成不足等原因可导致溶血,称为自身溶血试验。在孵育时,加入葡萄糖或 ATP 作为纠正物,观察溶血可否有一定的纠正,称为纠正试验。

● 参考值：正常人红细胞孵育 48 h,不加纠正物的溶血率 <3.5% ,加葡萄糖的溶血率 <1.0% ,加 ATP 纠正物的溶血率 <0.8% 。

● 临床评价

遗传性球形红细胞增多症自身溶血率增加,加入葡萄糖或 ATP 后明显纠正。

G-6-PD 缺乏症等戊糖旁路代谢缺陷的患者自身溶血率增加,能被葡萄糖纠正。

丙酮酸激酶缺乏症时不能利用葡萄糖产生 ATP,其自身溶血率明显增加,加葡萄糖不能纠正,加 ATP 可予纠正。

获得性溶血性贫血或自免溶血时试验结果常各有不同,对诊断意义不大。

本试验不够敏感和特异,仅对遗传性球形红细胞增多症有较大诊断价值,其他多仅为筛选试验。

3）酸化甘油溶血试验。

● 原理：**酸化甘油溶血试验(acidified glycerin hemolysis test,AGLT)** 当甘油存在于低渗溶液氯化钠磷酸缓冲液时,可阻止其中的水快速进入红细胞内,使溶血过程缓慢。但甘油与膜脂质又有亲和性,可使膜脂质减少。当红细胞膜蛋白及膜脂质有缺陷时,它们在 pH6.85 甘油缓冲液中比正常红细胞溶解速度快,导致红细胞悬液的吸光度降至 50% 的时间(AGLT50)明显缩短。

● 参考值：正常人 AGLT50 >290 s。

● 临床评价：遗传性球形红细胞增多症 AGLT50 明显缩短(25～150 s)。自身免疫性溶血性贫血、肾衰竭、妊娠等 AGLT50 也可缩短。

4）红细胞膜蛋白电泳分析。

● 原理：将制备的红细胞膜样品进行 SDS-PAGE 电泳,根据样品中各蛋白相对分子质量的不同,分离得到红细胞膜蛋白的电泳图谱,从而可见各膜蛋白组分百分率。

● 参考值：各种膜蛋白组分百分率变化较大,多以正常红细胞膜蛋白电泳图谱作比较。或以带 3 蛋白为基准,各膜蛋白含量以与带 3 蛋白的比例表示。

● 临床评价:许多溶血性疾病常见红细胞膜蛋白异常。各种膜缺陷疾病如遗传性球形红细胞增多症有收缩蛋白等含量减低或结构异常。某些血红蛋白病骨架蛋白等可明显异常。

(2)红细胞酶缺陷的检验

1)高铁血红蛋白还原试验。

● 原理:**高铁血红蛋白还原试验(methemoglobin reduction test, MHb - RT)**是在血液中加入亚硝酸盐使红细胞中的亚铁血红蛋白变成高铁血红蛋白,正常红细胞的 G - 6 - PD 催化戊糖旁路使 NADP(氧化型辅酶Ⅱ)变成 NADPH(还原型辅酶Ⅱ),其脱下的氢通过亚甲蓝试剂的递氢作用而使高铁血红蛋白(Fe^{3+})还原成亚铁血红蛋白(Fe^{2+}),通过比色可观察还原的多少。当 G - 6 - PD 缺乏时,高铁血红蛋白还原率下降。

● 参考值:正常人高铁血红蛋白还原率≥75%(脐带血≥77%)。

● 临床评价:G - 6 - PD 缺乏时,高铁血红蛋白还原率下降。中间缺乏(杂合子)为31% ~74%,严重缺乏(半合子或纯合子)<30%。

2)变性珠蛋白小体生成试验。

● 原理:G - 6 - PD 缺乏的患者血样加入乙酰苯肼于37℃孵育2~4 h,用煌焦油蓝染色观察红细胞中珠蛋白小体的生成情况,计算含5 个及以上珠蛋白小体的红细胞的百分率。

● 参考值:正常人含5 个及以上珠蛋白小体的红细胞一般<30%。

● 临床评价:G - 6 - PD 缺乏症常高于45%,故可作为 G - 6 - PD 缺乏的筛检试验。但还原型谷胱甘肽缺乏症也增高;不稳定血红蛋白病含小体的细胞百分率为75% ~84%,HbH 病和化学物质中毒时也增高。

3)葡萄糖-6 -磷酸脱氢酶荧光斑点试验和活性测定。

● 原理:在 G - 6 - PD 和 $NADP^+$ 存在下,G - 6 - PD 能使 $NADP^+$ 还原成NADPH,后者在紫外线照射下会发出荧光。NADPH 的吸收峰在波长340 nm 处,可通过单位时间生成的 NADPH 的量来测定 G - 6 - PD 活性。

● 参考值与临床意义:正常人有很强荧光。G - 6 - PD 缺陷者荧光很弱或无荧光;杂合子或某些 G - 6 - PD 变异者则可能有轻到中度荧光。正常人酶活性为(4.97 ±1.43)U/gHb。

4)丙酮酸激酶荧光斑点试验和活性测定。

● 原理:在二磷酸腺苷(ADP)存在的条件下**丙酮酸激酶(pyruvate kinase, PK)**催化磷酸烯醇丙酮酸(PEP)转化成丙酮酸,在辅酶Ⅰ还原型(NADH)存在情况下,丙酮酸被 LDH 转化为乳酸,若标记荧光于 NADH 上,此时有荧光的 NADH 变为无荧光的 NAD。

● 参考值：正常人丙酮酸激酶活性斑点在 20 min 内消失。酶活性 15.1 ± 4.99 U/gHb。

● 临床意义：荧光斑点不消失或时间延长说明丙酮酸激酶活性缺乏，中间缺乏（杂合子）时，荧光 25～60 min 消失，严重缺乏（纯合子）时，荧光 60 min 不消失。

5）胱甘肽还原酶缺陷检测。

● 原理：**谷胱甘肽还原酶(glutathione reductase, GR)** 催化反应中 NADPH 转变为 $NADP^+$，荧光消失，通过在 365 nm 处观察荧光斑点消失的时间（GR 荧光斑点试验）反映谷胱甘肽还原酶的活性，或直接测定吸光度的变化（GR 活性定量试验）计算 GR 的活性。

● 参考值：i. GR 荧光斑点试验，正常人荧光斑点 15 min 内消失。ii. GR 活性定量，(7.17±1.09) IU/gHb。

● 临床评价：谷胱甘肽还原酶缺乏时，GR 荧光斑点试验 15 min 以后还有荧光存在，GR 活性定量试验活性低于 7.17 IU/gHb。

（3）血红蛋白异常的检验

1）红细胞包涵体试验。

● 原理：**红细胞包涵体试验(Heinz‐body forming test)** 是将煌焦油蓝液与新鲜血液一起孵育，不稳定血红蛋白易变性沉淀形成包涵体。

● 参考值：正常人 <0.01(1%)。

● 临床评价：

i. 不稳定血红蛋白病。孵育 1～3 h 多数红细胞内可出现变性珠蛋白肽链沉淀形成的包涵体。G‐6‐PD 缺乏或红细胞还原酶缺乏及化学物质中毒等红细胞中也可出现包涵体。ii. HbH 病。孵育 1 h 就可出现包涵体，也叫 HbH 包涵体。

2）血红蛋白电泳检测。

● 原理：**血红蛋白电泳(hemoglobin electropheresis)** 是根据不同的血红蛋白带有不同的电荷，等电点不同，在一定的 pH 缓冲液中，缓冲液的 pH > Hb 的等电点时其带负电荷，电泳时在电场中向阳极泳动，反之，Hb 带正电荷向阴极泳动。经一定电压和时间的电泳，不同的血红蛋白所带电荷不同、相对分子质量不同，其泳动方向和速度不同，可分离出各自的区带，同时对电泳出的各区带进行电泳扫描，可进行各种血红蛋白的定量分析。

● 参考值：i. pH 8.6 TEB 缓冲液醋酸纤维膜电泳。正常血红蛋白电泳区带：HbA >95%、HbF <2%、HbA_2 为 1.0%～3.1%。pH8.6TEB 缓冲液适合于检出 HbA、HbA_2、HbS、HbC，但 HbF 不易与 HbA 分开，HbH 与 HbBarts 不能分开和显示，应再选择其他缓冲液进行电泳分离。ii. pH 6.5 TEB 缓冲液醋酸纤维膜电泳。

主要用于 HbH 和 HbBarts 的检出。HbH 等电点为 5.6,在 pH 6.5 TEB 缓冲液中电泳时泳向阳极,HbBarts 则在点样点不动,而其余的血红蛋白都向阴极移动。

● 临床评价:通过与正常人的血红蛋白电泳图谱进行比较,可发现异常血红蛋白区带。如 HbH、HbE、HbBarts、HbS、HbD 和 HbC 等异常血红蛋白异常。

HbA$_2$ 增多,见于 β 珠蛋白合成障碍性贫血,为杂合子的重要实验室诊断指标。HbE 病时也在 HbA$_2$ 区带位置处增加,但含量很大(> 10%)。HbA$_2$ 轻度增加亦可见于肝病、肿瘤和某些血液病。

3)抗碱血红蛋白检测。

● 原理:胎儿血红蛋白(HbF)具有比 HbA 更强的抗碱作用,将待检的溶血液与一定量的 NaOH 溶液混合,作用 1 min 后加入半饱和硫酸铵中止碱变性反应。HbF 抗碱变性作用强,没有变性存在于上清液中,HbA 变性沉淀,取上清液于540 nm 处测定吸光度,检测出 HbF 的浓度。此试验也称为碱变性试验,其检测的是抗碱血红蛋白,除 HbF 外,Hb Barts 和部分 HbH 也具有抗碱能力,需通过电泳鉴别。

● 参考值:成人 <2% ,新生儿 <40% 。

● 临床评价:i. HbF 绝对增多。珠蛋白合成障碍性贫血时 HbF 增加,重型者达 30% ~90% ,中间型者为 5% ~30% ,轻型者 <5% 。遗传性胎儿血红蛋白持续综合征患者,HbF 可高达 100% 。ii. HbF 相对增多。可见于骨髓纤维化、白血病、浆细胞瘤等恶性疾病及再生障碍性贫血、阵发性睡眠性血红蛋白尿症(PNH)、卟啉病等。iii. HbF 生理性增。多见于孕妇和新生儿。

4)HbF 酸洗脱法检测。

● 原理:HbF 具有抗碱和抗酸作用,其抗酸能力比 HbA 强。将血涂片于酸性缓冲液中孵育,含 HbF 的红细胞不被酸洗脱,可被伊红染成红色,而含 HbA 的红细胞均被酸洗脱,不能被伊红着色。

● 参考值:正常血片中含 HbF 的着色红细胞:成人 < 0.01(1%);新生儿0.55~0.85(55% ~85%),以后渐渐下降,2 岁后幼儿 < 0.02(2%);孕妇可有轻度增加。

● 临床评价:珠蛋白合成障碍性贫血着色细胞增加,重型患者大多数红细胞染成红色,轻型患者可见少数染成红色的细胞。遗传性胎儿血红蛋白持续综合征全部红细胞均染为红色。

5)异丙醇沉淀试验。

● 原理:不稳定血红蛋白较正常血红蛋白更容易裂解,在异丙醇这种能降低血红蛋白分子内部的氢键的非极性溶剂中,不稳定血红蛋白更快地沉淀。通过观察血红蛋白液在异丙醇中的沉淀现象对不稳定血红蛋白进行筛检。

● 参考值：正常人血红蛋白液为阴性（30 min 内不沉淀）。

● 临床评价：不稳定血红蛋白存在时，常于 5 min 时出现沉淀，20 min 开始出现绒毛状沉淀。血液中含有较多 HbF、HbH、HbE 时也可出现阳性结果。

6）热变性试验。

● 原理：热变性试验（heat instability test）是根据不稳定血红蛋白比正常血红蛋白更容易遇热变性，观察血红蛋白液在 50℃时是否出现沉淀，对不稳定血红蛋白进行筛检。

● 参考值：正常人热沉淀的血红蛋白 <1%。

● 临床评价：血红蛋白沉淀率增加，说明不稳定血红蛋白存在。

7）聚丙烯酰胺凝胶电泳检测。

● 原理：尿素或对氯汞苯甲酸能破坏血红蛋白的空间结构，血红蛋白的珠蛋白可被裂解成肽链亚单位，通过聚丙烯酰胺凝胶电泳可分离出各肽链区带。

● 参考值：正常血红蛋白 HbA 裂解后出现 β、HbA、HbA_2 和 α 4 条带。

● 临床评价：本试验若有异常血红蛋白肽链的区带出现，表示有异常血红蛋白存在。对珠蛋白合成障碍性贫血的诊断和鉴别有参考价值。

8）血红蛋白基因聚合酶链反应（PCR）技术检测。

● 原理：应用聚合酶链反应技术检测血红蛋白基因序列，一般 PCR 产物用 DNA 印迹法、酶切法或直接测序等方法进行检测。可检测出异常血红蛋白基因的存在，是纯合子还是杂合子，基因缺陷的部位等。

● 临床评价：血红蛋白异常基因的检测，可在分子水平上进行血红蛋白病的诊断和研究。

（4）阵发性睡眠性血红蛋白尿症的检验

1）酸化血清溶血试验。

● 原理：**阵发性睡眠性血红蛋白尿症（paroxymal nocturnal hemoglobinuria PNH）**患者体内存在对补体敏感的红细胞。**酸化血清溶血试验（acidified - serum hemolysis test）**，也称 Ham test，即红细胞在酸性（pH6.4～6.5）的正常血清中孵育，补体被激活，PNH 红细胞破坏而产生溶血，而正常红细胞不被溶解，无溶血现象。

● 参考值：正常人为阴性。

● 临床评价：本试验阳性主要见于 PNH，某些自身免疫性溶血性贫血发作严重时可呈阳性。

2）蔗糖溶血试验。

● 原理：**蔗糖溶血试验（sucrose hemolysis test）**是根据 PNH 患者的红细胞，在低离子强度的蔗糖溶液中对补体敏感性增强，经孵育，补体与红细胞膜结合加强，蔗糖溶液进入红细胞内,导致渗透性溶血而设计的。

● 参考值:定性试验中正常为阴性;定量试验中正常溶血率 <5%。

● 临床评价:PNH 患者蔗糖溶血试验为阳性或溶血率增加,可作为 PNH 的筛选试验。自免溶贫有的可为阳性,白血病、骨髓硬化时可出现假阳性。

3)蛇毒因子溶血试验。

● 原理:**蛇毒因子溶血试验(venom hemolysis test)** 多采用从眼镜蛇毒中提取的一种蛇毒因子(C3b),可通过旁路途径激活补体,PNH 患者的红细胞补体系统激活后,促使 PNH 补体敏感细胞破坏、溶血。

● 参考值:正常人溶血率 <5%。

● 临床评价:溶血率增加,PNH 的可能性大,可反映 PNH Ⅲ型红细胞的溶血情况。正常红细胞、PNH Ⅰ型和 PNH Ⅱ型等红细胞均不发生溶血。

(5)免疫性溶血性贫血的检验

1)抗人球蛋白试验。

● 原理:抗人球蛋白试验(Coombs 试验)检测自身免疫性溶血性贫血的自身抗体(IgG)。分为检测红细胞表面有无不完全抗体的**直接抗人球蛋白试验(direct antiglobulin test,DAGT)** 和检测血清中有无不完全抗体的**间接抗人球蛋白试验(indirect antiglobulin test,IAGT)**。直接试验应用抗人球蛋白试剂[抗 IgG 和(或)抗 C3d]与红细胞表面的 IgG 分子结合,如红细胞表面存在自身抗体,出现凝集反应。间接试验应用 Rh(D)阳性 O 型正常人红细胞与受检血清混合孵育,如血清中存在不完全抗体,红细胞致敏,再加入抗人球蛋白血清,可出现凝集。

● 参考值:正常人直接和间接抗人球蛋白试验均为阴性。

● 临床评价:自身免疫性溶血性贫血、冷凝集素综合征、新生儿同种免疫性溶血、阵发性冷性血红蛋白尿、药物性免疫性溶血等直接抗人球蛋白试验阳性,当抗体与红细胞结合后,有过剩抗体时直接和间接试验均为阳性。

2)冷凝集素试验。

● 原理:冷凝集素综合征的患者血清中存在冷凝集素,为 IgM 类完全抗体,在低温时可使自身红细胞、O 型红细胞或与受检者血型相同的红细胞发生凝集。凝集反应的高峰在 0~4℃,当温度回升到 37℃ 时凝集消失。

● 参考值:正常人血清抗红细胞抗原的 IgM 冷凝集素效价 <1:32(4℃)。

● 临床评价:冷凝集素综合征患者为阳性,效价可达 1:1 000 以上。淋巴瘤、支原体肺炎、疟疾、流行性感冒等可引起冷凝集素效价继发性增高。

3)冷热溶血试验。

● 原理:阵发性冷性血红蛋白尿症患者血清中有一种特殊的冷反应抗体(Donath-Landsteiner 抗体),在 20℃ 以下(常为 0~4℃)时与红细胞结合,同时吸附补体,但不溶血。当温度升至37℃时,补体激活,红细胞膜破坏而发生急性血管内溶血。

● 参考值:正常人试验为阴性。

● 临床评价:阵发性冷性血红蛋白尿症患者为阳性,D-L抗体效价可高于1:40。病毒感染可出现阳性反应。

（丁　磊）

第十章 弥散性血管内凝血与止血血栓检查

第一节 弥散性血管内凝血

一、弥散性血管内凝血的概念

弥散性血管内凝血(disseminated intravascular coagulation, DIC)是一种继发性的、以广泛微血栓形成并相继出现止、凝血功能障碍为病理特征的临床综合征。DIC 发生的始动环节是机体凝血系统的异常激活。在某些疾病或病理过程发生、发展过程中,由于大量促凝物质进入循环引起凝血功能亢进,在微循环中广泛地形成主要由纤维蛋白(Fbn)和聚集血小板构成的微血栓,导致凝血因子和血小板大量消耗和引起继发性纤溶活性增强,使机体的止、凝血功能发生明显障碍而出现出血倾向。DIC 的临床表现有出血、多系统器官功能障碍、休克和微血管病性溶血性贫血等。DIC 发病可呈急性、亚急性和慢性经过。病变主要为全身性的,也可局限于某一器官。

DIC 曾有"消耗性凝血病"、"去纤维蛋白综合征"等多种名称。其原发病病种繁多,常见于内科、外科、小儿科和产科的一些疾病。急性 DIC 发病急,预后差,死亡率高。DIC 发病率 0.2‰ ~ 0.5‰,死亡率高达 50% ~ 60%,因而受到基础研究和临床工作者的高度重视。

二、DIC 的病因和影响 DIC 发生、发展的因素

1. DIC 的病因

引起 DIC 的基础疾病或病理过程称为 DIC 的病因,或称为病因性疾病。DIC

作临床诊断时必须考虑患者有无能引起 DIC 的基础疾病;遇到有容易发生 DIC 的疾病,且存在无法以现有临床证据解释的出血症状时,应想到是否存在 DIC 的可能。DIC 的常见原发病种类很多,有感染性疾病、广泛组织损伤、休克、心血管疾病、产科并发症、恶性实体瘤、急性白血病、肝/肾疾患、胶原性疾病、代谢性疾病、心血管疾病、血管内溶血和其他如体外循环与某些动物毒素进入体内等(表 10 - 1)。其中以感染、恶性肿瘤、急性早幼粒白血病并发 DIC 者为多见,产科意外并发急性 DIC 者其病情常十分凶险。

表 10 - 1 引起 DIC 的原发疾病

分　　类	主要临床疾病或病理过程
感染性疾病	败血症、内毒素血症
广泛组织损伤	大手术、大面积挫伤或烧伤
产科并发症	羊水栓塞、胎盘早剥、宫内死胎滞留
恶性实体瘤	肺、消化及泌尿系癌肿,尤其在转移性癌肿多见
急性白血病	急性早幼粒白血病
休克	大出血、变应性或内毒素性休克
肝、肾疾患	急性肝炎、肝硬化、肾小球肾炎、肾移植排斥反应
胶原性疾病	类风关节炎、SLE、硬皮病、新生儿硬肿症
代谢性疾病	糖尿病、高脂血症
心血管疾病	急性心肌梗死、巨大海绵状血管瘤、心室室壁瘤或大动脉瘤
血管内溶血	不适输血
其他	主动脉内气囊装置、体外循环、顽固性腹水作静脉分流时、某些毒素或动物毒素

无论在何种原发病条件下,DIC 往往通过一个或几个使凝血系统激活的因素,触发和促进 DIC 发生。这类因素被称为 DIC 的**触发因素(triggering factor)**,主要有:① 组织损伤,释放 TF;② VEC 损伤;③ 细菌内毒素;④ 抗原-抗体复合物;⑤ 蛋白水解酶类;⑥ 颗粒或胶体物质;⑦ 病毒或其他病原微生物。此外,尚有血管内溶血、补体活化成分、血管舒缩活性(α 肾上腺素能受激或低血压)、缺氧或低氧血症、自由脂肪酸或脂类物质入血等。

2. 影响 DIC 发生、发展的因素

在一定原发病及某些触发凝血活化因素存在的条件下,是否发生 DIC 或 DIC 发生的严重程度,常与机体凝血-抗凝血平衡调节的基本状况有关。某些因素能影响机体凝血-抗凝血平衡使之倾向于凝血功能相对较强,或机体已存在某种能促进

DIC 发生的病理过程或疾病,在存在前述某种(或某些)病因时,就容易发生 DIC。影响 DIC 发生的主要因素有下述 5 种。

(1) 单核/巨噬细胞功能受损　单核/巨噬细胞具有清除促凝物质的作用。如,细菌内毒素、含 TF 的细胞碎片、抗原抗体复合物和 ADP。在凝血激活过程中,单核/巨噬细胞能吞噬清除生成的 Fbn,活化凝血因子及其与抑制物形成的复合物,纤维蛋白单体(FM)分别与 Fbg、纤维蛋白降解产物(FDP)成分或补体成分形成的复合物,以及红、白细胞碎片等。因此,任何使单核-吞噬细胞系统功能降低或受损的因素都能促进 DIC 发生。早在 1924 年,Sanarelli G 报道以亚致死剂量霍乱菌滤液作静脉注射给动物 24 h 后,再注射大肠杆菌或变形杆菌滤液,家兔因休克而死亡。这被称为**全身性 Shwartzman 反应(generalized Shwartzman reaction,GSR)**。该实验也首次提示在休克与 DIC 两类病理过程间存在密切的联系。Shwartzman 现象的病理变化特点是组织的出血性坏死。全身性 Shwartzman 反应的机制是全身性单核-吞噬细胞系统被封闭,使再次注入内毒素时容易引起 DIC 样病理变化,同时出现休克的各种临床症状。临床上长期大量应用糖皮质激素、反复感染或严重肝脏疾病时,单核-吞噬细胞系统功能可明显减低,成为某些患者发生 DIC 的一种诱因。

(2) 严重肝脏疾病　引起肝脏病变的一些因素如肝炎病毒、免疫复合物和某些药物可引起凝血系统激活。急性肝坏死时可大量释放 TF 和溶酶体酶,肝硬化晚期常有部分肠源性毒性物质(包括内毒素)进入循环,也都能激活凝血系统。凝血因子大多在肝脏合成,肝脏也是产生多种抗凝血因子如抗凝血酶Ⅲ(ATⅢ)、蛋白 C 和蛋白 S 的主要场所。严重肝功能障碍不仅肝脏产生凝血因子和抗凝因子的能力降低,使机体的凝血与抗凝血平衡处在很低的水平,而且肝细胞灭活活化凝血因子(因子Ⅺa、Ⅸa 和因子Ⅹa)及单核/巨噬细胞的吞噬功能也降低。因此,严重肝脏疾病时,一旦有促凝物质进入循环或有血管损伤,极易造成血栓形成或出血倾向。

(3) 血液高凝状态　**血液高凝状态(hypercoagulable state)**是指在某些生理或病理条件下,血液凝固性增高,使有利于血栓形成的一种状态。原发性高凝状态见于遗传性 ATⅢ、PC 及 PS 缺乏症,或因子 V 结构异常引起的 PC 抵抗症;继发性高凝状态见于各种血液和非血液性疾病,如肾病综合征、恶性肿瘤(尤其转移时)、白血病、妊娠中毒症等。高年或妊娠后期可有生理性高凝状态。妊娠动物单次注射内毒素就能引起 Shwartzman 反应。妊娠后期妇女血浆的因子 V、Ⅶ、Ⅸ、Ⅹ、凝血酶原和 Fbg 浓度增高,血小板数增多,血浆 PLg 和 ATⅢ都水平降低,PAI 活性增高,故一旦发生产科意外(如羊水栓塞、胎盘早期剥离或宫内死胎)时易引起急性或亚急性 DIC。酸中毒使 VEC 受损,肝素抗凝活性减弱,凝血活性和血小板聚集性增高,是严重缺氧(如循环系统功能障碍)时引起血液高凝状态的重要原因之一。

（4）微循环障碍　微循环障碍可以是局部的,也可以是全身性的。对于局部微循环障碍,可以由于血管舒缩活性的改变,使微血管内缺血或血流缓慢、血液黏度增高、血液淤滞,局部酸中毒和 VEC 损伤,或发生白细胞反应并通过所释放炎症介质的作用,引起 TF 的表达并启动凝血反应、局部反应产生的活性成分不能及时被清除等,由此可导致 DIC 样病理变化的发生。

全身性与局部的微循环障碍对凝血功能的影响在性质上无明显的差异,但前者有一定全身性因素的影响。休克是一种以急性全身性微循环障碍为特征的病理变化。部分患者在休克的一定阶段可出现 DIC 样病理变化。休克时引起凝血功能异常改变的原因和机制包括：① 应激-免疫反应的影响和血管舒缩活性的失调；② 血液流变学改变；③ 血管内皮细胞受损；④ 组织细胞损伤使 TF 和溶酶体酶释放；⑤ 炎症反应和炎症介质的作用；⑥ 器官功能障碍引起内环境的严重紊乱等。

（5）其他影响因素　应激引起交感-肾上腺素髓质系统强烈兴奋,除使微血管发生收缩外,血液凝血因子容易激活,AT Ⅲ 的抑制功能降低,血小板处于易激活状态；高龄、吸烟、妊娠后期、糖尿病等可使机体的纤溶功能降低；临床上不恰当地(过度)使用 6-氨基己酸(EACA)或氨甲苯酸(对羧基苄胺,PAMBA)等纤溶功能抑制药物,使机体的纤溶系统功能明显降低；机体存在低血糖、低血压等,在促凝因素进入体内或发生感染等情况下都易于引起 DIC。动物实验表明,单用凝血酶、内毒素、蛇毒或可溶性纤维蛋白作静脉注射,形成的纤维蛋白微血栓在存活动物的微循环中保留的时间很短,约 1 h；若同时使用纤溶抑制剂 EACA,或同时给予肾上腺素,则微血栓能在微血管内被保留下来。所以,在过度抑制机体纤溶功能或其他因素引起血管舒缩活性改变的情况下,若一旦发生感染、创伤等事件,也就容易引起 DIC。

三、DIC 发生、发展的机制

DIC 发生、发展的机制十分复杂,许多方面至今仍未完全清楚。无论在何种原发病或何种触发因素作用下发生 DIC,必定有如下经过：① 触发凝血活化,产生大量 Fbn,血小板被激活；② 生成的 Fbn 须能在微血管内沉降下来,且 PAs 与 PLg 的活性不足以完全水解形成的 Fbn；③ 在 DIC 发生、发展过程中存在纤溶功能的变化,而且这种变化与微血栓形成和引起出血倾向等病理变化密切相关。

1. 凝血系统的激活

凝血系统活化既存在顺序性级联反应(cascade)的特征,又存在正、负反馈使凝血反应放大或受到一定限制的特征。在正常生理性止、凝血反应中,主要由 TF 表达、释放并与 FⅦa/FⅦ 共同激活 FX,启动凝血活化过程。在不同病理因素作用下,只要引起凝血瀑布链不同环节凝血因子的活化,如大量 TF 进入循环,或 VEC 损伤与白细胞激活使大量表达 TF,或 FX 大量活化和凝血酶生成,都可以通过凝血连锁反应的正反馈放大作用和(或)抗凝作用相对或绝对的降低,引起过度的凝血反应。

发生 DIC 时,微血栓是体循环中生成的 Fbn 在微血管部分沉降下来形成的,还是直接在微血管内产生的 Fbn 所形成的,还是两种可能性都存在,尚无定论。但是,微循环部位开放的微血管床总容量与上游动脉系统的血管容量相比较明显大得多,血液通过该部时流速明显变慢,血液与管壁内皮细胞的接触面也增大,加上微血管内皮细胞的性质也与较大血管内皮细胞的性质不尽相同,所以,大量促凝物质或各种对 VEC 有损伤作用的因素进入循环系统,易于在微血管部分使凝血系统激活,引起凝血与抗凝血平衡失调,导致微血栓形成。由此可知,一方面,若促凝物质到达微循环系统,可以直接激活凝血系统;如果凝血强度大于抗凝血因子的作用,在消耗抗凝血因子的同时,就有 Fbn 形成(例如,在急性 DIC 时,由于 AT Ⅲ、PC 等抗凝物质也大量消耗,其血浆浓度与凝血因子一样都处于较低的水平);如果 Fbn 形成的速率大于纤溶系统激活和 PLg 降解 Fbn 的速率,就有 Fbn 沉降的可能;如果血管收缩或明显扩张,血流减少或血流速度降低则 Fbn 沉降的可能就更大。这些可能的因素,在 VEC 损伤的情况下都具备。Fbn 的形成和在微血管的保留,又是刺激和损伤内皮细胞的重要因素。另一方面,若 Fbn 是在循环系统较大血管中形成的,只要有足够量 Fbn 进入微循环血管中,就可能刺激和损伤微血管的内皮细胞,同样在上述条件下能促进微循环内透明微血栓的形成。

基于上述基本情况,现将 DIC 时能引起凝血系统激活的原因和机制归纳为以下 3 点:

(1) 组织损伤 已知 TF 广泛存在于各部位组织细胞,当血管损伤后 TF 能与血液接触激活凝血系统。因此,在严重创伤和烧伤、外科手术、产科意外、各种原因引起病变器官组织的大量坏死、癌组织坏死或广泛血行转移、白血病或恶性实质性肿瘤作放射治疗或化疗,引起大量组织细胞破坏等,都可释放大量 TF 进入血液。TF 可与凝血因子 FⅦ/FⅦa 构成复合物,经激活 FX 使生成凝血酶,加上凝血酶反馈激活各种凝血因子使凝血酶生成加速,同时生成大量 Fbn 和引起血小板激活发生聚集,于是在微循环内分别形成由 Fbn 和血小板构成的大量微血栓。

组织损伤时,组织细胞破坏可释放溶酶体酶,若引起凝血因子的水解也可能使凝血因子激活(凝血因子作为酶原,在被水解时可能暴露出丝氨酸酶活性中心,形成活化的凝血因子),导致凝血系统的激活。Fbn 在微血管内有促进 VEC 释放 t-PA 的作用,经纤溶系统外激活途径产生 PLg,对 Fbn 起溶解作用,这种作用能否防止微血栓形成,还取决于 Fbn 生成量和 VEC 所释放 PA 和 PAI-1 之间的功能平衡状态。大量 Fbn 能损伤 VEC,使它的抗栓功能降低而有利于微血栓形成。

(2) 血管内皮损伤 引起血管内皮损伤的常见原因为感染、内毒素血症、抗原抗体复合物、持续缺血、缺氧引起的酸中毒或颗粒与胶体物质进入循环等。凝血系统激活或产生大量 Fbn 也可刺激和损伤 VEC。血管内皮损伤激活凝血系统的机制为：

1）VEC 表达大量 TF：研究表明，微小静脉和毛细血管的 VEC 受损时能表达 TF，可在局部激活凝血系统。由于用组织因子途径抑制物（TFPI）能阻断内毒素引起的动物 DIC 的发生。因此，TF 的作用被认为是血管内皮损伤时引起 DIC 的主要机制。

2）血小板的激活：内皮损伤暴露内皮下组织，进一步引起血小板发生黏附、聚集和释放反应，对加剧凝血反应起作用。但是，迄今在实验中未能证明血小板激活或血小板来源的凝血辅助因素（如 PF3）能单独作为促发 DIC 发生的因素。

3）白细胞的作用：目前已明确内皮损伤不是一个孤立的事件。VEC 损伤的同时或相继在局部可吸引和激活单核/巨噬细胞、中性粒细胞（PMN）和（或）T 淋巴细胞，使这些细胞与 VEC 相互作用，经释放肿瘤坏死因子（TNF）、白介素 - 1（IL - 1）、干扰素（IFN）、血小板活化因子（PAF）和超氧阴离子（O_2^-），加剧 VEC 损伤和释放 TF。补体活化成分 C3a 和 C5a 也参与这一过程。

（3）其他激活凝血系统的途径　在临床上，尚有许多疾病或病理过程可存在引起凝血系统激活的其他触发因子，通过一定途径导致凝血激活：

1）单核/巨噬细胞和白细胞激活时除能表达 TF 外，细胞破坏时能释放溶酶体酶。

2）某些恶性肿瘤细胞不但能表达 TF，而且能分泌恶性表型特有的促凝蛋白质，如癌促凝物质（cancer procoagulant，CP）和某种黏蛋白，可直接激活 F X。

3）出血性胰腺炎或胰体、胰尾部恶性实质性肿瘤时，可因大量胰蛋白酶进入循环使凝血酶原被直接激活生成凝血酶。

4）外源性毒素如某些蜂毒或蛇毒能直接激活 F X、凝血酶原或直接使 Fbg 转变为 Fbn。

5）大量溶血时由红细胞释放 ADP 可激活血小板，而红细胞素具有 TF 样作用。

必须指出，尽管表面接触活化系统在启动生理性凝血激活的作用已被否定，然而一旦凝血系统活化后，并不排除反馈激活形成的因子Ⅻa、KK 和高分子量激肽原（HMW - K）也有加速凝血过程的可能性。因为与恶性肿瘤无 DIC 并发症的患者相比较，在并发 DIC 的患者因子Ⅻ、PK 和 HMW - K 血浆水平明显低下；败血症患者的 FⅫ水平也明显降低。

2. 血管运动活性和血液流动性的改变

在原发病发生、发展以及不同触发因素作用的过程中，常存在交感-肾上腺髓质兴奋，或引起血管舒缩调节活性的改变。例如，受损伤的 VEC 其产生的内皮细胞衍生松弛因子(EDRF,NO)和 PGI₂减少,内皮素(ET)生成增加;血小板产生的血栓烷 A_2(TXA₂)增加。这些介质直接影响微血管的舒缩状态,从而影响微血管内血流。无论血管收缩、血流减少,还是血管舒张、血流淤滞,都不利于促凝物质和活化凝血因子从局部清除,而有利于 Fbn 在局部沉降。反应过程中产生的 PAF、组胺、缓激肽(BK)又能增加血管通透性,使局部血液变浓,黏度增高,同样有利于微血栓的形成。

3. 纤溶功能失调

典型的 DIC,在其病程中纤溶系统的功能可存在先降低、后增高的变化。在 DIC 发生时,无论有无作为条件的全身性纤溶功能降低的情况,在形成微血栓的局部,纤溶活性必定呈绝对或相对降低的状态;其后,在凝血系统激活及 Fbn 形成过程中,能引起继发性纤溶系统的激活,在局部具有促进微血栓溶解和使血管再通的作用,然而也因此能生成大量 FgDP/FDP,其中部分成分作为病理性抗凝物质,反而导致出现凝血功能相对或绝对降低的倾向。这种变化可以累及全身。

(1) 纤溶活性降低　各种因素使 VEC 受损是 DIC 发生、发展的关键。受损伤的 VEC 失去了正常时的抗凝功能。例如,细胞表面负电性降低,生成和吸附 TFPI、ATⅢ一类抗凝物质减少;膜上的 TM 减少、促进 PC 活化的能力降低,使局部抗凝和纤溶功能降低。同时,VEC 产生 PAI-1 增多和分泌 t-PA 减少,更有利于纤维蛋白在局部沉积。尽管在局部纤溶活性无明显降低的情况下,也可能由于微血管内凝血过度亢进,使生成的 PLn 不足以及时降解和清除生成的 Fbn,Fbn 得以沉降。因此,局部抗凝活性降低和纤溶活性绝对或相对低下,是透明微血栓得以形成和保留的又一重要条件。

(2) 继发性纤溶功能增强　DIC 时,可同时存在继发性和原发性纤维蛋白溶解功能增强。**继发性纤维蛋白溶解(secondary fibrinolysis)** 是指凝血系统活化时产生各种因子(如前述的凝血酶等),相继引起 PLg 激活的过程。其生理意义在于发挥溶解凝血活化产物 Fbn 的作用以限制其生成量,维持凝血与纤溶的相对平衡,或促进止血栓溶解和损伤修复过程使血管再通。DIC 时继发性纤溶功能过度增强,在使微血栓溶解的同时,加剧了机体止、凝血功能的障碍而引起出血(详见下述),具有病理性作用。继发性纤溶增强也是 DIC,尤其是急性 DIC 的特征之一。

DIC 发病过程中,在凝血功能亢进的同时或相继,引起机体纤溶功能增强的机制为:

1) 凝血活化时产生的凝血酶、因子Ⅺa、KK,以及经凝血酶或 KK 使因子Ⅻ活化成为因子Ⅻa,这些因子都能促使 PLg 转化为 PLn(纤溶系统的内激活途径)。

2) 在微血管内相对正常的 VEC 仍对凝血过程产生的纤维蛋白、BK 等刺激发生反应,分泌释放 t-PA;前释放激肽酶(PK)与内皮细胞膜上的 HMW-K 结合,PK

经 HMW - K 的作用转化为 KK，KK 能使单链 u - PA(pro - UK)转化成高活性的双链 u - PA(tcu - PA)。t - PA 和 tcu - PA 作用于 PLg 生成 PLn。这是体内最重要的、称为外激活途径的、生理性纤溶活化途径。

3）凝血酶经血管内皮细胞上的 TM 介导，激活 PC 为活化蛋白 C(APC)，APC 有抗凝和促进纤溶的作用。

应当指出，DIC 的发生、发展是一动态过程，微血栓形成与微血栓溶解在时相上并不截然分开，前后间可有不同程度的重叠。DIC 发生、发展的原因、机制以及对机体的影响归纳如图 10 - 1 所示。

四、DIC 的主要临床表现

DIC 的主要临床表现有出血、休克、多脏器功能障碍和贫血(图 10 - 1)。其中最常见者为出血。急性 DIC 时常以前 3 种症状为多见。

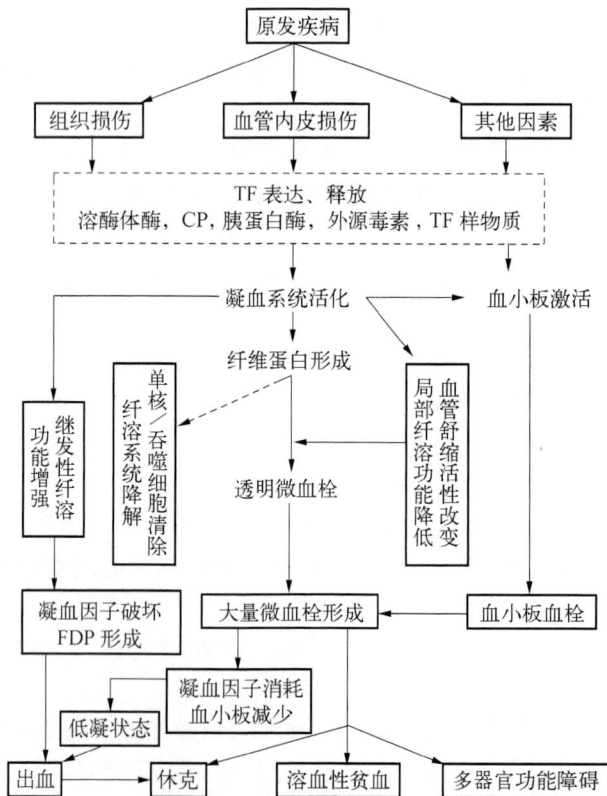

图 10 - 1　DIC 发生、发展的机制及对机体影响的模式图

1. 出血

DIC 患者有 70 % ~ 80 % 以程度不同的出血为初发症状,如紫癜、血泡、皮下血肿、采血部位出血、手术创面出血、外伤性出血和内脏出血等。出血的机制与下述 4 方面因素有关:

(1)凝血物质大量消耗　广泛微血栓形成使各种凝血因子包括 Fbg、FⅤ、FⅧ、FⅨ、F Ⅹ 和血小板大量消耗,故 DIC 又称为消耗性凝血病(consumptive coagulopathy)。

(2)继发性纤溶功能增强　纤溶功能增强产生大量 PLn,PLn 不但能降解 Fbn,还能水解包括 Fbg 在内的各种凝血因子,使凝血因子进一步减少,加剧凝血功能障碍并引起出血。

(3)纤维蛋白(原)降解产物的抗凝作用　PLn 降解 Fbn/Fbg 生成各种分子大小不等的水解蛋白质组分和多肽物质,总称为纤维蛋白(原)降解产物(FDP/FgDP)。FgDP 成分包括较大的 X 和 Y 片段、较小 E 和 D 片段以及小肽 A、B、C 等,其中许多成分有很强的抗凝作用:① X、Y 片段可与纤维蛋白单体(FM)形成可溶性 FM 复合物(SFMC),阻碍 FM 相互间交联以形成可溶性 Fbn;D 片段对 FM 交联聚合有抑制作用;② 片段 Y、E 有抗凝血酶作用;③ 大部分成分能抑制血小板黏附和聚集。FgDP 各种成分的这类作用,使机体止、凝血功能明显降低,是 DIC 时引起出血的重要原因。

(4)血管损伤　DIC 发生、发展过程中,各种原始病因和继发性引起的缺氧、酸中毒、细胞因子和自由基等多种因素的作用,可导致微小血管管壁损伤,也是 DIC 出血的原因之一。

2. 休克

某些病因既可引起 DIC,也可引起休克,如内毒素血症、严重烧伤等。由于不同个体内在条件的差异和病因性质、作用时对凝血-抗凝血平衡或微循环功能影响的严重程度不同,可以首先出现 DIC 或者休克的特征性病理变化,也可几乎同时地出现这两种病理变化。DIC 或休克在发展过程中也能产生一些因素分别引起休克或 DIC。如由脑膜炎双球菌败血症引起休克时,可伴有华-弗综合征,其本质属于典型的 DIC。

DIC 病理过程中有许多因素与引起休克有关:① 微血栓形成,使回心血量减少;② 出血可影响血容量;③ DIC 时可引起肾上腺素能神经兴奋;也可通过激活激肽和补体系统产生血管活性介质如激肽和组胺,使外周阻力降低,引起血压下降;④ FgDP 的小片段成分 A、B、C 能增强激肽和组胺的作用,使微血管扩张,通透性增高,血浆外渗;⑤ 心功能降低。除心内微血栓形成直接影响心泵功能外,肺内微血栓形成导致肺动脉高压,增加右心后负荷;DIC 时因组织器官缺血、缺氧可引起代谢性酸中毒,酸中毒可使心肌收缩与舒张功能发生障碍。由于前述的因素使血容量减少、回心血量降低、心功能降低和心输出量减少,加上血管扩张和外周阻力降低,则血压可明显降低。

3. 多器官功能障碍

由于 DIC 发生的原因和受累脏器及各脏器中形成微血栓的严重程度不同,故不同器官发生代谢与功能障碍或缺血性坏死的程度也可不同,受累严重者可导致脏器功能不全甚至衰竭。临床上常同时或相继出现两种或两种以上脏器功能障碍的不同症状,如呼吸困难、少尿、无尿、恶心、呕吐、腹部或背部疼痛、发热、黄疸、低血压、意识障碍(严重者发生昏迷)及各种精神神经症状,称为多器官功能障碍综合征(MODS)。DIC 时引起 MODS 的机制,与微循环灌流障碍、缺血-再灌注损伤、白细胞激活和炎症介质的损伤作用,以及器官功能障碍作为后果对其他脏器产生的影响等有关。MODS 常是 DIC 引起死亡的重要原因。

DIC 时出现器官功能障碍和相应症状,可与以下三方面因素有关。

(1)器官内广泛微血栓形成 器官内广泛微血栓形成,使发生缺血、缺氧和代谢及功能障碍,严重者发生缺血坏死和脏器功能衰竭,同时出现严重程度不等的临床症状。例如,肺内广泛微血栓形成,可引起肺泡-毛细血管膜损伤,发生急性呼吸窘迫综合征(ARDS),出现进行性呼吸困难和进行性低氧血症等临床症状。肾内广泛微血栓形成时,有两侧肾皮质坏死和急性肾衰竭的临床表现,如氮质血症、少尿、血尿和蛋白尿等。心内微血栓形成引起心肌收缩力减弱,心输出量降低和出现各种心功能指标及相关酶的异常,如心脏指数减低,肺动脉楔压增高,肌酸磷酸激酶和乳酸脱氢酶明显增高等。消化系统病变可引起恶心、呕吐、腹泻和消化道出血等症状。肝内微血栓形成可引起门静脉高压和肝功能障碍,出现消化道淤血、水肿、黄疸和其他相关症状及体征。由脑膜炎双球菌败血症累及肾上腺,引起肾上腺皮质出血性坏死和急性肾上腺皮质功能衰竭,具有明显休克症状和皮肤大片瘀斑等体征,称为华-弗综合征。垂体坏死可引起席汉综合征。神经系统病变则出现神志不清、嗜睡、昏迷、惊厥等非特异性症状。

(2)原发病引起的病理变化和症状 DIC 时多个脏器功能不全所出现的症状可以成为 DIC 的诊断依据。但是,应当鉴别是由 DIC 为基本病理变化(如广泛微血栓形成引起缺血性器官功能障碍)引起的症状,还是由某种原发病所引起的。只有前者可作为诊断 DIC 时的依据。某些原发病的症状一般不能作为 DIC 的诊断依据。例如,严重肝脏病变并发 DIC 时出现的黄疸,大量溶血或肺部炎症并发 DIC 时出现与肾小管坏死、肾功能障碍或呼吸功能障碍有关的临床症状与体征,都不能作为 DIC 的诊断依据。

(3)由器官系统功能间相互影响引起的病理变化 当 DIC 引起某器官发生病

变时,可出现该器官功能不全的症状。由于机体在神经体液调节下各器官系统的代谢和功能间存在密切的协调关系,所以一个脏器(尤其心、肺、肝或肾等重要脏器)的代谢和功能的明显异常可影响其他器官系统的功能并出现相应的临床症状。这也是 DIC 时引起多个器官功能障碍的原因之一。例如,羊水栓塞引起 DIC 时,常首先在肺内广泛形成微血栓,导致出血、肺间质水肿、肺泡水肿和肺泡-毛细血管膜损伤等病理变化,发生急性呼吸功能障碍。肺循环障碍可累及右心引起右心衰竭;呼吸功能障碍引起低氧血症可引起全身组织细胞的代谢障碍和酸中毒,酸中毒又是引起循环功能及其他各重要器官损伤的重要病理基础;肺的清除功能障碍则细菌、毒素、其他促凝物质或某些介质可进入体循环并到达其他器官引起病变和损伤。心功能衰竭引起循环功能障碍;肝功能障碍引起代谢、解毒和激素灭活等功能障碍,都可以累及其他脏器引起代谢和功能变化。因此,DIC 引起 MODS 时,某些脏器的病理变化可能不是由于 DIC 原始病因直接作用所致,也并非是微血栓形成引起缺血性损伤的结果。

4. 微血管病性溶血性贫血

DIC 时红细胞可被阻留于微血管内。当红细胞通过沉着的 Fbn 细丝或 VEC 裂隙处时受到血流冲击、挤压,引起对红细胞的机械性损伤,因而在循环中出现各种形态特殊的变形红细胞或呈盔形、星形、多角形、小球形等不同形态的红细胞碎片,称为裂体细胞(schistocyte)。这些红细胞及细胞碎片的脆性明显增高,很易破裂发生溶血。DIC 早期溶血较轻,不易察觉,后期易于在外周血发现各种具特殊形态的红细胞畸形。周围血破碎红细胞数 >2% 对 DIC 有辅助诊断意义,但这种红细胞碎片并非仅见于 DIC。慢性 DIC 及有些亚急性 DIC 往往因出现溶血性贫血的临床症状,被称为**微血管病性溶血性贫血**(microangiopathic hemolytic anemia)。

五、DIC 的分期和分型

1. DIC 的分期

根据 DIC 的发病机制和临床特点,典型的 DIC 病程可分为以下 3 期。

(1) 高凝期　此期系发病之初,机体的凝血活性增高,各脏器微循环可有严重程度不同的微血栓形成。部分患者可无明显临床症状,尤其在急性 DIC 该期极短,不易发现。该期实验室检查的特点为凝血时间和复钙时间缩短,血小板的黏附性增高。

(2) 消耗性低凝期　该期患者已有严重程度不等的出血症状,也可能有休克或某脏器功能障碍的临床表现。机体的凝血功能障碍主要由于大量凝血因子的消耗和血小板减少引起,也可与继发性纤溶功能增强有关。实验室检查可见血小板数和血浆 Fbg 含量明显减少,凝血和复钙时间明显延长。部分患者有纤溶功能指标的异常。

(3) 继发性纤溶功能亢进期 该期大多有严重程度不同的临床出血症状,严重患者有休克及 MSOF 的临床症状。该期除仍有前一期实验室指标变化的特征外,继发性纤溶功能亢进相关指标的变化十分明显。

DIC 时,在各种引起出血的原因和机制中,继发性纤溶功能增强和 FgDP/FDP 的大量生成是最重要的机制之一。因此,测定和了解机体的纤溶功能状况对 DIC 病情的估计具有很重要的临床参考价值。衡量纤溶功能的指标较多,现选常用的几项介绍如下:

1) 凝血块或优球蛋白溶解时间:血浆中部分 t - PA、u - PA 和 PLg 可被吸附在纤维蛋白原上。因 DIC 患者血浆中 PA 活性增高,取全血制成的凝血块(含 Fbn)或优球蛋白(含 Fbg)内,可形成较多 PLn 使试验中凝血块或优球蛋白自发性溶解所需时间比正常者明显减少,分别称为凝血块溶解时间缩短与**优球蛋白溶解时间**(**euglobulin lysis time,ELT**)缩短。这一试验表明,DIC 时尽管以继发性纤溶功能亢进为主要特点,但并不排除同时也存在原发性纤溶功能的增强。

2) 凝血酶时间:DIC 在继发性纤溶亢进期,血浆中存在大量具有抗凝作用的 FgDP 组分。所以,以正常血浆为对照,用一定量凝血酶使患者血浆凝固所需的时间,明显比使正常血浆凝固所需时间长,称为凝血酶时间(thrombin time,TT)延长。

3) 3P 试验:凝血酶使 Fbg 先形成纤维蛋白单体(FM),FM 相互聚集并在 FⅩⅢa 作用下才形成不溶性 Fbn。DIC 时发生继发性纤溶系统激活,该反应的特点是先发生凝血反应,故有 FM 生成,然后有纤溶系统激活,故血浆中可存在 FgDP 组分,如 X、Y、D、E 等片段,其中 X 片段能与 FM 形成可溶性纤维蛋白单体复合物(SFMC),从而阻断 FM 间的相互聚集。换言之,患者血浆内有较多 X - FM 构成的 SFMC,这种血浆在体外试验时当加入**硫酸鱼精蛋白**(**protamine sulfate**)后,可以使 X - FM 复合物解离,游离出的 FM 可重新发生聚集,于是血浆中出现丝状、絮状蛋白析出,甚至血浆凝固,这一试验叫做**血浆鱼精蛋白副凝固试验**(**plasma protamine paracoagulation test**),也称为 3P 试验(图 10 - 2)。根据血浆蛋白析出的多少,可记作 3P 试验,"+ ~ + + + +"表明 X - FM 的多少,也说明继发性纤溶功能亢进的严重程度。但是,当纤溶活性过强而使血浆中 FgDP 的大分子组分如 X 片段被完全分解为小分子片段时,X - FM 就明显减少,3P 试验反可转阴。

4) 血浆中出现 Fbn 的特异降解产物:如前所述,继发性纤溶时既有 Fbn 生成也有 PLn 的生成,PLn 水解 Fbn 细丝(如 DIC 时微血栓的溶解)可以形成相对分子质量大小不等甚至彼此差异很大的众多水解蛋白质或多肽(其中大多仍以多聚体形式存在)成分。与 PLn 水解 Fbg 形成的各种 FgDP 组分相比较,由 PLn 水解 Fbn

可生成特异的 Fbn 水解片段 $B\beta_{15\sim42}$（多肽）和 D－二聚体,用特定的免疫学方法测定 DIC 患者血浆若存在这类特异成分,就可证明患者存在继发性纤溶;如做定量测定也能用以估计继发性纤溶亢进的程度。

2. DIC 的分型

由于 DIC 的病因、机体的反应性与病情发展速度不同,DIC 的临床表现也可明显不同,一般按病情发展速度和机体的反应状况对 DIC 进行分型。

（1）按 DIC 发生、发展的速度分型

1）急性 DIC:见于严重感染性休克和创伤、羊水栓塞、血型不合的输血和急性移植排异反应等。可在数小时或 1~2 d 内发病,以出血和休克为主症,病情迅速恶化,分期不明显。

2）亚急性 DIC:常见于恶性肿瘤转移和宫内死胎等,可在数天内逐渐发病,临床表现介于急性和慢性 DIC 之间。

3）慢性 DIC:常见于恶性肿瘤、胶原性疾病和慢性溶血性贫血等。发病缓慢,病程较长,临床表现不明显,可有某些实验室检查异常和某脏器功能不全的表现。有些病例只在尸检中才发现或证实存在慢性 DIC。

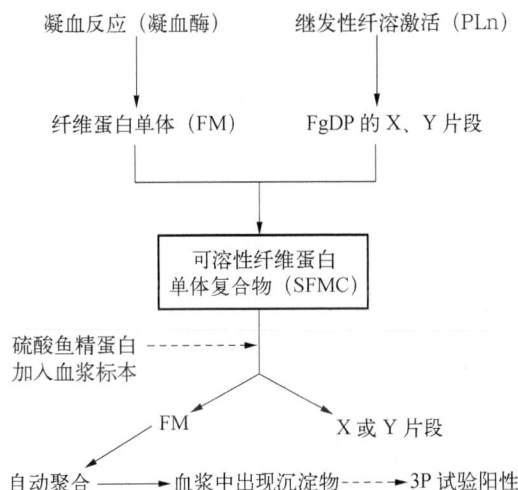

图 10-2　血浆鱼精蛋白副凝固试验（3P 试验）原理示意图

（2）按 DIC 发生后机体的代偿情况分型

在 DIC 时,随着凝血因子和血小板的消耗,机体可发生一定的代偿性反应,如骨髓生成和释放血小板,肝脏产生 Fbg 和其他凝血因子等。根据代偿状况可把 DIC 分为以下 3 型:

1）失代偿型:见于急性 DIC。机体对迅速、大量的凝血因子和血小板消耗来不及代偿,实验室检查 Fbg 含量明显降低,血小板计数明显减少。

2）代偿型:见于轻症 DIC。凝血因子和血小板的消耗与代偿性生成之间呈平衡状态。临床症状和实验室检查常无明显异常,也可仅有轻度出血或血栓形成的症状。诊断较困难。

3）过度代偿型:主要见于慢性 DIC 或 DIC 的恢复期。经代偿有时凝血因子（Fbg,因子 V、Ⅶ、Ⅷ 和因子 X）的生成可多于消耗,实验室检查 Fbg 可有暂时性增高,血小板减少可不明显。患者的临床症状不明显。

局部 DIC 见于器官移植后的排异反应、血管瘤和心脏室壁瘤等。常常表现为某一脏器的多发性微血栓形成和微小血管出血。主要在病变局部发生凝血激活,即使有全身性 DIC 样病理变化也较轻微。

六、DIC 诊断和防治的病理生理基础

1. DIC 诊断的病理生理基础

DIC 的诊断需依据一套十分复杂的标准。标准的基本要素包括: ① 应有引起 DIC 的原发病;② 存在 DIC 的特征性临床症状和体征,如出血、循环功能障碍、器官功能不全的症状或检查阳性结果;③ 充分的实验室出、凝血指标检查的阳性结果。通过这三方面资料作综合分析,进行判断,以确定 DIC(及类型)、疑似 DIC 或否定 DIC。

诊断 DIC 时,实验室诊断十分重要。在众多出、凝血检测指标中,最基本的是血小板明显减少,Fbg 明显减少(过度代偿型除外)和凝血酶原时间(PT)明显延长。一般结合病史和临床症状及体征,这 3 项异常时就可作出 DIC 的初步诊断。如果这 3 项中只有两项符合,必须补做一项纤溶指标,如 3P 试验、TT 或 D-二聚体的定性/定量分析等。对于病情较复杂的病例,也需要对血小板功能、凝血激活状况(FPA 水平、血浆因子Ⅷ活性)和抗凝血因子含量(如 ATⅢ)作进一步测定。

2. DIC 防治的病理生理基础

(1)早期诊断和治疗　早期治疗需以早期诊断为基础。及早诊断和早期合理治疗是提高急性 DIC 救治率的根本保证。

(2)积极防治原发病　预防与迅速去除引起 DIC 的病因是防治 DIC、提高治愈率的重要措施之一。例如,对孕妇进行出、凝血指标检查和产程监护;针对病因作抗白血病和抗癌治疗、抗菌治疗、抗休克治疗及保肝治疗等。

(3)抗凝治疗　DIC 的基本发病机制是凝血亢进。引起出血的重要机制之一是作为病理性抗凝物质 FgDP 的形成,故使用 ATⅢ 和肝素,可阻断凝血反应的恶性循环并从根本上降低继发性纤溶激活的强度,就成为 DIC 的主要治疗手段之一。

(4)脏器功能的维持和保护　严重 DIC 的死因常与发生 MODS 有关,故 DIC 防治需注意主要脏器的功能保护。

(5)补充支持疗法　指在适当(较好地阻断凝血反应恶性循环)情况下,应用新鲜全血或血浆、浓缩血小板血浆或各种凝血因子制剂,可能有助于纠正机体凝血与抗凝血间的平衡。

(6)抗纤溶治疗　抗纤溶药物一般只用于 DIC 的继发性纤溶期,并且必须在使用 ATⅢ 和(或)肝素治疗的基础上应用,否则将引起 DIC 恶化和肾衰竭。但在急

性早幼粒白血病,其出血常与血浆 PA 水平增高引起原发性纤溶亢进有关,所以用抗纤溶疗法有时会有很好的效果。

(张启良)

第二节 止血血栓的实验室诊断

在某些因素的作用下,在活体的心脏或血管腔内,血液发生凝固或有沉积物形成的过程,称为**血栓形成(thrombosis)**,在这个过程中形成的血凝块或沉积物称为**血栓(thrombus)**。血栓形成是止血机制过度激活的一种病理状态,它在许多疾病的发病机制中起着重要作用。

一、血 栓 分 类

根据血栓发生的部位和其成分不同,血栓可分为:

(1) 白色血栓(pale thrombus) 又称灰色血栓,通常发生在血流较急的动脉内,因此又称为动脉血栓。白色血栓主要有血小板、纤维蛋白、白细胞及少量的红细胞组成,肉眼呈灰白色,表面粗糙、卷曲,有条纹,质硬,与血管壁紧连。

(2) 红色血栓(red thrombus) 又称**凝固性血栓(coagulated thrombus)**,通常发生在血流缓慢处或淤滞于静脉内,因此又称为静脉血栓。主要有红细胞、白细胞、纤维蛋白网络及少量的血小板组成。肉眼呈暗红色,新鲜红色血栓湿润,有一定弹性,而陈旧的红色血栓则变得干燥,失去弹性,并易于脱落造成栓塞。

(3) 血小板血栓(platelet thrombus) 多见于微循环中,主要由大量的血小板聚集成团块,其间有少量的纤维蛋白网,聚集的血小板发生释放及颗粒丢失反应。

(4) 微血管血栓 主要存在于前毛细血管、小动脉、小静脉内,且只能在显微镜下见到,故又称为**微血栓(microthrombus)**。主要由纤维蛋白及其单体组成,内含数量不等的血小板、白细胞及少量的红细胞,外观呈透明状,因此又称**透明血栓(hyaline thrombus)**。

(5) 混合血栓(mixed thrombus) 可发生在动脉、静脉或心脏腔内,由头、体、尾3 部分组成,头部由白色血栓组成,体部由白色血栓和红色血栓形成,而尾部则是由红色血栓组成,血栓头部往往黏附于血管壁上。

二、血栓形成机制

早在 1845 年,Virchow 提出了血栓形成的三大要素,即血管壁损伤、血液成分的改变和血流淤滞。迄今有关血栓形成机制的研究,仍离不开这三要素,但其内容已有了很大发展。

1. 血管壁损伤

正常的血管壁具有完善的抗血栓形成功能,它可以通过 EC 合成并释放 PGI_2、ATP 酶、ADP 酶、硫酸乙酰肝素、AT、t-PA、TM、TFPI 等各种物质以防止血小板的活化,促进纤维蛋白溶解,阻止血液凝固,防止血栓形成。当血管壁损伤后,其正常的抗血栓功能遭到破坏,随之诱发了血栓形成。

当血管壁受到损伤后,内皮细胞脱落而导致内皮下组分暴露,其中胶原、层素、微纤维以及 vWF 引起血小板黏附、聚集和释放反应,产生 TXA_2,形成血小板血栓;在此基础上,通过激活内外源凝血系统,形成凝血酶,后者将纤维蛋白原转变为纤维蛋白,使局部形成纤维蛋白凝块或血栓;内皮细胞能分泌具有强烈缩血管作用的物质层素,**血小板活化因子(platelet activated factor, PAF)**,能引起动脉、静脉血管收缩,有利于血栓形成。另外,PAF 也是血小板聚集诱导剂,可促使血小板发生聚集,当血管内皮细胞受损时,PGI_2 及 EDRF 释放量下降,从而失去调节正常血管舒张的功能;激肽释放酶使高相对分子质量激肽原转变为激肽,激肽和血小板释放的血管通透性因子使血管的通透性增高,结果血浆外渗,局部血液浓缩,血黏度增高,血流缓慢,有利于局部血栓形成。另外,当血管壁受损后,机体纤溶活性及血管壁抗凝作用也明显降低或丢失,造成了有利于血栓形成的变化。

血管壁损伤的主要因素有:① 物理因素:机械性损伤、辐射等;② 化学因素:CO、乳酸、尼古丁、药物等;③ 生物因素:细菌、内毒素、病毒等;④ 免疫因素:免疫复合物、补体活化、白细胞介素等;⑤ 内皮细胞表面的局部因素:内皮细胞表面硫酸乙酰肝素减少,电荷改变,血栓调节蛋白表达减低等。

2. 血液成分的改变

与血栓形成有关的血液成分的改变包括血小板、凝血因子、抗凝蛋白、纤溶成分及其他血细胞的改变。

(1) 血小板的改变 ① 血小板计数升高:血小板数量增多提供了血栓形成的物质条件,若血小板计数 $>(800 \sim 1\ 000) \times 10^9/L$ 时,可并发血栓形成(原发性血小板增多症患者);② 血小板功能亢进或被激活:可表现为血小板的黏附和聚集性增强,释放反应增强,花生四烯酸代谢产物增多,都是引起血栓形成的常见因素。

(2) 凝血因子的异常 ① 凝血因子的缺乏或增高:一般情况下,凝血因子减少可引起出血,但个别凝血因子的缺乏可引起血栓形成(FⅫ、HMWK);遗传性或先天性凝血因子增高的情况比较少见,但它常常是引起血液凝固增高的重要原因之一,容易导致血栓形成;② 凝血因子的结构异常:异常纤维蛋白原血症引起的血

栓,因子Ⅴ、Ⅷ对抗活化蛋白 C 的灭活作用引起的血栓都属于凝血因子结构异常;
③ 凝血因子的激活:在某些情况下(人工瓣膜、体外循环等)可激活接触系统的凝血因子,导致血栓形成;④ 促凝物质进入血液循环:组织损伤(手术、外伤)、感染时可使 TF 进入血液循环,通过激活外源性凝血系统而促进血液凝固。

(3) 抗凝作用减弱　生理性抗凝蛋白的减少或分子结构的异常,也是血栓形成的重要因素。如抗 AT 缺乏或分子结构异常(遗传性 AT 缺陷症),PC 或 PS 减少或分子结构异常(遗传性 PC、PS 缺陷症)及肝素辅因子Ⅱ(HC-Ⅱ)缺乏,均可引起血栓形成。

(4) 纤溶活性降低　纤溶是机体防止血栓形成和清除血管内血栓的重要功能。纤溶活性降低可以引起或有利于血栓形成,如纤溶酶原缺乏或分子结构异常(遗传性异常纤溶酶原血症),纤溶酶原激活物释放障碍,遗传性纤溶抑制物增多(α-抗纤溶酶、PAI),均可使纤溶活性减低,而引起血栓形成。另外,老年人、缺血性心脏病患者、高脂血症、糖尿病等,均可引起获得性纤溶活性降低而引起血栓形成。

(5) 其他血细胞的作用

1) 白细胞:白细胞参与血栓形成,已受到广泛重视。i. 白细胞黏附作用:白细胞具有黏附血管壁的功能,这种黏附作用在正常状态下是很轻微的,若血管壁受损,白细胞通过其表面黏附受体黏附在血管壁上,白细胞与纤维蛋白相互作用后,释放溶酶体酶,损伤内皮或释放促凝物质,促进血栓形成;ii. 白细胞产生促凝物质:白细胞受到刺激后可合成和释放组织因子,单核/巨噬细胞膜上合成的组织因子成为Ⅶ和Ⅶa的受体,并形成 TF/FⅦa(FⅦ)复合物,激活外源性凝血系统,有利于血栓形成;iii. 白细胞流变性减低:白细胞活化后伸出伪足或突起,其胞质硬度增加,白细胞不易通过小的毛细血管而被扣留在微血管内,引起血流迟缓、淤滞,促进血栓形成。

2) 红细胞:红细胞在血栓形成中的作用主要通过红细胞聚集;红细胞数量的增多以及变形能力的下降导致全血黏度增加;在流动条件下,红细胞能促进血小板黏附和聚集,而有利于血栓形成。

3) 血液及血浆黏度增高:由于红细胞数量和功能以及血浆中蛋白质脂类的增多,均可引起血液及血浆黏度增高,而导致血栓形成。

3. 血流因素

(1) 血液流动的状态与血栓形成密切相关

1) 血流缓慢或停滞:血流速度变慢、淤滞和血液凝固是静脉内血栓形成的重要机制,当血流缓慢或停滞时,被激活的凝血因子不能被循环血液稀释,同时不能及时地被单核/巨噬细胞清除,生理性抗凝蛋白消耗后得不到补充,使激活的凝血因子和凝血酶在局部浓度增多,从而使淤滞的血液发生凝固。

2)血流切应力改变:当血流通过狭窄的部位时,产生高切变应力,流经狭窄部位后,管流急骤增大,切变应力突然下降,导致涡流的产生,涡流不仅可造成血管壁损伤,暴露内皮下组分,同时由于涡流内细胞滞留时间长,细胞可在涡流中心受到机械性损伤。

(2)血黏度增高　血黏度增高,血流缓慢,血小板分布于内皮细胞边缘,有利于血小板黏附和聚集;血流缓慢,局部组织缺氧,损伤血管内皮,红细胞的变形性下降,也有利于血栓的形成。

综上所述,血栓的形成,往往是上述因素共同作用的结果,其中血管内皮细胞的损伤和血小板的激活在动脉血栓形成中起主要作用,而血流缓慢和凝血因子活性增高则是静脉血栓形成的先决条件。

三、一期止血缺陷的筛选检验

包括出血时间、毛细血管抵抗力试验、血小板计数等。

(一)束臂试验

1. 原理

束臂试验(tourniquet test)又称作毛细血管抵抗力试验(capillary resistance test,CRT)或毛细血管脆性试验(capillary fragility test,CFT)。通过给上臂局部加压(维持压力在收缩压和舒张压之间,通常为 90 ~ 100 mmHg,即 12.0 ~ 13.3 kPa),部分阻止静脉血液回流,增加毛细血管负荷。观察前臂皮肤一定范围内新出现的皮下出血点的数目来估计血管壁的通透性和脆性。血管壁的通透性和脆性与其自身的结构和功能、血小板的数量和质量以及一些体液因素如血浆 vWF 等有关,当上述相关因素出现异常时,将导致毛细血管的完整性受损,血管壁的脆性和通透性增加,新的出血点增多。

2. 参考值

5 cm 直径的圆圈内新的出血点,成年男性 <5 个,儿童及成年女性 <10 个。

3. 临床评价

本试验是临床筛选毛细血管脆性及通透性异常的一种传统方法,但敏感度、特异性均差,且易受多种因素影响,因而在许多实验室已被弃用。

新的出血点个数超过参考范围上限为该试验阳性。见于:① 血管壁的结构和(或)功能缺陷,如遗传性毛细血管扩张症、过敏性紫癜、单纯性紫癜及其他血管性紫癜。② 血小板数和(或)质异常,如原发性和继发性血小板减少症、血小板增多症以及遗传性和获得性血小板功能缺陷症等。③ **血管性血友病(von willebrand**

disease，vWD）。④ 其他,如坏血病、某些异常蛋白血症、糖尿病、高血压、风湿性关节炎,偶见于严重的凝血障碍、感染、肝脏疾病及慢性肾炎等。

（二）出血时间测定

1. 原理

出血时间(bleeding time，BT）是指皮肤刺破后,让血液自然流出到自然停止所需的时间,此过程的长短反映了血管壁通透性、脆性的变化和皮肤毛细血管与血小板之间的相互作用,包括血小板黏附、活化、释放以及血小板的聚集等反应。当与这些反应有关的因素,如血小板生成的**血栓烷 A_2（thromboxane A_2，TXA_2）**与血管壁生成的**前列环素（prostacyclin，PGI_2）**之间的平衡失常,vWF 与纤维蛋白原等有缺陷时,BT 可出现异常。

2. 参考值

出血时间测定器法（template bleeding time，TBT）：6.9 min ±2.1 min（ >9 min 为异常）。

3. 临床评价

传统方法有 Duck 法和 Ivy 法,其中 Duck 法国内已弃用。目前推荐使用标准化 TBT 法,该方法重复性比传统方法明显提高,有利于检出血管壁及血小板质与量的缺陷,但敏感度和特异性差,又受诸多因素干扰和影响,故一般情况下不选为患者止血功能的筛选试验,只有当临床确实需要时才使用。试验中切口的深度和宽度将直接影响 BT 测定结果,故操作过程应严格按照标准化规范执行。临床上因药物治疗引起的 BT 延长常见,因此在测定前需仔细询问患者用药情况,如是否服用阿司匹林及其他口服抗凝剂等。

（1）BT 延长 见于:① 血小板明显降低,如原发性或继发性血小板减少性紫癜;② 血小板功能异常,如**血小板无力症（Glanzmann's thrombasthenia，GT）**;③ 血管性血友病(vWD);④ 少见于血管壁及结构异常,如遗传性出血性毛细血管扩张症;⑤ 偶见于严重的凝血因子缺乏,如 DIC。

（2）BT 缩短 临床意义不大,主要见于某些严重的血栓前状态和血栓形成,如妊娠高血压综合征、心肌梗死、DIC 高凝期等。

四、二期止血缺陷的筛选检验

包括全血凝固时间、活化的部分凝血活酶时间及血浆凝血酶原时间,全血凝固时间见《临床基础检验学》,活化的部分凝血活酶时间及血浆凝血酶原时间介绍如下。

（一）活化部分凝血活酶时间测定

1. 原理

在37℃条件下,以白陶土(激活剂)激活因子XI和XII,以脑磷脂(部分凝血活酶)代替血小板第3因子,在Ca^{2+}参与下,观察贫血小板血浆(PPP)凝固所需的时间,即为**活化部分凝血活酶时间(activated partial thromboplastin time,APTT)**。

2. 参考值

男性:(37 ± 3.3)s。

女性:(37.5 ± 2.8)s。

3. 临床评价

APTT是一个敏感且可靠的检查内源凝血系统的筛选试验。凡当血浆凝血因子低于正常水平的15%~30%即可视为异常,可替代凝血时间测定或血浆复钙时间测定。

（1）延长　见于因子XII、XI、IX、VIII、X、V、II、PK、HMWK和Fg(尤其因子VIII、IX、XI)缺乏。

（2）缩短　见于DIC,血栓前状态及血栓性疾病。

（3）肝素治疗的监护　APTT对血浆肝素的浓度很为敏感,故是目前广泛应用的实验室监护指标。一般在肝素治疗期间,APTT维持在正常对照的$(1.5~3.0)$倍为宜。

（二）血浆凝血酶原时间测定

1. 原理

在抗凝血浆中,加入足够量的组织凝血活酶(组织因子,TF)浸出液和适量的钙离子后,血浆凝固所需的时间即称为**血浆凝血酶原时间(prothrombin time,PT)**。

2. 参考值

1）平均值为(12 ± 1)s:男性$(11~13.7)$s;女性$(11~14.3)$s。

2）凝血酶原时间比值(PT ratio,PTR) = 被检血浆PT(s)/正常参比血浆(s),参考值为1.00 ± 0.15。

3）国际标准化比值(international normalized ratio,INR) = PTR^{ISI},参考值因国际敏感度指数(international sensitivity index,ISI)而异。

3. 临床评价

PT测定是外源凝血系统常用的筛选试验。

（1）延长　PT超过正常对照3s以上或PTR超过正常范围即为延长。主要见于:① 先天性因子II、V、VII、X减少及纤维蛋白原的缺乏(低或无纤维蛋白原血症);② 获得性凝血因子缺乏,如 DIC、原发性纤溶亢进症、肝病的阻塞性黄疸和维生素 K 缺乏;③ 血循环中抗凝物质增多等。

(2) 缩短　见于高凝状态(DIC 早期)及血栓性疾病,如心肌梗死、脑血栓形成、深静脉血栓及 MM 等。

(3) 首选指标　PT 及 INR 是监测抗凝剂用量的首选指标,国人的 INR 值以 2.0～3.0 为宜。

五、纤溶活性增强的筛选检验

包括优球蛋白溶解时间、血清纤维蛋白(原)降解产物检测及血浆 D-二聚体检测,分别介绍如下。

(一)血清纤维蛋白(原)降解产物检测

1. 原理

胶乳凝集法:在受检血清中加入用特异性抗纤维蛋白(原)D、E 片段抗体标记的胶乳颗粒悬液,如果血清中含有纤维蛋白(原)降解产物(FDP),特别是 D、E 片段,即可发生抗原抗体反应,导致胶乳颗粒凝集。

2. 参考值

血清 FDP < 10 μg/ml。

3. 临床评价

本法具有快速、简便和可靠的优点,是国际上最先选用的有关纤溶和 DIC 的检验方法。目前认为,血清 FDP 的检测是诊断 DIC 的敏感和可靠指标之一。

(1) 血清 FDP 轻度增高(10～40 μg/ml)　常见于急性静脉血栓、急性心肌梗死、严重肺炎、大手术后、恶性肿瘤和休克等。

(2) 血清 FDP 明显增高(>40 μg/ml)　见于原发性纤溶症、DIC、急性早幼粒细胞白血病及应用链激酶等溶栓治疗时。

(二)血浆 D-二聚体检测

1. 原理

血浆 D-二聚体(D-dimer,D-D)检测,常用下列两种方法:

(1) 胶乳凝集法　受检血浆中加入标有 D-二聚体单抗的胶乳颗粒悬液,如果血浆中含高于 0.5 mg/L 的 D-二聚体,便与胶乳颗粒的抗体结合,此时胶乳颗粒发生凝集。

(2) ELISA 法　将 D-二聚体单抗包被于酶标反应板,加入受检血浆,血浆中的 D-二聚体(抗原)与包被在反应板的 D-二聚体抗体结合。然后再加酶标记的

D-二聚体抗体,与包被的D-二聚体结合。最后加入底物显色,显色的深浅与血浆中D-二聚体的含量成正相关,所测得的A值可从标准曲线中计算出血浆中D-二聚体的含量。

2. 参考值

胶乳凝集法:阴性;ELISA法: $<400\ \mu g/L$。

3. 临床评价

D-二聚体是交联纤维蛋白降解产物之一,为继发性纤溶之特有代谢物,可作为原发性与继发性纤溶鉴别的可靠指标,同时也可作为溶栓治疗有效的观察指标。其中胶乳凝集法方便、快速,是临床上经常采用的D-二聚体定性试验,而ELISA法则是具有更敏感和精确的定量试验方法之一。

(1)诊断依据 DIC时呈阳性或明显增高,是诊断DIC的重要依据之一。此外,在深静脉血栓、心肌梗死、肺栓塞、重症肝炎等疾病中,D-二聚体也升高。

(2)鉴别依据 D-二聚体在原发性纤溶时呈阴性或不升高,而在继发性纤溶时呈阳性或升高,故可作为两者鉴别的重要依据。

六、特 殊 实 验

(一)血浆血管性血友病因子抗原检测

1. 原理

血浆血管性血友病因子抗原(von willebrand factor antigen vWF：Ag) 检测,免疫火箭电泳法:在含vWF抗体的琼脂凝胶板中加入一定量受检血浆,在电场作用下,血浆中的vWF(抗原)在含抗体的琼脂板上泳动一定时间,出现抗原-抗体反应形成的火箭样沉淀峰,其高度与受检血浆中vWF的浓度成正相关。以此可计算出血浆vWF：Ag的含量。

2. 参考值

94.1% ±32.5% 。

3. 临床评价

vWF:Ag检测是临床常用的较为敏感和实用试验之一,是研究和诊断vWD的重要指标。

(1)减低 见于血管性血友病(vWD),是诊断vWD及其分型的重要指标之一。

(2)增高 vWF是一种急性反应蛋白,在很多应激情况下都可增高,常见于血栓性疾,如病心肌梗死、心绞痛、脑血管病变、肾小球疾病、糖尿病、妊娠高血压综合征、大手术后等。

(二)血浆 vWF 瑞斯托霉素辅因子检测

1. 原理

血浆 vWF 瑞斯托霉素辅因子(vWF ristocetin cofactor,vWF：Rcof)检测,在瑞斯托霉素存在的条件下,vWF 与血小板膜 GPIb-IX相互作用,使血小板发生凝集。凝集的强度与受检血浆中 vWF 的量和(或)质有关。将混合正常人血浆作为100% vWF：Rcof,用缓冲液稀释成不同稀释度,不同稀释度混合正常血浆代替受检血浆在同样条件下测定血小板凝集反应。根据正常血浆的稀释度及其相应的透光度,绘制标准曲线。受检血浆的透光度从标准曲线中计算出受检血浆中 vWF：Rcof 的含量。

2. 参考值

50%~150%。

3. 临床评价

本试验是检测 vWF 功能活性较敏感而实用的筛选试验,绝大多数 vWD 病例聚集率减低,而其他诱聚集诱导的血小板聚集率均正常,并且不同类型 vWD 血浆中vWF：Rcof 的含量是不同的,Ⅰ 型和Ⅲ型患者减低,ⅡB 型正常,而Ⅱ型的其他亚型可减低。因此,本试验可作为诊断 vWD 及其分型的主要指标。

(三)血浆内皮素-1 检测

1. 原理

血浆内皮素-1(endothelin-1,ET-1)检测,酶联免疫受体测定法(ELISA)法：用抗兔 IgG 单抗包被固相载体,加入兔抗 ET-1 抗体,受检血浆或标准品、酶标记 ET-1抗体,然后加底物显色,根据 A 值从标准曲线上可推算出受检血浆中 ET-1 的含量。

2. 参考值

血浆 ET-1 浓度 <5 ng/L。

3. 临床评价

血浆 ET-1 检测可作为了解血管内皮的损伤程度,估计心脑血管病患者的疗效和预后,进行血栓性疾病的流行病学研究的一项可靠指标。

血浆 ET-1 增高见于各种类型心绞痛和心肌梗死发作期、冠状动脉手术患者、原发性高血压、肺动脉高压、原发性醛固酮增多症、高脂血症、缺血性脑卒中(中风)、急慢性肾衰竭、支气管哮喘、细菌毒素引起的休克或 DIC 血管内皮广泛受损时。

(四)血浆血栓调节蛋白检测

1. 原理

血栓调节蛋白抗原(thrombomodulin antigen TM:Ag)检测,采用酶联免疫吸

附双抗体夹心法,包被单克隆抗 TM 抗体,待测血浆中 TM 与包被抗体结合后,加入过氧化物酶抗体,三者形成复合物,然后与邻苯二胺作用,呈现显色反应,颜色的深浅与 TM 含量成正比。

2. 参考值

$(25 \sim 52) \mu g/L$。

3. 临床评价

TM 是由内皮细胞合成和分泌,具有十分重要的抗凝作用。正常情况下,血浆中 TM 水平很低,当血管内皮损伤后,血浆 TM 水平明显升高,且与损伤程度相关。目前认为,TM:Ag 检测是了解血管内皮损伤的最好指标。此外,在 DIC 病理生理过程中,通过 TM 水平的改变,还能估计其疗效和预后情况。

血浆 TM 水平增高常见于糖尿病、SLE、DIC、急性心肌梗死、血栓性血小板减少性紫癜、溶血性尿毒症综合征、脑血栓、白血病等。血浆 TM 水平下降没有太大的价值。

（五）血浆 6 酮-前列腺素 F_{1a} 检测

1. 原理

血浆 6 酮-前列腺素 F_{1a}（$6 - Keto - PGF_{1a}$）检测,ELISA 法:将抗原（6 -酮-PGF_{1a} 牛血清清蛋白连接物）包被酶标反应板,加入受检血浆或 6 -酮-PGF_{1a} 标准品和一定量的抗 6 -酮-PGF_{1a} 抗血清,作用一定时间后,再加入酶标记第二抗体,最后加入底物显色。标准品或受检血浆中的 6 -酮-PGF_{1a} 与包被抗原竞争性地与抗体结合,抗体与包被抗原结合的量与受检血浆或标准品中 6 -酮-PGF_{1a} 的量呈负相关。如受检血浆中抗原的量越高,抗体与包被抗原结合的量也越少。根据显色程度（A 值）从标准曲线中计算出受检血浆中 6 -酮-PGF_{1a} 的含量。

2. 参考值

$(17.9 \pm 7.2) pg/ml$。

3. 临床评价

6 -酮-前列腺素 F_{1a} 是血管内皮细胞膜上 PGG_2 和 PGH_2 代谢的终末产物,检测血浆 6 -酮-前列腺素 F_{1a} 水平能客观地反映血管内皮的功能,对血管内皮损伤程度的了解和疗效评价具有一定的价值。

血浆 6 -酮-前列腺素 F_{1a} 减低,见于血栓性疾病,如急性心肌梗死、心绞痛、脑血管病变、糖尿病、动脉粥样硬化、肿瘤转移、肾小球病变、周围血管血栓形成及血栓性血小板减少性紫癜等。

（六）血小板生存时间检测

1. 原理

血小板生存时间（platelet survival time，PST）检测，丙二醛（MDA）法或 TXB$_2$ 法：由于阿司匹林能抑制血小板环氧酶活性，使 MDA 和 TXB$_2$ 合成受抑，故血小板 MDA 和 TXB$_2$ 含量减低。与此同时，因新生血小板未受阿司匹林的抑制，故其 MDA 和 TXB$_2$ 含量正常。口服阿司匹林后，随着血小板 MDA 和 TXB$_2$ 的含量由减低逐渐升高，并回升到服药前水平时，故可反映血小板的平均生存期。

2. 参考值

（1）MDA 法　（10.8±4.2）d。

（2）TXB$_2$ 法　（9.3±1.7）d。

3. 临床评价

本试验可反映血小板生成与破坏之间的动态平衡状况，借以了解体内血小板的平均生存期，但在血小板数过低时本法的敏感性较低。

血小板生存期缩短见于：

（1）血小板破坏增多性疾病　如原发性血小板减少性紫癜、同种和药物免疫性血小板减少性紫癜、脾功能亢进、系统性红斑狼疮。

（2）血小板消耗过多性疾病　如 DIC、血栓性血小板减少性紫癜（TTP）、溶血尿毒症综合征（HUS）。

（3）血栓性疾病　如心肌梗死、心绞痛、糖尿病伴血管病变、深静脉血栓形成、肺梗死、妊娠高血压综合征、恶性肿瘤。

（七）血小板相关抗体检测

1. 原理

血小板相关抗体（platelet associated Ig）检测，ELISA 法：将抗人血小板抗体包被在酶标反应板孔内，加受检血小板溶解液，如果此液中存在有相关抗体（PAIgG、PAIgM、PAIgA 和 PAC$_3$）则可与包被的抗体结合，再加入酶联二抗，最后加入底物显色，其深浅与血小板溶解液中的抗体含量呈正相关，根据受检者所测得的吸光度（A），从标准曲线中计算出血小板表面相关抗体含量。

2. 参考值

（1）PAIgG　（0~78.8）ng/10^7 血小板。

（2）PAIgM　（0~7.0）ng/10^7 血小板。

（3）PAIgA　（0~2.0）ng/10^7 血小板。

（4）PAC$_3$ （0～18）ng/10^{7}血小板。

3. 临床评价

本试验是检测血小板相关抗体的常用方法。在免疫性血小板减少性紫癜时，90%的患者 PAIgG 增高，若同时测定 PAIgM、PAIgA 和 PAC$_3$，则阳性率可高达100%。且随治疗好转 PAIg 水平下降，故本试验为免疫性血小板减少性紫癜诊断、疗效及预后估计的有价值指标，也有助于其他疾病的免疫机制研究。但缺乏特异性，在恶性淋巴瘤、慢性活动性肝炎、SLE、慢性淋巴细胞性白血病、多发性骨髓瘤、Evan 综合征等都有不同程度的增高。

（八）血小板黏附试验

血小板黏附试验（platelet adhension test，PAdT）的方法有多种，如玻球法、玻珠柱法和玻璃滤器法等。目前在临床上多采用玻珠柱法，现以此法为例介绍如下。

1. 原理

当血液通过一定量玻璃珠柱后，由于血小板黏着在玻璃珠上，以及形成的血小板聚集体被滞留在玻珠柱内。故通过玻珠柱后的血液中血小板数减低，比较通过玻珠柱前后的血液中血小板数之差，即可计算出血小板黏附百分率。

2. 参考值

62.5% ±8.61%。

3. 临床评价

本试验为血小板功能检查的基本试验之一，但不是十分敏感，不能准确反映体内血小板黏附功能情况。在本方法检测中，其结果是由血小板黏着在玻珠和塑料管，以及形成的血小板聚集体被滞留在玻珠柱内所致，其实质是**血小板滞留试验**（retention test）。

（1）PAdT 增高 见于血栓前状态和血栓性疾病，如心肌梗死、心绞痛、脑血管病变、糖尿病、深静脉血栓形成、妊娠高血压综合征、肾小球肾炎、动脉粥样硬化、肺栓塞、口服避孕药等。

（2）PAdT 减低 见于血管性血友病、巨大血小板综合征、血小板无力症、尿毒症、肝硬化、异常蛋白血症、MDS、急性白血病、服用抗血小板药物，低（无）纤维蛋白原血症等。

（九）血小板聚集试验

1. 原理

血小板聚集试验（platelet aggregation test，PAgT），在富血小板血浆（PRP）中加入致聚剂，血小板发生聚集，血浆浊度减低，透光度增加。将此光浊度变化通过光电池用电讯号方式记录于图纸上,形成血小板聚集曲线。然后,根据血小板聚集曲线变化可了解血小板聚集的程度和速度。

2. 参考值

血小板聚集的参数分析及参考值见表10-2。

表10-2　血小板聚集试验的参考值

	ADP/ (1.0 mmol/L)	ADP/ (0.5 mmol/L)	肾上腺素/ (0.4 mg/L)	胶原/ (3 mg/L)	瑞斯托霉素 (1.5 g/L)
2'A(%)	52.7±14.5	31.6±11.5	37.0±12.9	43.5±19.4	73.8±17.0
4'A(%)	60.7±17.8	34.6±15.3	61.0±18.9	70.6±19.6	87.5±11.4
MA(%)	62.7±16.1	37.4±14.3	67.8±17.8	71.7±19.3	87.5±11.4
TMA(s)	211.3±72.5	146.2±87.5	296.4±70.5	250.2±34.5	239.4±30.9
T50%(s)	35.1±12.1	26.6±19.7	109.4±53.8	110.5±16.8	58.0±23.5
Dt(s)	57.0±21.5	76.8±24.2	76.9±48.6		
S(度)	60.6±8.8	49.7±13.1	43.8±9.7	56.0±13.9	63.4±10.7

3. 临床评价

本实验是目前临床上最常用检测血小板聚集功能的试验,在诊断一般的疾病中,至少要使用两种致聚剂,特别是胶原和花生四烯酸。测定时,花生四烯酸和瑞斯托霉素聚集试验应先进行,血管性血友病对瑞斯托霉素诱导不发生反应。

(1)PAgT增高　反映血小板聚集功能增强。见于高凝状态和(或)血栓前状态和血栓性疾病,如心肌梗死、心绞痛、糖尿病、脑血管病变、妊娠高血压综合征、静脉血栓形成、肺梗死、口服避孕药、晚期妊娠、高脂血症、抗原-抗体复合物反应、人工心脏和瓣膜移植术等。

(2)PAgT减低　反映血小板聚集功能减低。见于血小板无力症(Glanzmann病)、巨大血小板综合征、储存池病、尿毒症、肝硬化、MDS、原发性血小板减少性紫癜、急性白血病、服用抗血小板药物、低(无)纤维蛋白原血症等。

(十)血小板膜糖蛋白检测

1. 原理

血小板膜糖蛋白(**platelet membrane glycoprotein. GP**)检测,放射免疫法:利用抗人血小板膜GPⅠb、GPⅡb、GPⅢa单克隆抗体与受检者血小板膜相应糖蛋白的特异反应的原理,通过放射免疫分析可以定量测定血小板膜相应GP的含量。

2. 参考值

每个血小板含 GP I b 分子数为 $(1.54 \pm 0.49) \times 10^4$；GP II b/Ⅲa 分子数为 $(5.45 \pm 1.19) \times 10^4$。

3. 临床评价

本试验具有较高的敏感性和特异性。

(1) GP I b 缺乏　见于巨大血小板综合征。

(2) GP II b/Ⅲa 缺乏　见于血小板无力症。

（十一）血小板活化指标检测

1. 血浆 β-血小板球蛋白和血小板第四因子检测

(1) 原理　血浆 β-血小板球蛋白(β-thromboglobulin,β-TG)和血小板第 **4 因子(platelet factor 4, PF 4)** 检测,ELISA 法:用抗 β-TG 或抗 PF 4 抗体包被酶标板,加入受检血浆,血浆中 β-TG 或 PF 4 与包被的相应抗体结合。再加入酶标记的抗 β-TG 或 PF 4 抗体,与结合在板上的 β-TG 或 β-TG 结合,最后加入底物显色,显色的深浅与受检血浆中 β-TG 或 PF 4 的含量成正相关,从标准曲线中计算出受检血浆中 β-TG 或 PF 4 的含量。

(2) 参考值　β-TG：$(16.4 \pm 9.8)\mu g/L$；PF4：$(3.2 \pm 2.3)\mu g/L$。

(3) 临床评价　β-TG 和 PF 4 是血小板 α 颗粒中特有的蛋白质,两者在血小板中的含量相近,释放量也近似,正常血浆中 β-TG 和 PF 4 的比值为 3:1。当体内有过多的血小板被激活,释放反应亢进时,血浆 β-TG 和 PF 4 浓度增高。因此,血浆 β-TG 和 PF 4 浓度增高是血小板活化的重要指标。

1) 增高：见于血栓前状态和(或)血栓性疾病,如心肌梗死、脑血管病变、尿毒症、妊娠高血压综合征、糖尿病、肾病综合征、DIC、静脉血栓形成等。

2) 减低：见于先天性或获得性储存池病(α 颗粒缺陷症)。

2. 血小板 P 选择素检测

(1) 原理　P 选择素检测,ELISA 法:包被抗 P 选择素抗体与被检血浆中 P 选择素结合,加入酶标抗体后形成复合物,后者与底物作用呈现显色反应,在 492 nm 处测得的 A 值与受检血浆中 P 选择素含量成正比。

(2) 参考值　血浆 P 选择素：$(9.4 \sim 20.8) ng/ml$。

血小板 P 选择素数目：$(9\,000 \pm 1\,100)$/血小板。

(3) 临床评价　P 选择素是近年来应用于临床上检测血小板激活的一项新指标,通过测定血浆和血小板表面的 P 选择素来确定血小板的活化状态,有助于血栓前状态的诊断。

血浆及血小板 P 选择素含量增高　见于血栓前状态,急性心肌梗死、脑血栓等血栓性疾病、自身免疫性疾病、糖尿病等。

（十二）血浆因子Ⅱ、Ⅴ、Ⅶ、Ⅹ促凝活性检测

1. 原理

一期法：将受检血浆分别与乏因子Ⅱ、Ⅴ、Ⅶ、Ⅹ基质血浆混合，再加兔脑粉浸出液和钙溶液，分别作血浆凝血酶原时间测定。将受检者血浆测定结果与正常人新鲜混合血浆比较，分别计算出各自的因子Ⅱ:C、Ⅴ:C、Ⅶ:C 和Ⅹ:C 促凝活性。

2. 参考值

（1）FⅡ:C　（97.7±16.7)%。

（2）FⅤ:C　（102.4±30.9)%。

（3）FⅦ:C　（103±17.3)%。

（4）FⅩ:C　（103±19.0)%。

3. 临床评价

本试验是继外源凝血系统筛选试验异常，进而直接检测诸因子促凝活性的更敏感、更可靠指标，也是它们诊断的主要依据。

（1）增高　见于血栓前状态和血栓性疾病。

（2）减低　见于肝脏病变、维生素 K 缺乏（因子 Ⅴ:C 除外），DIC 和口服抗凝剂，血循环中存在上述因子的抑制物等；先天性上述因子缺乏较罕见。

目前，因子Ⅱ:C、Ⅴ:C、Ⅶ:C 和 Ⅹ:C 的测定主要用于肝脏受损的检查，因子Ⅶ:C 下降在肝病的早期即可发生；因子 Ⅴ:C 的测定在肝损伤和肝移植中应用较多。

（十三）血浆因子Ⅷ、Ⅸ、Ⅺ和Ⅻ的促凝活性检测

1. 原理

一期法：受检血浆中分别加入 FⅧ、FⅨ、FⅪ和 FⅫ的基质血浆、白陶土脑磷脂悬液和钙溶液，分别记录开始出现纤维蛋白丝所需的时间。从各自的标准曲线中，分别计算出受检血浆中 FⅧ:C、FⅨ:C、FⅪ:C 和 FⅫ:C 相当于正常人的百分率(%)。

2. 参考值

（1）FⅧ:C　（103±25.7)%。

（2）FⅨ:C　（98.1±30.4)%。

（3）FⅪ:C　（100±18.4)%。

（4）FⅫ:C　（92.4±20.7)%。

3. 临床评价

本试验是在内源凝血筛选试验的基础上,省略以往逐级筛选和纠正试验,直接检测各相应凝血因子促凝活性的更为理想和直观的实验方法,同时也是血友病评价和分型的重要指标之一。

(1)增高 主要见于血栓前状态和血栓性疾病,如静脉血栓形成、肺栓塞、妊娠高血压综合征、晚期妊娠、口服避孕药、肾病综合征、恶性肿瘤等。

(2)减低 FⅧ:C 见于血友病甲(其中重型≤1%;中型 2% ~5%;轻型 6% ~25%;亚临床型 26% ~45%),血管性血友病(尤其是Ⅰ型和Ⅲ型),血中存在因子Ⅷ抗体、DIC;FⅨ:C 见于血友病乙(临床分型同血友病甲);肝脏疾病、维生素 K 缺乏症、DIC、口服抗凝药物;FⅪ:C 见于因子Ⅺ缺乏症、肝脏病、DIC 等;FⅫ:C 见于先天性因子Ⅻ缺乏症、肝脏疾病、DIC 和某些血栓性疾病等。

(十四)凝血因子Ⅷ定性试验

1. 原理

在受检血浆中加入钙离子后,可使纤维蛋白原转变成纤维蛋白凝块,将此凝块置入 5 mol/L 尿素溶液中。如果受检血浆不缺乏因子Ⅷ,则形成的纤维蛋白凝决不再溶于尿素溶液;反之,则形成的可溶性纤维蛋白凝块易溶于尿素溶液中。

2. 参考值
24 h 内纤维蛋白凝块不溶解。

3. 临床评价

本试验简单、可靠,是十分实用的过筛试验。在临床上若发现伤口愈合缓慢、渗血不断或怀疑有凝血因子Ⅷ缺陷者,均可首先选择本试验。若纤维蛋白凝块在 24 h 内,尤其 2 h 内完全溶解,表示因子Ⅷ缺乏,见于先天性因子Ⅷ缺乏症和获得性因子Ⅷ明显缺乏,后者见于肝脏疾病、系统性红斑狼疮、DIC、原发性纤溶症、转移性肝癌、恶性淋巴瘤等。

(十五)血浆抗凝血酶活性检测

1. 原理

血浆抗凝血酶活性(antithrombinactivity, AT:A)检测,发色底物法:受检血浆中加入过量凝血酶,使 AT 与凝血酶形成1:1复合物,剩余的凝血酶作用于发色底物 S-2238,释出显色基团对硝基苯胺(PNA)。显色的深浅与剩余凝血酶呈正相关,而与 AT 呈负相关,根据受检者所测得 A 值从标准曲线计算出 AT:A 的含量。

2. 参考值
108.5% ±5.3%。

3. 临床评价

AT 活性或抗原测定是临床上评估高凝状态良好的指标,尤其是 AT 活性下降。AT 抗原和活性同时检测,是先天性 AT 缺乏的分型主要依据: ① CRM⁻ 型即抗原与活性同时下降;② CRM⁺ 型,抗原正常,活性下降。在疑难 DIC 诊断时,AT 水平下降具有诊断价值;而急性白血病时 AT 水平下降更可看作是 DIC 发生的危险信号;在抗凝治疗中,如怀疑肝素治疗抵抗,可用 AT 检测来确定。抗凝血酶替代治疗时,也应首选 AT 检测来监护。

(1) 增高　见于血友病、白血病和 AA 等疾病的急性出血期以及口服抗凝药治疗过程中。

(2) 减低　见于先天性和获得性 AT 缺乏症,后者见于血栓前状态、血栓性疾病和肝脏疾病、肾病综合征等。

(十六) 血浆蛋白 C 活性检测

1. 原理

血浆蛋白 C 活性(protein c activity,PC∶A) 检测,发色底物法:受检血浆中加入蛋白 C 激活剂(从蛇毒中提取),PC 被激活为活化蛋白 C(APC),APC 作用于发色底物 Chromozym PCA,释出显色基团 PNA,其显色的深浅与受检血浆 PC 的含量成平行关系。根据受检者所测得的 A 值从标准曲线中计算出 PC∶A。

2. 参考值

100.24% ±13.18% 。

3. 临床评价

目前认为 PC 检测是易栓症诊断必不可少的指标,并可作为寻找静脉或动脉血栓的病因,诊断高凝状态的存在以及肝脏病变和维生素 K 缺乏对凝血与抗凝蛋白的影响和先天性 PC 缺陷症分类的重要依据之一。

(1) 减低　① 见于先天性 PC 缺陷:根据 PC∶A 和 PC∶Ag,可分为 Ⅰ 型(PC∶Ag 与 PC∶A 均减低)和 Ⅱ 型(PC∶Ag 正常而 PC∶A 减低)。② 获得性 PC 缺陷:如 DIC、肝功能不全、手术后、口服双香豆素抗凝剂、呼吸窘迫综合征等。

(2) 增多　见于冠心病、糖尿病、肾病综合征、妊娠后期及炎症和其他疾病的急性期。

(十七) 血浆蛋白 S 抗原检测

1. 原理

血浆蛋白 S 抗原(PS∶Ag)测定,免疫火箭电泳法:其原理与蛋白 C 抗原含量检测类似。由于血浆总 PS(TPS)包括游离 PS(FPS)和与补体 C4 结合的 PS

(C4bP‐PS),对抗人蛋白 S 抗体均有相似反应。火箭电泳法是在琼脂板上同时测定 TPS 和 FPS,后者则在受检血浆中加入一定量聚乙二醇,C4bP‐PS 会沉淀下来,用上清部分再做电泳,即可得到 FPS 值。

2. 参考值

TPS:(96.6±9.8)% ;FPS:(40.4±11.6)% 。

3. 临床评价

PS 为活化蛋白 C 的辅因子,增强活化 PC 与磷脂表面结合的亲和力,从而加速灭活 F V a 和 F Ⅷ a。由于单纯 PS 或 PC 缺乏引起的血栓性疾病并不多见,所以多采用 PS 和 PC 检测同时进行,而且单纯 PS 缺乏作为高凝状态的证据比单纯 PC 缺乏的价值更低。PS 减低见于先天性和获得性 PS 缺乏症,后者见于肝脏疾病、口服抗凝药物等。

(十八) 组织因子途径抑制物检测

1. 原理

组织因子途经抑制物检测,ELISA 法:用抗人组织因子途径抑制物抗体作为第一抗体包被酶标板,血浆或其他液体中的 TFPI 便可与之结合,再以生物素标记的抗 TFPI 单抗体作为第二抗体,并加入链亲合素接合的辣根过氧化物酶。利用链亲合素特异性结合特性,即可形成双抗体夹心酶联免疫复合物,最后加入底物显色,显色的深浅与受检血浆中 TFPI 的含量成正比,从标准曲线中可计算出 TFPI 的含量。

2. 参考值

(97.5±26.6)μg/L。

3. 临床评价

TFPI 是外源凝血途径特异性抑制物。在生理情况下,老年人和妊娠时血浆中 TFPI 含量较高,而胎儿血浆中的含量较低。先天性 TFPI 缺乏易患血栓形成,然而常见的 TFPI 减少大多数是获得性的,如大手术、脓毒血症与 DIC 时可见血浆 TFPI 减少。这主要是过分消耗所致,致死性败血症时往往血浆中 TFPI 增多,可能与广泛性血管内皮损伤之释放增加有关。此外,慢性肾衰竭时,血中 TFPI 亦增多。

(十九) 凝血酶时间检测

1. 原理

受检血浆中加入"标准化"的凝血酶溶液后,测定开始出现纤维蛋白丝所需要的时间为**凝血酶时间(thrombin time,TT)**。

2. 参考值

(16~18)s(手工法)。

3. 临床评价

TT 是凝血酶使纤维蛋白原转变为纤维蛋白所需要的时间,它反映了血浆中是否含有足够量的纤维蛋白原以及纤维蛋白原的结构是否符合人体的正常生理凝血要求。在使用链激酶、尿激酶作溶栓治疗时,可用 TT 作为监护指标,以控制在正常值的 3~5 倍。

(1)凝血酶时间延长 受检 TT 值延长超过正常对照 3 s 以上,以 DIC 时纤维蛋白原消耗为多见,也有部分属于先天性低(无)纤维蛋白原血症、原发性纤溶及肝脏病变,也可见于肝素增多或类肝素抗凝物质增多及 FDP 增多。

(2)凝血酶时间缩短极 主要见于某些异常蛋白血症或巨球蛋白血症时。此外,较多的是技术原因,如标本在 4℃ 环境中放置过久、组织液混入血浆等。

附:凝血酶时间纠正试验(甲苯胺蓝纠正试验)

(1)原理 甲苯胺蓝可纠正肝素的抗凝作用,在凝血酶时间延长的受检血浆中加入少量的甲苯胺蓝,若延长的凝血酶时间恢复正常或明显缩短,则表示受检血浆中肝素或类肝素样物质增多,否则为其他类抗凝物质或者是纤维蛋白原缺陷。

(2)参考值 在 TT 延长的受检血浆中,加入甲苯胺蓝后 TT 明显缩短,两者相差 5 s 以上,提示受检血浆中肝素或类肝素样物质增多,否则提示 TT 延长不是由于肝素类物质所致。

(3)临床评价 单纯的甲苯胺蓝纠正试验有时对肝素类物质不一定敏感,而众多的肝素类物质增多的病理状态,往往伴有高水平的 FDP、异常纤维蛋白原增多等情况。因此,最好与正常血浆、硫酸鱼精蛋白等纠正物同时检测。

血中类肝素物质增多,多见于过敏性休克、严重肝病、肝叶切除、肝移植、DIC,也可见于使用氮芥以及放疗后的患者。

(二十)血浆组织型纤溶酶原活化剂活性检测

1. 原理

血浆组织纤溶酶原活化剂活性(tissue plasminogen activator activity, t-PA:A)检测,发色底物法:血浆优球蛋白部分含有 t-PA 及全部凝血因子,但不含 PAI。受检血浆加入过量纤溶酶原和纤维蛋白共价物,血浆中的 t-PA 吸附于纤维蛋白上,并使纤溶酶原转变成纤溶酶,纤溶酶使发色底物 S-2251 释放出 PNA 而显色,显色的深浅与受检血浆中 t-PA 的含量呈正相关。

2. 参考值

(0.3~0.6)U/ml。

3. 临床评价

t-PA 随年龄的增加而增高,随剧烈运动、应急反应而增高,因此在检测时要充分考虑这些因素。t-PA 活性测定较利用免疫方法测定抗原含量要准确,但可受多种因素的影响(溶血、饮食、采血等)。另外,t-PA 的检测亦广泛应用于溶栓治疗的检测中,一般要求,静脉注射 t-PA 10~20 min 后,血浆 t-PA 活性或抗原含量以达到参考值的 2~3 倍为最佳。

(1)增高　表明纤溶活性亢进,见于原发性纤溶和继发性纤溶症,如 DIC,也见于应用纤溶酶原激活剂类药物。

(2)减低　表示纤溶活性减弱,见于高凝状态和血栓性疾病。另外也见于高脂血症、手术损伤及口服避孕药。

(二十一) 血浆纤溶酶原活化抑制剂活性检测

1. 原理

血浆纤溶酶原活化抑制剂活性(plasminogen activator inhibitor activity, **PAI:A**)检测,发色底物法:定量的纤溶酶原激活剂(t-PA)和纤溶酶原加入到待测血浆中,t-PA 与血浆中的 PAI 作用形成无活性的复合物,剩余的 t-PA 作用于纤溶酶原,使其转化为纤溶酶,后者水解发色底物 S_{2251},释放出对硝基苯胺,生色强度与 PAI 活性呈负相关。

2. 参考值

(0.1~1)抑制单位/ml。

3. 临床评价

目前,PAI 的检测主要是为观察 PAI 与 t-PA 的比例以及了解机体的潜在纤溶活性。因此,PAI 与 t-PA 应同时检测,单纯检测 PAI,不管是抗原含量还是活性,意义都不大。

(1)增高　见于高凝状态和血栓性疾病。

(2)减低　见于原发性和继发性纤溶。

(二十二) 血浆纤溶酶原活性检测

1. 原理

纤溶酶原活性(plasminogen activity, **PLG:A**)检测,发色底物法:纤溶酶原在尿激酶作用下转变为纤溶酶,发色底物在纤溶酶的作用下,释放对硝基苯胺而显色。颜色深浅与纤溶酶活性呈正相关,通过计算求得血浆中 PLG:A 的量。

2. 参考值

75%~140%。

3. 临床评价

PLG 测定可替代早先的优球蛋白溶解时间测定和染色法进行的纤溶酶活性测定,尤其是 PLG 活性测定,在单独选用时较为可靠。在溶栓治疗时,因使用的溶栓酶类不同,在治疗开始阶段 PLG 含量和活性的下降,不一定是纤溶活性增高的标志,应同时进行 FDP 的测定,以了解机体内真正的纤溶状态。先天性纤溶酶原缺乏症必须强调抗原活性和含量同时检测。以了解是否存在交叉反应物质。

(1) 增高 表示纤溶活性减低,见于血栓前状态和血栓性疾病。

(2) 减低 表示纤溶活性增高,常见于原发性纤溶症和 DIC 外,还见于前置胎盘、肿瘤扩散、大手术后、肝硬化、重症肝炎、门脉高压、肝切除等获得性纤溶酶原缺乏症。

(3) PLG 缺陷症 可分为交叉反应物质阳性(CRM$^+$)型(PLG：Ag 正常和 PLG：A 减低)和 CRM$^-$型(PLG：Ag 和 PLG：A 均减低)。

(二十三) 血浆 α_2-抗纤溶酶活性的检测

1. 原理

血浆 α_2-抗纤溶酶活性(α_2- antiplasmin activity, α_2- AP：A) 检测,发色底物法：受检血浆中加入过量的 PL,使 α_2- AP 与 PL 形成复合物,剩余的 PL 作用于发色底物(HD - Nva - CHA - Lys - PNA)释出 PNA 而显色,显色的深浅与血浆中剩余的 PL 呈正相关,而 PL 又与血浆中 α_2- AP 呈负相关。

2. 参考值

(0.8 ~ 1.2)抑制单位/ml。

3. 临床评价

α_2- AP 的检测具有鉴别诊断的价值,根据 α_2- AP：A 和 α_2- AP：Ag 的不同,可将 α_2- AP 缺陷分为 CRM$^+$型和 CRM$^-$型。

(1) 增高 见于静脉动脉血栓形成、恶性肿瘤、分娩后等。

(2) 减低 见于肝病、DIC、手术后、先天性 α_2- AP 缺乏症。

七、一期止血缺陷筛检试验的应用

一期止血缺陷是指血管壁和血小板异常所引起的止血功能缺陷。若临床可见不同程度的出血,其筛检试验在临床应用时可分为以下 4 种情况:

(1) 出血时间(BT)和血小板计数(PLT)都正常 除正常人外,多数是由于单纯血管壁通透性和(或)脆性增加所致的血管性紫癜,如过敏性紫癜、遗传性出血性毛细血管扩张症和单纯性紫癜等。

（2）BT延长和PLT减少　多数是由于血小板数量减少所引起的血小板减少性紫癜，如原发性和继发性血小板减少性紫癜。

（3）BT延长和PLT正常　多数是由于血小板功能异常或某些凝血因子缺乏所引起的出血性疾病，如遗传性、获得性血小板功能异常症或血管性血友病（vWD）、低（无）纤维蛋白原血症。其中vWD通常在口服阿司匹林后出现出血时间延长。

（4）BT延长和BPC增多　常见于原发性和继发性（反应性）血小板增多症。

八、二期止血缺陷筛检试验的应用

二期止血缺陷是指血液凝固和纤溶异常所引起的止血功能缺陷。若临床出现不同程度的出血时，其筛检试验在临床应用时可分为以下4种情况：

（1）活化部分凝血活酶时间（APTT）和凝血酶原时间（PT）都正常　各种血栓止血改变处在代偿阶段，若临床表现出较明显的延迟性出血，则见于遗传性和获得性因子ⅩⅢ缺乏症。

（2）APTT延长和PT正常　多数是由于内源性凝血途径缺陷所引起的出血性疾病，如血友病和获得性因子Ⅷ、Ⅸ缺乏症等。

（3）APTT时间正常和PT延长　多数是由于外源性凝血途径缺陷所致出血性疾病，如遗传性和获得性因子Ⅶ缺乏症。因子Ⅻ缺乏无临床出血表现，因子Ⅺ缺乏极少临床出血或临床出血轻微。

（4）APTT和PT都延长　多数是由于共同途径的凝血缺陷所致的出血性疾病，如遗传性和获得性因子Ⅹ、Ⅴ、凝血酶原和纤维蛋白原缺陷症等所谓的联合因子缺乏。但更多的还是存在血液凝固调节的异常。

九、弥散性血管内凝血

PLT减低，PT延长和Fg含量减低为DIC的基本试验；以FDP和D-二聚体的阳性或明显增高筛选试验，对典型DIC可以作出诊断。但这些试验的缺乏早期诊断的价值，对早期DIC可选用凝血因子和血液凝固调节蛋白的活性测定，以及血栓止血标志物检测，参见表10-2。

1998年，全国血栓与止血学术研讨会提出以下实验指标来诊断DIC：

（1）主要指标　同时有以下3项以上异常：① PLT $< 100 \times 10^9/L$，或进行性下降（肝病、白血病 $\leq 50 \times 10^9/L$），或有2项以上血浆血小板活化产物升高：β-TG、PF4、TXB2和P-选择素；② 血浆Fg含量 < 1.5 g/L，或进行性降低，或 > 4.0 g/L（白血病、恶性肿瘤 < 1.8 g/L，肝病 < 1.0 g/L）；③ FDP > 20 μg/L（肝病 > 60 μg/L），

或 D-二聚体升高或阳性;④ 血浆 PT 时间缩短或较正常对照延长 3 s 以上,或呈动态变化(肝病 >5 s 以上);⑤ PLG 含量和活性降低;⑥ AT 含量和活性降低(肝病不适用);⑦ 血浆因子Ⅷ:C 低于 50%(肝病必备)。

(2)疑难 DIC 病例应有以下一项以上异常 ① 因子Ⅷ:C 降低,vWF:Ag 升高,Ⅷ:C/vWFAg 比值降低(<1:1);② F1 +2 升高;③ PAP 升高;④ 血或尿 FPA 升高。

(3)DIC 前状态的诊断 是指临床上有 DIC 病因的存在,同时有凝血和纤溶反应的异常,但尚未达到上述 DIC 诊断标准。现提出以下讨论标准:① TF 活性阳性;② 可溶性纤维蛋白单体复合物(SFMC)阳性或增高;③ FPA 增高(>2.0 pmol/ml);④ TAT 增高(>4.0 μg/ml);⑤ Bβ15 - 42 增高(>1.0 pmol/ml);⑥ PAP 增高(>1.0 μg/ml);⑦ D-二聚体增高(>2 000 μg/L);⑧ AT 活性减低(<60%);⑨ 数天内动态观察 PLT 和 Fg 急剧减低,而 FDP 急剧升高;⑩ 用肝素治疗后上述①~⑨项改善以致恢复正常。符合上述 3 项者可诊断为 DIC 前状态。

DIC 必须与原发性纤溶鉴别,DIC 与原发性纤溶的临床出血表现相似,有时鉴别较难。但是它们的发病机制和治疗原则截然不同,因此常需应用分子标志物检测才能作出正确的鉴别(表 10-3)。

表 10-3 原发性纤溶亢进症和 DIC 的鉴别

	原发性纤溶	DIC
BPC	N	↓
β-TG	N	↑
PF4	N	↑
GMP-140	N	↑
F1 +2	N	↑
FPA	N	↑
SFMC	N	↑
PCP	N	↑
D-二聚体	N	↑
Bβ1-42 肽	↑	N
Bβ15-42 肽	N	↑

注:N,正常;↑,增高;↓,减低。

(张启良)

第十一章 血液系统疾病的分类与诊断

第一节 红细胞疾病的分类与诊断

红细胞疾病临床上分为贫血和红细胞增多症两大类。贫血是指患者的血红蛋白浓度、红细胞计数及**红细胞比容(hematocrit,HCT)**低于相应的年龄组、性别组和海拔高度组的下限,临床可有疲乏无力、头痛、眩晕、晕厥、呼吸困难、心悸等表现。红细胞增多症又分为相对性红细胞增多症和绝对性红细胞增多症。

一、贫血的分类

贫血根据红细胞形态学指标可分为见大细胞性贫血、正细胞性贫血、小细胞性贫血。

贫血按病理生理机制可分为骨髓生成减少、红细胞破坏过多和丢失过多3个方面(表11-1)。其中第一方面主要是指造血干祖细胞异常、造血调控异常、骨髓浸润及造血原料不足或利用障碍所致的贫血。第二方面主要是指各种先天或后天性因素所致的溶血性贫血。第三方面主要是指各类出血性疾病或外伤出血所致的失血性贫血,见第九章。该分类法能反映疾病的本质,是目前比较公认的贫血性疾病的诊断分类。

表11-1 根据病理生理机制进行的贫血分类

机 制	疾 病
红细胞生成减少	
干细胞增殖分化障碍	再生障碍性贫血、纯红细胞再障、骨髓增生异常综合征
骨髓被异常组织侵润	白血病、肿瘤骨转移、骨髓纤维化

（续表）

机　　制	疾　　病
骨髓造血低下	继发性贫血
造血物质缺乏或利用障碍	缺铁性贫血、铁粒幼细胞贫血、巨幼细胞贫血
红细胞破坏过多	
红细胞膜缺陷	遗传性球形红细胞增多症、遗传性椭圆形红细胞增多症、遗传性口形红细胞增多症
红细胞酶缺陷	葡萄糖-6-磷酸脱氢酶缺乏症、丙酮酸激酶缺乏症、阵发性睡眠性血红蛋白尿
血红蛋白缺陷	血红蛋白合成障碍性贫血、血红蛋白病
红细胞外部缺陷	自身免疫性溶血性贫血、新生儿同种免疫性溶血性贫血、血型不合输血、微血管病性溶血性贫血、脾功能亢进
红细胞丢失增加	急性失血性贫血、慢性失血性贫血

二、贫血的诊断

贫血是最常见的临床症状之一，本身并非是一种疾病的诊断，可以由不同的病因所致。贫血的正确诊断需要综合分析病史、临床表现和实验室检查才能获得，常用的实验室检查有血常规、红细胞形态、网织红细胞计数、骨髓细胞形态学、病理组织学及病因检查等。贫血诊断包括两个重要的步骤：① 确定贫血存在、程度及类型；② 查明贫血的原因或原发病。

1. 确定贫血存在、程度及类型

（1）贫血的诊断标准　贫血是指患者的血红蛋白浓度、红细胞计数及血细胞比容低于相应的年龄组、性别组和海拔高度组的下限。目前我国尚缺乏按世界卫生组织（WHO）标准方法获取的血红蛋白参考值，贫血的诊断标准多按以下规则掌握：在海平面条件下，成年男性 Hb < 120 g/L，RBC < 4.0×10^{12}/L，120 g/L HCT < 0.42；成年女性（非妊娠）Hb < 110 g/L，RBC < 3.5×10^{12}/L，HCT < 0.37；孕妇 Hb < 100 g/L，HCT < 0.30。

WHO 和联合国儿童基金会的建议：在海平面条件下，10 d 内的新生儿 Hb < 145 g/L，1 月以上者 Hb < 90 g/L，4 月以上者 Hb < 100 g/L，6 月～6 岁儿童 Hb < 110/L，6 岁～14 岁儿童 Hb < 120 g/L。

因为正常人群和贫血人群的血红蛋白分布曲线之间有交叉，所以无论采用何种诊断标准来划分有无贫血，要做到准确合理是极为困难的。临床医生必须考虑患者的实际情况。对可疑病例，动态观察其血红蛋白浓度的变化，特别是短期内的变化,是实际工作中更有用的贫血诊断方法。

诊断贫血时不可忽略血容量的影响,因为当失血或血容量减少使血液浓缩时,本来应该降低的血红蛋白浓度也可以在正常范围或降低不明显,即假性正常;另一方面,当有低蛋白血症、充血性心力衰竭和全身性水肿使血液稀释时,本来正常的血红蛋白浓度也可以明显降低,即假性贫血。

(2)贫血的严重程度 贫血严重程度分为 4 级:极重度 Hb < 30 g/L,重度 Hb < 30 ~ 60 g/L,中度 Hb 60 ~ 90 g/L,轻度 Hb 90 g/L 到相应组参考值下限之间。6 月以上的小儿贫血程度的划分标准同成人。

(3)贫血的类型 根据红细胞形态学指标划分的贫血类型是最经典的,见表 11 - 1。虽不是病因诊断,但是下一步病因诊断的必要准备。

2. 查明贫血的原因或原发病

贫血的正确诊断应当包含贫血的病因学或病原学诊断,如慢性肾性贫血、甲基多巴诱导的溶血性贫血等。所以,确定贫血存在及程度之后,贫血的诊断思路是首先根据血涂片和红细胞指数确定贫血的类型,然后依据病史和体格检查的资料确定进一步的检查,如网织红细胞计数、骨髓检查、铁储存状态的评价、溶血试验等寻找贫血的病因。

某些形态异常的红细胞出现较多时对贫血的疾病诊断有重要的提示作用(表 11 - 2)。

表 11 - 2 形态异常的红细胞对贫血的疾病诊断的提示作用

红细胞形态异常	相 关 疾 病
球形红细胞	遗传性球形红细胞增多症、自身免疫性溶血性贫血、微血管病性溶血性贫血、低磷酸盐血症等
椭圆形红细胞	遗传性椭圆形红细胞增多症、巨幼细胞性贫血、骨髓纤维化等
靶形红细胞	珠蛋白生成障碍性贫血、HbC/S 病、HbE 病、不稳定血红蛋白病、缺铁性贫血、脾切除术后、肝病等
泪滴形红细胞伴有有核红细胞	骨髓纤维化、骨髓性贫血、巨幼细胞性贫血、重型珠蛋白生成障碍性贫血等
棘形红细胞	肾衰竭、重型肝病、PK 缺乏症、β -脂蛋白缺乏症等
裂红细胞及红细胞碎片	微血管病性溶血性贫血、不稳定血红蛋白病、人工瓣膜置换等
红细胞缗线状排列	多发性骨髓瘤、巨球蛋白血症、冷凝集素综合征等球蛋白增多性疾病等

任何忽略对轻微贫血的进一步诊断都将可能是一个严重的错误,因为许多需要尽快治疗的严重疾病的第一线索仅表现为轻度贫血。

贫血的病因有时很明显,有时很隐逸。对于某些暂时因为试验方法的敏感性和特异性或疾病自身原因不能明确诊断者,在保证患者安全的前提下,可试行某些有助于诊断的治疗,如疑诊缺铁性贫血患者予以铁剂治疗,疑诊抗人球蛋白试验阴性的自身免疫性溶血性贫血患者予以肾上腺皮质激素治疗等。

(胡翊群)

第二节　白细胞疾病的分类与诊断

白细胞疾病是血液系统疾病中种类最多的一组疾病。按照疾病受累细胞来源的不同,可分为髓系及淋系疾病两大类;按照疾病良、恶性程度,可分为恶性疾病及非恶性疾病两大类。

传统的白细胞疾病分类主要依据组织病理和细胞形态学。1994 年起,WHO 组织欧美国家的血液病学及病理学专家结合细胞形态学、免疫表型、细胞遗传学及分子生物学特征对造血系统和淋巴组织肿瘤进行了更全面的分类,1997 年发表了草案,2001 年正式出版,覆盖了所有的造血系统和淋巴组织肿瘤性疾病,为人们广泛接受,最新修订的第 4 版已于 2008 年发行。疾病的分类有两层含义:制定分类系统和将某种疾病归属于某类别。造血系统及淋巴组织恶性肿瘤的分类根据形态学、免疫表型、细胞遗传学及临床表现特征,界定了某一种疾病实体,只根据目前对每种疾病性质了解的程度,故分类没有"金标准"。其中,形态学检查很重要,有些疾病可能仅根据形态学特征就能做出诊断。免疫表型能为准确分型提供可靠信息,避免形态学的主观性。细胞遗传学改变也可成为某些类型恶性血液病的特征。新的 WHO 分类在科学性上有很大进步,将恶性血液病分为髓系、淋系及组织/树突细胞系恶性肿瘤。随着我国实验室检验技术的开展和提高,WHO 分类标准也在国内为临床医师所接受。

一、髓系肿瘤的分类

WHO 髓系肿瘤的分类主要根据细胞形态学、细胞化学、免疫学及细胞遗传学的特征来判断细胞系列、分化成熟程度及分化形态正常与否。与原始细胞增多的各种类型急性白血病不同,更成熟细胞阶段的髓系肿瘤可根据细胞生物学特点将其区分为有效骨髓造血的骨髓增殖性肿瘤及无效骨髓造血的骨髓增生异常性疾病。

急性髓系白血病(acute myeloid leukemia, AML)是一种最主要的髓系肿瘤,约占急性白血病(acute leukemia,AL)的 70%。根据传统的 FAB 分型原则,可将急性髓系白血病分为 8 型,即 M0 ~ M7。

2008 年版的《WHO 髓系肿瘤》分类包括以下五大类疾病:**骨髓增殖性肿瘤(myeloproliferative neoplasms,MPN)**,伴有嗜酸性粒细胞增多和 PDGFRA、PDGFRB 或 FGFR1 异常的髓系和淋系肿瘤,骨髓增生异常/骨髓增殖性肿瘤(MDS/MPN),**骨髓增生异常综合征(myelodysplastic syndrome,MDS)**和急性髓系白血病(AML)。将急性和慢性的各类髓系肿瘤都包括在内了。WHO 髓系肿瘤分类见表 11-3。

表 11-3 髓系肿瘤 WHO 分类(2008)

骨髓增殖性肿瘤(MPN)
慢性髓(粒)细胞白血病,BCR/ABL 阳性(CML)
慢性中性粒细胞白血病(CNL)
真性红细胞增多症(PV)
原发性骨髓纤维化(PMF)
原发性血小板增多症(ET)
慢性嗜酸性粒细胞白血病,非特指(CEL,NOS)
肥大细胞增多症
骨髓增殖性肿瘤,不能分类(MPN,U)
伴有嗜酸性粒细胞增多和 PDGFRA、PDGFRB 或 FGFR1 异常的髓系和淋系肿瘤
伴有 PDGFRA 重排的髓系和淋系肿瘤
伴有 PDGFRB 重排的髓系和淋系肿瘤
伴有 FGFR1 异常的髓系和淋系肿瘤
骨髓增生异常/骨髓增殖性肿瘤(MDS/MPN)
慢性粒单细胞白血病(CMML)
不典型慢性髓细胞白血病,bcr/abl 阴性(aCML)
幼年型粒单细胞白血病(JMML)
MDS/MPN,不能分类(MDS/MPN,U)
临时疾病:伴有环形铁粒幼细胞和血小板增多的难治性贫血(RARS-T)
骨髓增生异常综合征(MDS)
伴单系发育异常的难治性血细胞减少(RCUD)
难治性贫血(RA)
难治性中性粒细胞减少(RN)
难治性血小板减少(RT)

（续表）

伴有环状铁粒幼细胞的难治性贫血（RARS）

伴有多系发育异常的难治性血细胞减少（RCMD）

伴有原始细胞过多的难治性贫血（RAEB）

伴有单纯(5q)缺乏的 MDS

MDS,不能分类（MDS,U）

儿童 MDS

临时病名：儿童难治性血细胞减少（RCC）

急性髓系白血病（AML）及相关的髓系肿瘤

伴有重现性遗传学异常的 AML

AML 伴有 t(8;21)(q22;q22);RUNX1 – RUNX1T1

AML 伴有 inv(16)(p13.1 q22) 或 t(16;16)(p13.1;q22);CBFB – MYH11

APL 伴有 t(15;17)(q22;q12);PML – RARα

AML 伴有 t(9;11)(p22;p23);MLLT3 – MLL

AML 伴有 t(6,9)(p23;q34);DEK – NUP214

AML 伴有 inv(3)(q21 q26.2) 或 t(3;3)(q21;q26.2);RPN_1 – EVI_1

AML(原巨核细胞性)伴有 t(1;22)(p13;q13);RBM15 – MKL1

临时病名：AML 伴有 NPM1 突变

临时病名：AML 伴有 CEBPA 突变

伴有骨髓增生异常相关改变的 AML

治疗相关的髓系肿瘤

AML,非特指（AML,NOS）

微分化 AML

无成熟迹象 AML

有成熟迹象 AML

急性粒单核细胞白血病

急性原始单核细胞/单核细胞白血病

急性红白血病

纯红系白血病

红白血病：红系/髓系

急性原巨核细胞白血病

急性嗜碱性粒细胞白血病

急性全髓增殖症伴有骨髓纤维化

髓系肉瘤

Down 综合征相关的髓系增殖症

短暂性异常髓系增生

（续表）

Down 综合征相关的髓系白血病
原始浆细胞样树突状细胞肿瘤
急性白血病：系列不明
急性未分化白血病
急性混合型白血病,伴有 t(9;22)(q34;q11.2);BCR－ABL1
急性混合型白血病,伴有 t(v;11q23);MLL 重排
急性混合型白血病,B－髓系,非特指
急性混合型白血病,T－髓系,非特指
其他系列不明的白血病：NK 细胞淋巴母细胞白血病/淋巴瘤

二、淋系肿瘤的分类

淋系肿瘤是一类起源于淋巴结及结外淋巴组织、呈高度异质性的恶性肿瘤,广义上,它包括来自免疫系统组成细胞衍生的所有肿瘤。因此,浆细胞瘤、多发性骨髓瘤、组织细胞肉瘤也包括在内。淋系肿瘤通常分为 B 细胞和 T/NK 细胞肿瘤两大类。NK 细胞与 T 细胞部分免疫表型及功能特性相似,故将两者归在一类。B 淋巴细胞和 T 淋巴细胞肿瘤以正常 B 和 T 淋巴细胞各分化阶段作为分类基础。

WHO 分类中,组织细胞肿瘤来源于单核吞噬细胞(巨噬细胞和树突细胞)或组织细胞。而树突细胞肿瘤则与具有抗原递呈功能的树突细胞有关。

淋系肿瘤分类见表 11－4。

表 11－4   淋系肿瘤 WHO 分类(2008)

前体淋系肿瘤	
	B 淋巴母细胞白血病/淋巴瘤,非特指
	B 淋巴母细胞白血病/淋巴瘤伴有重现性遗传学异常
	T 淋巴母细胞白血病/淋巴瘤
成熟 B 细胞肿瘤	
	慢性淋巴细胞白血病/小淋巴细胞淋巴瘤
	B 细胞幼淋细胞白血病
	脾边缘区淋巴瘤
	毛细胞白血病
	脾淋巴瘤/白血病,不能分类的
	淋巴浆细胞淋巴瘤

（续表）

重链病
浆细胞肿瘤
结外边缘区黏膜相关淋巴组织淋巴瘤（MALT 淋巴瘤）
结内边缘区淋巴瘤
滤泡淋巴瘤
原发性皮肤滤泡中心淋巴瘤
套细胞淋巴瘤
弥漫大 B 细胞淋巴瘤（DLBLC），非特指
T 细胞/组织细胞丰富的大 B 细胞淋巴瘤
原发性 CNS　DLBCL
原发性皮肤 DLBCL，腿型
EBV 阳性的老年 DLBCL
慢性炎症相关的 DLBCL
淋巴瘤样肉芽肿
原发性纵隔（胸腺）大 B 细胞淋巴瘤
血管内大 B 细胞淋巴瘤
ALK 阳性大 B 细胞淋巴瘤
浆母细胞淋巴瘤
发生在 HHV-8 相关多中心 Castleman 病的大 B 细胞淋巴瘤
原发渗出性淋巴瘤
Burkitt 淋巴瘤
B 细胞淋巴瘤，不能分类的，具有 DLBCL 和 Burkitt 淋巴瘤中间阶段的特征
B 细胞淋巴瘤，不能分类的，具有 DLBCL 和经典霍奇金淋巴瘤中间阶段的特征

成熟 T 细胞和 NK 细胞肿瘤

T 细胞幼淋巴细胞白血病
T 细胞大颗粒淋巴细胞白血病
慢性 NK 细胞增殖性疾病
侵袭性 NK 细胞白血病
EBV 阳性的儿童 T 细胞增殖性疾病
成人 T 细胞白血病/淋巴瘤

（续表）

	结外 NK/T 细胞淋巴瘤,鼻型
	肠病型 T 细胞淋巴瘤
	肝脾 T 细胞淋巴瘤
	皮下脂膜炎样 T 细胞淋巴瘤
	蕈样真菌病
	Sezary 综合征
	原发性皮肤 CD30 阳性 T 细胞增殖性疾病
	原发皮肤 γ-σT 细胞淋巴瘤
	外周 T 细胞淋巴瘤,非特指
	血管免疫母细胞 T 细胞淋巴瘤
	间变性大细胞淋巴瘤(ALCL),ALK 阳性
	间变性大细胞淋巴瘤(ALCL),ALK 阴性
霍奇金淋巴瘤	
结节性淋巴细胞为主型霍奇金淋巴瘤	
经典型霍奇金淋巴瘤	
	结节硬化型经典型霍奇金淋巴瘤
	混合细胞型经典型霍奇金淋巴瘤
	淋巴细胞丰富型经典型霍奇金淋巴瘤
	淋巴细胞消减型经典型霍奇金淋巴瘤
组织细胞和树突细胞肿瘤	
	组织细胞肉瘤
	朗罕氏细胞肿瘤
	朗罕氏细胞组织细胞增生症
	朗格汉斯细胞肉瘤
	交错突细胞肉瘤
	滤泡性树突细胞肉瘤
	其他少见的树突细胞肿瘤
	纤维母细胞性网状细胞肿瘤
	未定类的树突细胞肿瘤
	弥散性幼年型黄色肉芽肿

三、非恶性白细胞疾病的分类

非恶性白细胞疾病也包括两大类：非恶性的粒细胞与单核细胞疾病和非恶性

的淋巴细胞疾病。主要是指白细胞数量或功能性异常的疾病。

（一）中性粒细胞疾病的分类

由中性粒细胞数量或者质量异常所致的疾病。

1. 数量的异常

包括中性粒细胞减少症和中性粒细胞增多症。

白细胞减少症（leukopenia） 是指各种病因引起的外周血白细胞数量持续 $<4.0 \times 10^9/L$ 的一组综合征。白细胞减少症主要是由于中性粒细胞减少所致。**中性粒细胞减少症（neutropenia）** 是指外周血中性粒细胞（中性杆状核粒细胞和中性分叶核粒细胞）绝对值计数（ANC）$<1.5 \times 10^9/L$。当外周血 ANC $<0.5 \times 10^9/L$ 时称为**粒细胞缺乏症（agranulocytosis）**，是中性粒细胞减少症发展到严重阶段的表现。白细胞减少特别是中性粒细胞减少，临床表现为乏力，易并发感染，感染严重程度与中性粒细胞减少的程度有关。

中性粒细胞减少症的原因有：

（1）中性粒细胞生成减少　有先天性的原因，也有后天获得性的因素，包括药物、放射线、化学物质、感染、血液系统疾病等。

（2）中性粒细胞破坏增加　主要与免疫因素有关，如系统性红斑狼疮等自身免疫性疾病。

（3）中性粒细胞分布异常　如假性或转移性中性粒细胞减少。

诊断与鉴别诊断时要重点了解既往史、用药史、接触史、发病年龄、家族史及临床特点，明确遗传性、免疫性疾病，药物相关性，病毒感染等原因所致的中性粒细胞减少。

中性粒细胞增多症的原因有：

（1）中性粒细胞生成增多　有遗传性因素所致，也有继发性的因素如感染、肿瘤、炎症等所致的类白血病反应。

（2）中性粒细胞从循环中清除减少　如应用糖皮质激素后。

（3）中性粒细胞分布异常　如假性或转移性中性粒细胞增多。

2. 质量的异常

指中性粒细胞功能异常性疾病，包括黏附异常、运动及趋化作用异常、吞噬功能异常、杀菌作用异常、胞质或颗粒结构异常等。分为原发性和继发性。原发性中性粒细胞功能的异常，一般为先天性，具有遗传性的家族史，而继发性中性粒细胞功能异常则常由全身性疾病、原发性血液病、药物、免疫性球蛋白和补体缺陷等所致。中性粒细胞功能异常疾病的诊断主要靠实验室检查，包括中性粒细胞形态检查、黏附实验、吞噬实验、四唑氮蓝还原实验等。

（二）单核/巨噬细胞系统异常疾病的分类

单核/巨噬细胞的重要功能是修复组织,抵御微生物侵袭和参与免疫应答。单核细胞疾病的分类较困难,因为只累及单核细胞或巨噬细胞的疾病很少。出现单核细胞增多或减少可能是某些疾病诊断的依据。临床上,要更注重单核细胞的绝对值($>0.8 \times 10^9$/L)而不是白细胞分类中所占的百分比。引起单核细胞减少的主要疾病有再生障碍性贫血和毛细胞白血病两种。单核细胞增多症常由于炎症(包括类风湿关节炎、系统性红斑狼疮)或肿瘤性疾病。

很多疾病都会涉及单核/巨噬细胞系统功能的异常,单核/巨噬细胞系统功能异常疾病见表 11 - 5。

表 11 - 5　单核/巨噬细胞系统功能异常疾病

炎症反应性组织细胞增多症
原发性噬血细胞性细胞增生症
① 家族性;② 散发性
感染相关性噬血细胞性组织细胞增生症
肿瘤相关的噬血细胞性组织细胞增生症
药物相关的噬血细胞性组织细胞增生症
黄色肉芽肿 ① 幼年型;② 成年型
窦性组织细胞增生症伴巨大淋巴结
脂质储积病
戈谢病
尼曼-皮克病
神经节苷脂储积病
海蓝组织细胞增生症
岩藻糖苷储积病
其他脂质储积病
克隆性组织细胞增多症
朗格汉斯细胞组织细胞增生病:① 局限性;② 系统性
肿瘤性组织细胞增生症(组织细胞肉瘤)
单核/巨噬细胞功能异常
a₁ 蛋白酶抑制剂缺乏
Chédiak - Higashi 综合征
慢性肉芽肿病
播散性皮肤黏膜假丝酵母菌病
糖皮质激素治疗后
川崎病
软化斑

（续表）

	分枝杆菌综合征
	创伤后
	脓毒血症性休克
	实体瘤
	吸烟
	Whipple 病
血栓形成	
骨硬化症	

（三）淋巴细胞和浆细胞疾病的分类

淋巴细胞和浆细胞疾病可分为三大类。第一大类是由于内在缺陷导致 T 细胞、B 细胞或两者功能同时异常的淋巴细胞疾病，这些疾病为先天缺陷，为"原发性"疾病。第二大类是由于外界因素导致的淋巴细胞疾病，由此产生免疫系统功能异常，为"获得性"疾病，可由病毒或其他病原体感染引起，也可由于药物或全身性疾病所致。第三大类是淋巴系统肿瘤，归到淋系肿瘤中。在这 3 类中，包括了淋巴细胞数量或质量异常所致的疾病。**淋巴细胞增多症**（lymphocytosis）指外周血淋巴细胞绝对值 $>4.0 \times 10^9/L$，有原发性的因素，如淋系白血病所致；也可有反应性的因素，如病毒感染、慢性炎症等所致。**淋巴细胞减少**（lymphocytopenia）是指外周血淋巴细胞绝对值 $<1.0 \times 10^9/L$，由于先天性或后天获得性（如再生障碍性贫血、病毒感染等）所致。

淋巴细胞和浆细胞疾病见表 11-6。

表 11-6　淋巴细胞和浆细胞疾病

原发性疾病	
B 细胞缺陷或功能异常	
	γ-球蛋白缺乏症
	选择性球蛋白缺乏症 IgM、IgA 或 IgM 并 IgA 缺乏
	高 IgA 血症
	高 IgD 血症
	高 IgE 血症
	伴 IgM 升高的免疫缺陷病
	X 连锁淋巴细胞增殖性疾病
T 细胞缺陷或功能异常	Digeorge 综合征等
T 细胞和 B 细胞联合免疫缺陷	伴胸腺瘤的免疫缺陷

（续表）

获得性疾病
艾滋病（AIDS）
反应性淋巴细胞增多症或浆细胞增多症，如 EBV 所致的传染性单核细胞增多症，其他病毒感染所致的淋巴细胞增多症，药物性淋巴细胞增多症，多克隆性淋巴细胞增多症，炎症性浆细胞增多症
全身性疾病所致 T 细胞功能异常：如 CLL，霍奇金淋巴瘤，SLE 等

（四）类白血病反应

类白血病反应（leukomoid reaction）是指某些原因刺激机体造血组织引起的一种酷似白血病的血液学改变，即外周血白细胞显著增多和（或）出现幼稚细胞，一旦病因去除，血象就恢复正常。引起类白血病反应的原因很多，常见于各种感染、恶性肿瘤、中毒、急性失血和溶血、免疫性疾病、急性组织损伤等。临床表现主要是原发病的症状和体征。根据外周血白细胞计数，类白血病反应可分为白细胞增多型和白细胞不增多型；根据血象分类特点可将其分为如下类型：中性粒细胞型、淋巴细胞型、嗜酸性粒细胞型、单核细胞型、红白血病型、浆细胞型。

（五）传染性单核细胞增多症

传染性单核细胞增多症（infectious mononucleosis，IM）是一种常发生于儿童和青少年的急性散发性传染性疾病，多与 EBV 感染有关，但也可能是其他病原体所致。临床表现没有特征性，主要为发热、咽痛、颈部或其他浅表淋巴结肿大、肝脾肿大等。实验室检查白细胞计数总数多增高，单个核细胞（包括淋巴细胞和单核细胞）比例增高，出现特征性的异型淋巴细胞（异淋）。嗜异性凝集试验是诊断 IM 有价值的实验室检查，可检测患者血清中属 IgM 的嗜异性抗体。

（六）传染性淋巴细胞增多症

传染性淋巴细胞增多症（infectious lymphocytosis），是一种类似传染性单核细胞增多症、外周血淋巴细胞增多为特征的传染性疾病，通常无症状，或症状较轻，嗜异性抗体阴性，可能由非 EBV 的其他病毒感染所致，如 CMV 或柯萨奇病毒 B2。淋巴细胞计数可达 $(20 \sim 30) \times 10^9/L$，偶可达 $100 \times 10^9/L$，可持续数周，要与急性淋巴细胞白血病鉴别。

（胡翊群）

第三节　止血血栓疾病的分类与诊断

止血血栓疾病包括出血性和血栓性疾病两大类。**出血性疾病（henorrhagic disease）**是由于遗传性或获得性的原因，导致机体止血、血液凝固活性减弱或纤溶活性的增强，引起自发性或轻微外伤后出血难止的一类疾病。血栓性疾病在临床各学科中都会有不同的原发性疾病表现，但血液凝固及其调节系统改变所导致的血栓问题，更多是属于易栓症。本类疾病的诊断，除病史、家族史和临床表现外，血栓与止血检验具有确诊的重要价值。

一、原发性出血性疾病

原发性出血性疾病包括遗传性或先天性血小板和血液凝固蛋白的缺陷。先天性遗传性血小板功能缺陷在我国非常罕见，但其诊断对实验检查依赖性很大。遗传性血液凝固缺陷是凝血因子缺陷的主要方面，已有学者将所有由凝血因子缺乏造成的出血性疾病统称为血友病。但遗传性血液凝固缺陷并不仅仅是出血性疾病那么简单，其中包含有血栓形成，如某些接触因子缺陷等。目前已经发现了许多种引起遗传性血液凝固（出血性疾病）的分子缺陷，包括编码凝血因子的基因本身和/或其调节区域的突变等。凝血因子的缺陷可以粗略地分成两类：蛋白产生不足（抗原阴性）或产生无功能的蛋白（抗原阳性）。

二、获得性出血性疾病

获得性血液凝固缺陷是指由非遗传因素所致的血小板和凝血功能障碍，发生率远远高于先天性或遗传性血小板功能和凝血因子缺陷。常见的病因有获得性血小板减少、凝血因子缺乏和循环血液中出现病理性的抗凝物质。通常由肝病和免疫因素引起的血小板破坏和凝血因子产生不足、合成凝血因子的成分缺乏以及 DIC 导致的凝血因子消耗过多引起。获得性血液凝固缺陷在临床上常以复合凝血因子的缺乏或多种类病因共存多见。因此，其临床表现往往呈复杂性和多样性。

三、易　栓　症

易栓症（thrombophilia）于 1965 年由 Egeberg 在报道首例遗传性抗凝血酶缺乏症伴血栓栓塞时提出。近年来，该词的含义已扩大到其他有血栓栓塞的凝血因子异常，血液凝固调节蛋白缺陷和纤溶成分缺陷或代谢障碍等疾病。易栓症本身并非一种疾病而是症状。多数有易栓倾向者并不发生血栓。而其如发生血栓,则临床可表现为一种或多种血栓症状,主要临床表现为**静脉血栓栓塞(venous thromboembolism, VTE)**。血栓形成是环境、遗传等多因素共同作用的结果。广义上,易栓症是指先天性和获得性因素引起血液凝固或血液凝固调节系统各种因素缺陷(异常),导致必定会发生血栓性疾病的病理生理改变。本节主要就先天性遗传性易栓症问题做一概述。

若因基因突变等因素造成凝血相关因子的异常,称为遗传性易栓症。常见的遗传性易栓症有蛋白C(PC)缺陷症、蛋白S(PS)缺陷症、抗凝血酶(AT)缺陷症、因子V Leiden(F V Leiden)和凝血酶原20210A突变等,均是基因缺陷导致相应蛋白减少和(或)质量异常所致,可通过基因分析和(或)蛋白活性水平测定发现(表11-7)。如因为存在容易引发血栓的疾病,如抗磷脂综合征、肿瘤,以及易发生血栓的危险状态,如制动、创伤、手术等因素造成血栓易发状态,称为获得性易栓症,通常获得性易栓症都有其独立的原发疾病名称。

表11-7　易栓症的分类及其特征

	发生率(%)*	遗传方式	血栓特征	血栓形成机制
抗凝活性缺陷				
ATⅢ缺陷	2.6~2.8	AD	静脉血栓	不能抑制凝血磷和因子Ⅹa
HC-Ⅱ缺陷	<1	AD	静脉血栓	不能抑制凝血酶
蛋白C缺陷	2~5	AD	静脉血栓	不能生成APC以灭活因子Va、Ⅷa
蛋白S缺陷	5.6	AD	静脉和动脉血栓	同上
APC抵抗	20~60	AD	静脉血栓	因子Va或Ⅷa不被APC灭活
血块溶解减弱				
异常纤维蛋白原血症	0.6	AD	静动脉血栓	形成不易纤溶的异常纤维蛋白原
纤溶酶原缺乏	1~2	AD/AR	静脉血栓	不能生成纤溶酶
tPA缺乏		AD	静脉血栓	不能激活纤溶酶原
PAI-1过多		AD	静脉和动脉血栓	过度中和tPA
因于Ⅻ缺乏		AD	静脉和动脉血栓	不能激活纤溶酶原
代谢缺乏				
高半胱氨酸血症		AR	静脉和动脉血栓	内皮细胞中毒作用增强
富组氨酸糖蛋白血症		AD	动静脉血栓	结合纤溶酶原,降低纤溶活性

注:*,血栓形成中的发生率(尤指白种人);AD,常染色体显性遗传;AR,常染色体隐性遗传。

(胡翊群)

第四节　临床输血学概述

输血学(**transfusionology**)是由多学科交叉发展起来的一门新兴学科。它是围绕将献血者血液输给患者进行救治这一中心,进行开发、应用、研究,从而保证临床输血的安全性和治疗效果的科学性。随着与输血相关的临床医学、免疫学、分子生物学、遗传学、病毒学、细胞生物学、低温生物学等学科的相互交叉和渗透,输血医学在近十几年内得到了迅速的发展。在输血工作者和临床医师的共同努力下,输血已经从一种临床辅助治疗手段发展成一门综合性的专业学科——输血学。

临床输血学(**clinical transfusionology**)是以临床输血为主要研究目的,基础理论与临床实践紧密结合的综合性临床学科。临床输血学重点研究红细胞血型系统、白细胞血型系统和血小板血型系统的主要抗原及其对应抗体的血清学特性和临床意义;红细胞血型血清学检测、人类白细胞抗原检测和血小板检测的输血检验与技术;血液成分的制备和保存以及临床应用;输血不良反应和可经输血传播的疾病。

一、红细胞血型系统

血型是人类血液的主要特征之一,表达了血液各种成分的抗原的遗传性状。根据血型抗原的差异和相互关系及遗传规律,可分成不同的**血型系统**(**blood group system**)和组别。血型的概念,首先用于红细胞抗原。1900年,奥地利维也纳大学的 Karl Landsteiner 发现了人的红细胞的同种凝集现象,随之发现了人类第一个血型系——ABO血型系,开创了免疫血液学(immunohemotology)研究和应用工作。

Levine 和 Stetson(1939)、Landsteiner 和 Wiener(1940)发现了 Rh 血型系统(Rh blood group system),并指出该血型系统在新生儿溶血病中的作用,这是血型史上又一重大的贡献。

1945年,Coombs 等介绍了**抗球蛋白试验**(**antiglobulin test**),能检测那些使红细胞致敏但不发生凝集的红细胞抗体。1946年又提出了某些**蛋白水解酶**(**proteolytic enzymes**)也能用于这些致敏抗体的测定。

1. 红细胞血型抗原

血型抗原是以遗传为基础命名和分类系统的,规定了血型抗原必须是用相应抗体检测到的红细胞表面抗原,属于遗传性状,将所发现的人类红细胞血型抗原分成血型系统、**血型集合**(**blood group collection**)和高、低两个抗原频率组(**high and low frequency antigens**)。

2. 红细胞血型抗体

血型抗体(**antibody**)是在血型抗原物质刺激下形成,并能与该抗原发生特异性结合反应的免疫球蛋白。

红细胞血型抗体的主要功能是与红细胞的表面抗原结合,通过补体作用,导致红细胞破坏,产生血管内或血管外溶血。

3. 红细胞抗原和抗体反应

红细胞血型抗原的发现和检出有赖于特异性抗体与之相互作用,采用的最主要的血清学方法是红细胞凝集试验。

抗原和抗体鉴定(**antigen and antibody identification**)可利用特异性反应而相互鉴定,在常规的血型血清学鉴定工作中,通常采用 3 种肉眼可见的特异性反应,即凝集反应、沉淀反应和溶血反应,其中以特异性的凝集反应最为重要。

4. 红细胞血型学新技术的发展

随着红细胞血型基因分子结构的迅速破译,采用 DNA 的分子基因定型技术,代替传统的以经典的血凝反应为主体的血清学技术,已成为红细胞血型鉴定技术发展的代表性成果。

目前研究和应用较广泛的以 DNA 为基础的血型基因定型技术有 PCR - RFLP(聚合酶链反应-限止性片段长度多态性,polymerase chain reaction restriction fragment length polymorphism)、PCR - SSP(聚合酶链反应-序列特异性引物,polymerase chain reaction sequence specific primer)、PCR - SSOP(聚合酶链反应-序列特异性寡核苷酸探针,polymerase chain reaction sequence specific oligonucleotide probe)和 SBT(DNA 序列测定,DNA sequencing)等技术,充分显示了检测取材简易并可长期保持,试剂来源方便,以及鉴定结果正确、可靠等特点。

除了以 DNA 为基础的血型基因定型技术的普及和应用外,荧光流式细胞技术也进入红细胞血型工作,扩展了血型工作者的视野和解决疑难红细胞血型鉴定及定量分析的能力。

5. 红细胞血型研究成果的应用

红细胞血型学的研究,对生命科学的发展有着无可估量的意义。1901 年,ABO 血型系统的发现,为安全输血提供了基础,也成为免疫血液学和免疫遗传学历史的里程碑。血型成果的临床应用,使受血者能在输血前开展各类输血前的血型免疫学检查,确保了输血治疗的安全和有效。同样,也可对怀疑有因血型不合产生胎母免疫的孕妇，开展产前血型免疫学检查，确保了胎儿的健康成长。红细胞血型研究成果的应用，除了导致输血医学的发展外，同时也为临床医学、遗传学、麻醉学、病理学、法医学、人类学、犯罪学等学科的发展，做出了重大贡献。

二、人类白细胞血型系统

人类白细胞抗原系统的研究不仅使器官移植和造血干细胞移植成为一项有效的治疗手段，而且给基础免疫学带来了突破性进展。人类白细胞抗原（HLA）系统即人类主要组织相容性抗原系统，它受控于**主要组织相容性复合物（major histocompatibility complex，MHC）**。主要组织相容性复合物是表达白细胞抗原的基因群，其功能重要而且结构复杂，是免疫学研究关注的热点。

1956年，Gorer等创建补体依赖的淋巴细胞毒试验检测小鼠的同种抗体；1964年，Terasaki等将此方法改良，并将这一技术微量化，建立了**微量淋巴细胞毒试验（microlymphocytotoxicity）**，后成为国际通用的标准技术。随着分子生物学技术的发展，HLA的研究重点也转向分子生物学领域。HLA的应用已扩展到基础医学、临床医学、输血医学、预防医学、法医学和社会医学等领域。

三、血小板血型系统

血小板抗原是指用同种免疫抗体检测出的血小板表面抗原。根据抗原的分布情况，通常分为两大类。一类是与其他细胞或组织共有的抗原，称为血小板相关抗原；另一类为血小板本身特有的特异性抗原。相关抗原主要与红细胞的ABO血型系统以及人类白细胞（HLA）的Ⅰ类抗原；特异性抗原由血小板特有的抗原决定簇组成，表现血小板独特的遗传多态性。

血小板抗原在临床疾病和输血治疗上具有重要作用，而且在各种血型的研究、法医学方面都有重要作用。

四、血液成分制备及保存

将采集出来的全血，用物理方法分离成体积小、纯度高、临床疗效好、不良反应少的单一血液成分如红细胞、血小板、血浆等的技术可称为血液成分制备。血液的各种生理功能是通过组成它的各种成分的功能来体现的。通过血液成分制备使红细胞、白细胞、血小板、血浆、冷沉淀等成为单一的成分，分别在其最佳保存状态保存，输给患者可发挥其应有的生理功能。

五、临床输血及输血不良反应

血液成分分离技术的改进，各种安全、有效的血液成分制品相继在临床应用。

成分输血是临床输血的主要形式。各种血液成分(包括全血、红细胞、粒细胞、血小板、血浆、冷沉淀和各种血浆蛋白制品)均有自己的输注的原则、优缺点、适应证、禁忌证及其注意事项。诊断、处理及预防常见的输血不良反应。

（陈瑞明）

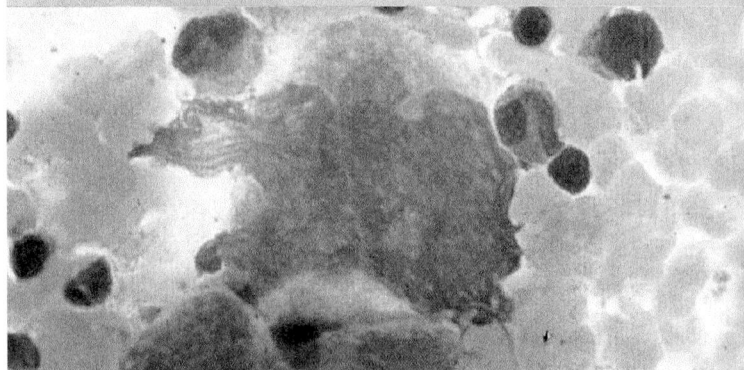

第三篇

自我测评

【自我评估】

一、最佳选择题

1. 人体最早的造血器官是_____。

   A. 肝脏　　　　　　B. 脾脏　　　　　　C. 卵黄囊　　　　　　D. 骨髓

   E. 胸腺

2. 出生后,人体主要的造血器官是_____。

   A. 肝脏　　　　　　B. 脾脏　　　　　　C. 卵黄囊　　　　　　D. 骨髓

   E. 淋巴结

3. 人体内具分化能力的最早的造血细胞是_____。

   A. 红系祖细胞　　　B. 造血干细胞　　　C. 粒系祖细胞　　　D. 巨核系祖细胞

   E. T淋巴系祖细胞

4. 下列哪项不是造血干细胞的特点_____。

   A. 造血干细胞在骨髓中仅约占有核细胞的0.1%～0.5%

   B. 在分化后自身的数量和特征保持不变

   C. 全部是以对称性有丝分裂方式进行增殖

   D. 缺乏形态特征,难以辨认

   E. 能够分化为髓系和淋巴系祖细胞

5. 多系集落刺激因子是指_____。

   A. CSF-G　　　　　B. EPO　　　　　　C. IL-3　　　　　　D. IL-11

   E. CSF-M

6. BFU-E是指_____。

   A. 粒系集落形成单位　　　　　　　　B. 爆式红系集落形成单位

   C. 巨核系集落形成单位　　　　　　　D. 淋巴系集落形成单位

   E. 单核系集落形成单位

7. 关于造血祖细胞不正确的是_____。

    A. 由造血干细胞分化而来

    B. 失去了自我更新能力的过渡性增殖性细胞群

    C. 过去称为定向干细胞

    D. 多向祖细胞可进一步分化为单向祖细胞

    E. 造血祖细胞镜下可见

8. 下列血细胞发育过程的一般规律描述正确的是_____。

    A. 细胞体积由小变大   B. 核浆比例由大到小

    C. 核染色质结构紧密粗糙到疏松细致   D. 核仁由无到有

    E. 胞质颗粒从有到无

9. 胞体直径12~20 μm,呈圆或椭圆形,胞核大,位于中央或偏位,核染色质开始聚集。核仁可见或消失,胞质量较多,呈淡蓝、蓝或深蓝色。浆内含大小,形态或多少不一的紫红色非特异性天青胺蓝颗粒。POX染色阳性。这是_____细胞。

    A. 原粒细胞   B. 早幼粒细胞   C. 中幼粒细胞   D. 幼淋细胞

    E. 幼单细胞

10. 原始红细胞的特征是_____。

    A. 核染色质呈较粗粒状,不太均匀,着色较深,在核膜及核仁周围较浓,胞质深蓝色,浓稠,不均匀的油画蓝感,核周淡染。胞质常有伪足,核仁1~3个

    B. 核染色质呈细致颗粒状排列,均匀,胞质淡蓝色着色较均匀,浅淡,如水彩画感,核仁2~5个

    C. 核染色质呈粗颗粒状,排列紧密,分布不均匀,有明显厚实感,核膜清楚,胞质呈亮蓝色,量少,仅环于核周,核仁1~2个

    D. 核染色质呈纤细网状,有起伏不平感。薄而无厚实感,核膜不清楚,胞质灰蓝色似毛玻璃状,边缘轮廓不清,量较多,核仁1个

    E. 核染色质呈深紫褐色或浓紫红色,粗大网状,排列紧密,可见核仁2~3个,染淡蓝色,且不清晰,胞质量少,不均匀,染深蓝色,核周淡染,边缘不规则,常有泡状突起

11. 胞体直径12~20 μm,圆或椭圆形。胞核大,核染色质较原粒粗糙,核仁可见或消失。胞质量较多,呈淡蓝、蓝或深蓝色,浆内含紫红色非特异性的天青胺蓝颗粒,符合上述特征的细胞是_____。

    A. 原粒   B. 早幼粒   C. 中幼粒   D. 晚幼粒

    E. 杆状核

12. 区别中幼,晚幼,杆状核粒细胞时,最重要的标志是_____。
    A. 胞体直径的大小   B. 核染色质粗细情况
    C. 细胞核的凹陷程度   D. 胞质中颗粒的多少
    E. 核浆比的大小

13. 粒系早幼阶段的主要标志是_____。
    A. 胞体直径大   B. 核大偏位
    C. 染色质较细致   D. 胞质中含多量的非特异性颗粒
    E. 可见核仁

14. 下列不具有有丝分裂能力的细胞是_____。
    A. 早幼红   B. 早幼粒   C. 中幼红   D. 中幼粒
    E. 晚幼粒

15. 临床上首选的骨髓穿刺部位是_____。
    A. 髂骨前上棘   B. 胸骨   C. 胫骨头内侧   D. 髂骨后上棘
    E. 腰椎棘突

16. 骨髓取材满意的指标中不包括_____。
    A. 抽出的骨髓液中有较多的骨髓小粒
    B. 抽吸骨髓液时患者有特殊的痛感
    C. 找到成骨细胞
    D. 中性杆状核粒细胞数量较中性分叶核粒细胞少
    E. 抽出的骨髓液中有较多的脂肪滴

17. 下列不是正常骨髓象特点的是_____。
    A. 有核细胞增生活跃
    B. 粒红比例约为 2:1 ~ 4:1
    C. 红系约占有核细胞的 40%
    D. 1.5 cm×3.0 cm 的骨髓膜中巨核细胞数量约为 7 ~ 35 个
    E. 原始粒细胞不超过 1%

18. 下列关于骨髓涂片检查不正确的是_____。
    A. 注意观察涂片的边缘、尾部、骨髓小粒周围,有无体积较大或成堆分布的异常细胞
    B. 油镜下分类计数有核细胞

C. 介于两个阶段之间的细胞,应按成熟方向的下一阶段计算

D. 如介于浆细胞与幼稚红细胞之间的细胞,可归于浆细胞

E. 原始细胞难以鉴别可做相应的细胞化学染色协助区别

19. 下列不属骨髓稀释的标志是_____。

A. 未见到骨髓小粒和脂肪滴

B. 骨髓有核细胞增生低下或极度低下

C. 杆状核粒细胞比例小于分叶核粒细胞

D. 镜下见到非造血细胞

E. 涂片中以成熟粒细胞和淋巴细胞为主

20. 骨髓象检查的报告单内容不包括_____。

A. 有核细胞增生程度   B. 粒红比

C. 各系统细胞比例和改变   D. 其他血细胞改变

E. 染色体检查的结果

21. 骨髓象检查的粒红比是指_____。

A. 中性粒细胞和红细胞的比值   B. 粒细胞和红细胞的比值

C. 粒细胞和有核红细胞的比值   D. 粒细胞和成熟红细胞的比值

E. 粒细胞和异常红细胞的比值

22. 不是髓外造血的临床表现的特点是_____。

A. 贫血   B. 出血   C. 淋巴结肿大   D. 肝脾肿大

E. 外周血出现幼稚粒细胞及红细胞

23. 临床上用于鉴别急性淋巴细胞白血病和急性非淋巴细胞白血病,常用的细胞化学染色是_____。

A. PAS 染色   B. POX 染色   C. NAP 染色   D. 铁染色

E. 非特异性酯酶染色

24. 下列情况下均可出现 NAP 积分升高,但除外_____。

A. 再生障碍性贫血   B. 细菌性感染

C. 病毒性感染   D. 急性淋巴细胞白血病

E. 骨髓纤维化

25. 下列组合不正确的是_____。

A. PAS 染色——毛细胞性白血病呈强阳性

B. POX 染色——急性早幼粒细胞白血病呈强阳性

C. NAP 染色——慢粒积分明显下降

D. AS – DCE 染色——急淋呈阴性

E. α – NAE 染色——急粒呈阳性,被 NaF 抑制

26. 作骨髓检查不能确诊的疾病是_____。

    A. 白血病   B. 再生障碍性贫血

    C. 巨幼细胞贫血   D. 溶血性贫血

    E. 恶性组织细胞病

27. 红细胞膜上的阴离子通道是_____。

    A. 收缩蛋白   B. 带 3 蛋白   C. 带 4 蛋白   D. 钠钾泵

    E. 钙泵

28. 成熟红细胞的主要生命活动能量来源是_____。

    A. 糖醛酸途径   B. 脂肪酸 β 氧化

    C. 糖的有氧氧化   D. 糖酵解

    E. 磷酸戊糖途径

29. 红细胞对抗氧化性损伤的主要物质是_____。

    A. G – 6PD   B. NADPH   C. 2,3 – DPG   D. GSH

    E. PK

30. 在生理条件下合成血红素的限速步骤是合成_____。

    A. 胆色素原   B. 线状四吡咯

    C. 原卟啉IX   D. 尿卟啉原III

    E. δ-氨基-γ-酮戊酸的合成

31. 合成血红素原料主要是_____。

    A. Fe^{3+} +甘氨酸+琥珀酸   B. 乙酰 CoA

    C. 琥珀酰 CoA + 甘氨酸 + Fe^{2+} D. 琥珀酸 + 甘氨酸 + Fe^{2+}

    E. 葡萄糖

32. 成人主要的血红蛋白 HbA 肽链的组成是_____。

    A. $\zeta2/\varepsilon2$ B. $\alpha2/\gamma2$ C. $\alpha2/\beta2$ D. $\alpha2/\delta2$

E. α2/ε2

33. 红细胞中 2,3 – DPG 的作用是_____。
    A. 2,3 – DPG 与 Hb 的两条 β 链成盐键,有利于氧的释放
    B. 2,3 – DPG 抑制糖酵解
    C. 2,3 – DPG 使血红蛋白与氧的亲和力增加
    D. 2,3 – DPG 使红细胞形状改变
    E. 2,3 – DPG 使红细胞内 ATP 的生成增加

34. 在体内,水解纤维蛋白形成后的酶是_____。
    A. 凝血酶　　　　　　　　　　B. 脂蛋白脂肪酶
    C. 磷酸酶　　　　　　　　　　D. 纤溶酶
    E. 蛋白激酶

35. 维生素 K 参与凝血过程的生化作用机制是_____。
    A. 促进因子Ⅻ活化
    B. 使因子Ⅱ、Ⅶ、Ⅸ、Ⅹ分子中谷氨酸残基的 γ–碳原子羧化
    C. 促进凝血酶原激活物的形成
    D. 促进纤维蛋白原转变为纤维蛋白单体
    E. 促进因子Ⅲ释放

36. 凝血因子Ⅷ在凝血过程中的作用是_____。
    A. 水解因子Ⅹ　　　　　　　　B. 反应加速剂
    C. 抑制因子Ⅹ的抗活化物　　　D. 与纤维蛋白原结合
    E. 促进因子Ⅲ释放

37. 凝血酶原激活物是_____。
    A. $Ⅹa – Ca^{2+} – Ⅴa$　　　　　　B. $Ⅸa – Ca^{2+} – Ⅶ$
    C. $Ⅶa – Ca^{2+} – Ⅲ$　　　　　　D. $Ⅲ – Ca^{2+} – Ⅴa$
    E. $Ⅶa – Ca^{2+} – Ⅴa$

38. 临床上切除甲状腺时,常出现出血倾向是因为_____。
    A. 凝血因子减少
    B. 纤维蛋白溶酶原激活物释放增加
    C. 血钙降低
    D. 纤维蛋白原减少

E. 纤溶酶释放增加

39. 食物中的铁被吸收后,运输形式是_____。
    A. Fe^{2+}
    B. Fe^{3+}
    C. Fe^{2+}-运铁蛋白
    D. Fe^{3+}-运铁蛋白
    E. Fe^{3+}-清蛋白

40. 体内的铁主要分布在_____。
    A. 血红蛋白
    B. 铁蛋白及含铁血黄素(储存铁)
    C. 肌红蛋白
    D. 运铁蛋白
    E. 其他组织中铁(各种酶)

41. 纤维蛋白原是一种纤维状蛋白,它的分子结构特点是_____。
    A. 三条多肽链聚合体
    B. 三对多肽链聚合体
    C. 二条多肽链
    D. 单链
    E. 单链与辅基构成

42. ALA 合成酶的辅酶是_____。
    A. B2
    B. 磷酸吡哆醛
    C. 生物素
    D. NAD^+
    E. FAD

43. 血红素的合成部位是在造血器官细胞的_____。
    A. 线粒体内   B. 胞质内   C. 内质网   D. 微粒体
    E. 线粒体与胞质

44. 凝血因子中唯一化学本质不是蛋白质的因子是_____。
    A. Ⅱ因子   B. Ⅳ因子   C. Ⅴ因子   D. Ⅵ因子
    E. Ⅶ因子

45. 血浆凝血活酶的组成是_____。
    A. Ⅹ. Ⅴ. Ca^{2+}. PF3
    B. Ⅶ. Ⅲ. Ⅹ. Ⅴ. Ca^{2+}. PF3
    C. Ⅹa. Ⅴa. Ca^{2+}. PF3
    D. Ⅻ. Ⅺ. ⅩⅢ. Ⅸ. Ⅷ. Ⅹ. Ⅴ. Ca^{2+}. PF3
    E. Ⅶa. Ⅲa. Ⅹa. Ⅴa. Ca^{2+}. PF3

46. 凝血过程中起加速(催化)作用的因子是_____。

A. 钙离子　　　　　　　　　B. 组织凝血活酶
C. 因子 X　　　　　　　　　D. 接触因子
E. 凝血酶

47. 下列不含铁的蛋白质是_____。
    A. 细胞色素 P450　　　　　B. 细胞色素 C
    C. 肌红蛋白　　　　　　　D. 球蛋白
    E. 过氧化酶

48. 成熟红细胞内磷酸戊糖途径所生成的 NADPH 最主要的生理功能是_____。
    A. 合成膜上胆固醇　　　　B. 促进脂肪合成
    C. 提供能量　　　　　　　D. 使 $MHb(Fe^{3+})$ 还原
    E. 维持还原型谷胱甘肽(GSH)的正常水平

49. 下列关于铜蓝蛋白的描述错误的是_____。
    A. 含铜的氧化酶　　　　　B. 分子中的铜可与肠道吸收铜交换
    C. 使血浆中 Fe^{2+} 变 Fe^{3+}　　D. 在分子氧存在时呈蓝色
    E. 和体内铁的运输和动员有关

50. 下列细胞中诊断霍奇金淋巴瘤最重要的是_____。
    A. 曲核细胞　　　　　　　B. 多形性肉瘤样细胞
    C. 双核,多核的 R-S 细胞　D. 免疫母细胞
    E. 嗜酸性白细胞

51. 急性粒细胞性白血病时,白血病细胞在骨髓外浸润,聚集成肿块,称为_____。
    A. 棕色瘤　　B. 黄色瘤　　C. 绿色瘤　　D. 黑色素瘤
    E. 淋巴瘤

52. 不符合 Burkitt 淋巴瘤的特点的是_____。
    A. 患者血内 EB 病毒抗体滴度多无改变
    B. 瘤细胞形态较为单一,瘤细胞弥漫分布
    C. 瘤细胞间散在巨噬细胞(胞质丰富)
    D. 此瘤最初发现于非洲
    E. 一般不累及周围淋巴结

53. 急性粒细胞性白血病时白血病细胞在肝内的浸润部位是_____。

A. 肝被膜下　　　　　　　　　　B. 集中在小叶中央

C. 集中在汇管区　　　　　　　　D. 沿肝窦在肝小叶内

E. 围绕在小叶下静脉周围

54. 有 Ph' 标记染色体的主要是_____。

A. 急性粒细胞性白血病　　　　　B. 慢性粒细胞性白血病

C. 急性淋巴细胞性白血病　　　　D. 单核细胞性白血病

E. 慢性淋巴细胞性白血病

55. 下列表述不正确的是_____。

A. 滤泡性淋巴瘤在我国约占非霍奇金淋巴瘤的 10%

B. 肿瘤性滤泡主要由中心细胞和中心母细胞组成

C. Bcl－2 蛋白是区别反应性增生的滤泡和滤泡性淋巴瘤的肿瘤性滤泡的有用标记

D. 滤泡性淋巴瘤肿瘤细胞有 t(14;18) 易位

E. 滤泡性淋巴瘤是惰性的,很少转化为高度侵袭性弥漫性大 B 细胞淋巴瘤

56. 霍奇金病患者,体检:T38.5℃,左侧颈部及右侧腋下淋巴结肿大,两侧腹股沟淋巴结肿大,肝脾肋下未及,胸部 X 线检查无异常发现,该病例临床分期属于_____。

A. Ⅱ期 A　　　　B. Ⅱ期 B　　　　C. Ⅲ期 A　　　　D. Ⅲ期 B

E. Ⅳ期 B

57. 下列有关慢性髓性白血病的表述错误的是_____。

A. 骨髓增生极度活跃,粒细胞系增生为主

B. 骨髓中增生的粒系细胞主要是幼稚细胞

C. 90% 有细胞遗传学改变

D. 可出现母细胞危象

E. 患者多为成年人

58. 下列哪项不符合骨髓异常增生综合征_____。

A. 骨髓增生活跃,同时还表现为细胞凋亡增加

B. 骨髓活检中红系表现为原始红细胞增多,成熟障碍,即可找到同期原红细胞岛

C. 有的患者都有细胞遗传学改变

D. 骨髓活检中巨核细胞增多,多见小巨核细胞。

E. 骨髓活检中粒系表现为原始及早幼粒细胞增多及分布位置异常——即骨髓中见到未成熟前体细胞位置异常(ALIP)

59. 骨髓异常增生综合征的特点是_____。
   A. 是一种难治性血细胞量,质异常的恶性克隆性造血干细胞病
   B. 恶性克隆不能造血
   C. 骨髓中细胞凋亡减少
   D. 很少转化为急性急性髓细胞性白血病
   E. 骨髓增生活跃,外周血全血细胞也增多

60. 男性,17岁,发热,皮肤瘀点牙龈出血10天就诊,化验:Hb70 g/L,WBC 2.2×10⁹/L,BPC 31×10⁹/L,分类 N 0.7(70%),L 25%,M 5%。骨髓涂片增生明显活跃,原始细胞 32%,早幼粒细胞 18%,最可能的诊断是_____。
   A. MDS   B. 急性再障
   C. 急性白血性白血病   D. 急性非白血性白血病
   E. 类白血病反应

61. 下列不符合再生障碍性贫血特点的是_____。
   A. 是多种病因引起的骨髓造血功能衰竭
   B. 临床上表现为全血细胞减少
   C. 骨髓中造血干细胞受到损伤而骨髓微环境一直保持正常
   D. 骨髓中造血组织减少
   E. 骨髓中可见增生病灶

62. 下列不是变异型的 R-S 细胞的是_____。
   A. 陷窝细胞   B. 泡沫细胞
   C. 镜影细胞   D. 爆米花细胞
   E. 免疫母细胞

63. 对红细胞缗钱状聚集作用最强的物质是_____。
   A. 清蛋白   B. 纤维蛋白原
   C. α球蛋白   D. β球蛋白
   E. 胆固醇

64. 患者,男,40岁,因乏力、头晕就诊。实验室全血细胞检查:RBC 3.2×10¹²/L,Hb 94 g/L,WBC 3.8×10⁹/L,PLT 90×10⁹/L,RDW 16%。临床常用于判断贫血程度的指标是_____。
   A. RBC   B. HGB   C. WBC   D. PLT
   E. RDW

65. 巨幼细胞贫血符合_____。
    A. RDW 正常,MCV 正常   B. RDW 增高,MCV 减低
    C. RDW 增高,MCV 增高   D. RDW 正常,MCV 增高
    E. RDW 正常,MCV 减低

66. 女性,30 岁,妊娠 32 周,平时有偏食习惯。近因头昏乏力就诊,化验:RBC 1.6×10^{12}/L,Hb 62 g/L,MCV 130 fl(130 μm³),中性粒细胞有分叶过多现象,疑为巨幼细胞性贫血。最有诊断意义的是_____。
    A. RBC 数减少比 Hb 下降明显
    B. MCV,MCH 增高
    C. 周围血全血细胞减少伴中性粒细胞分叶过多
    D. 胃酸分泌量减少
    E. 骨髓幼红细胞巨幼样变

67. 关于红细胞平均值,下列正确的是_____。
    A. MCV 小于正常,则 MCH、MCHC 必小于正常
    B. 如 MCV 和 MCH 均大于正常,则 MCHC 必大于正常
    C. MCV、MCH、MCHC 三者之间无联系
    D. 红细胞平均值正常,提示红细胞形态肯定正常
    E. 贫血患者虽有明显的红细胞异常,但其平均值可在正常范围内

68. 男性,15 岁,主述咽部疼痛、吞咽困难。体温 39℃。检查见咽部明显充血,扁桃体红肿,颌下淋巴结肿大、压痛。血象检查:白细胞 28×10^9/L,中性粒细胞占 0.86(杆状核细胞为 0.08),伴有中毒颗粒、空泡。根据以上资料,下列解释正确的是_____。
    A. 感染轻,抵抗力强   B. 感染轻,抵抗力差
    C. 中度感染,抵抗力差   D. 感染严重,抵抗力强,预后好
    E. 感染严重,抵抗力差,预后差

69. 最能真实反映骨髓造血功能的指标是_____。
    A. 红细胞计数   B. 红细胞体积分布宽度
    C. 网织红细胞相对值   D. 网织红细胞绝对值
    E. 网织红细胞校正指数

70. 以下关于网织红细胞的叙述正确的是_____。

A. 急性失血后 1 天,网织红细胞达高峰

B. 增生性贫血愈严重,网织红细胞增高愈明显

C. 流式细胞仪测定法,HFR 代表成熟网织红细胞

D. 再生障碍性贫血患者 Ret 往往 $> 15 \times 10^9$/L

E. 增生性贫血治疗后,网织红细胞在红细胞数恢复之后增高

71. 在疾病进展期出现中性粒细胞核右移现象,常提示_____。

A. 预后不良　　　　　　　　　　　　B. 预后良好

C. 机体抵抗力强　　　　　　　　　　D. 骨髓造血功能旺盛

E. 白细胞计数总数增高

72. 传染性单核细胞增多症患者外周血可见异常_____。

A. 红细胞　　　　B. 淋巴细胞　　　　C. 单核细胞　　　　D. 中性粒细胞

E. 浆细胞

73. 女性患者,19 岁,面色苍白,乏力、食欲差。实验室全血细胞检查:RBC 3.1 × 10^{12}/L,Hb 90 g/L,WBC 4.3 × 10^9/L,PLT 160 × 10^9/L,RDW 19% ,血涂片检查见成熟红细胞呈小细胞低色素改变,则该患者最可能患_____。

A. 白血病　　　　B. 再生障碍性贫血　　C. 缺铁性贫血　　　D. 急性溶血性贫血

E. 恶性贫血

74. 男性,50 岁,确诊为缺铁性贫血给予铁剂治疗。Hb 上升达 135 g/L。为补充体内应有的铁储存量,需继续给予小剂量铁剂。最能反映体内贮存铁的实验室检查是_____。

A. 血清铁　　　　　　　　　　　　　B. 血清总铁结合力

C. 血清铁蛋白　　　　　　　　　　　D. 骨髓内铁粒幼细胞计数

E. 红细胞内游离原卟啉测定

75. 男性,50 岁。5 年前因胃癌行全胃切除术。近 1 年来渐感头晕,乏力,活动后心慌、气急来诊。实验室检查:红细胞数 1.5 × 10^{12}/L,血红蛋白 55 g/L,白细胞数 3.2 × 10^9/L,血小板数 65 × 10^9/L,网织红细胞 0.001(0.10%) ,MCV 129 fl(129 μm^3) ,MCH 36 pg,MCHC 34% 。最可能的诊断是_____。

A. 缺铁性贫血　　　　　　　　　　　B. 巨幼细胞性贫血

C. 再生障碍性贫血　　　　　　　　　D. 溶血性贫血

E. 骨髓病性贫血

76. 有利于血管内溶血的实验室诊断是_____。
    A. 尿中尿胆原增高　　　　　　　　B. 血液间接胆红素增高
    C. 血液游离血红蛋白增高　　　　　D. 外周血网织红细胞计数增高
    E. 骨髓有核细胞增生活跃

77. 下列符合血管外溶血的实验室指标是_____。
    A. 血浆中出现高铁血红素　　　　　B. 血浆血红素结合蛋白下降
    C. 尿中含铁血黄素试验阴性　　　　D. 尿中出现游离血红蛋白
    E. 血浆游离血红蛋白增高

78. 溶血性贫血在溶血发作期,外周血网织红细胞计数一般是_____。
    A. 0.5%　　　　B. 1.5%　　　　C. 2%　　　　D. 2% ~4%
    E. >5%

79. 诊断阵发性睡眠性血红蛋白尿的确诊实验室检查是_____。
    A. Coombs 试验　　B. Ham 试验　　C. 酸溶血试验　　D. 脆性试验
    E. 自身溶血试验

80. 女性,12 岁,反复巩膜黄染 6 年来就诊,体检:巩膜轻度黄染,肝肋下 1 cm,脾肋下 3 cm,化验:Hb 90 g/L,WBC 及 BPC 正常,网织红细胞0.112(11.2%),总胆红素 34 μmol/L,间接胆红素 28 μmol/L,HBsAg(+)。Coombs 试验(-),红细胞渗透脆性增加,最可能诊断是_____。
    A. 先天性非溶血性黄疸　　　　　　B. 遗传性球形红细胞增多症
    C. 自身免疫性溶血性贫血　　　　　D. 海洋性贫血
    E. 慢性肝病性贫血

81. 属于获得性红细胞膜缺陷的疾病是_____。
    A. PNH　　　　　　　　　　　　　B. β-海洋性贫血
    C. α-海洋性贫血　　　　　　　　　D. 再生障碍性贫血
    E. 巨幼细胞性贫血

82. 口服抗凝药物治疗时常需监测的实验室指标是_____。
    A. APTT　　　　B. PT　　　　C. TT　　　　D. 纤维蛋白
    E. FDP

83. 环磷酰胺属于抗肿瘤药物中的_____。

A. 烷化剂、细胞周期特异性药物   B. 抗代谢药、细胞周期特异性药物
C. 烷化剂、细胞周期非特异性药物   D. 抗代谢药、细胞周期非特异性药物
E. 以上均不正确

84. 属于长春新碱的突出不良反应的是_____。
   A. 骨髓抑制   B. 肝功能损害
   C. 胃肠道反应   D. 神经毒性
   E. 心脏毒性

85. 不是肝素应用禁忌证的是_____。
   A. 脑外科手术   B. 活动性结核并发空洞者
   C. 细菌性心内膜炎   D. 急性心肌梗死
   E. 脑溢血

86. 常是急性单核细胞白血病较特异的浸润表现的是_____。
   A. 脑膜浸润   B. 脾肿大
   C. 皮肤浸润   D. 淋巴结肿大
   E. 以上均不正确

87. 不是慢性粒细胞白血病的典型临床表现的是_____。
   A. 白细胞增高
   B. 中性粒细胞碱性磷酸酶积分显著减少
   C. 巨脾
   D. t(9;21)染色体
   E. BCR/ABL 融合基因

88. 急性红白血病属于 FAB 分型中的_____。
   A. M_3 B. M_4 C. M_5 D. M_6
   E. M_7

89. 急性粒细胞白血病(M_1型)时存在_____。
   A. ph1 染色体阳性   B. 粒系细胞可见白血病裂孔现象
   C. 是白血病中并发 DIC 最常见的类型   D. 中性粒细胞碱性磷酸酶活性增高
   E. 过氧化物酶染色阴性

90. 目前诊断急性早幼粒细胞必须存在的染色体异常是_____。

A. t(11;17)   B. t(5;17)   C. t(15;17)   D. t(11;14)

E. t(8;14)

91. 女性,18 岁,发热咽痛,鼻黏膜出血 10 天,浅表淋巴结和肝脾肿大胸骨压痛(＋),右下肢皮肤可见 3 cm ×3 cm 大小肿块,质硬,Hb 86 g/L,WBC 2 ×10^9/L,BPC 20 ×10^9/L,骨髓检查：增生极度活跃,原始细胞80%,部分原始细胞质中可见 Auer 小体,原始细胞过氧化物酶染色弱阳性,PAS 染色胞质淡红色,胞浆边缘有细小的阳性颗粒,α-醋酸萘酚非特异性酯酶染色阳性,能被氟化钠抑制,应诊断为_____。

    A. 急性粒细胞白血病   B. 急性早幼粒细胞白血病

    C. 急性单核细胞白血病   D. 急性红白血病

    E. 急淋

92. 男性,40 岁,因发热就诊,查血 Hb90 g/L,WBC 25 ×10^9/L,白细胞分类：中性中幼粒 10%,中性晚幼粒 10%,中性杆状核 30%,中性分叶核 30%,嗜碱性分叶核 2%,淋巴细胞 10%,单核细胞 3%,BPC 95 ×10^9/L,AKP 积分为 0 分,该病例最可能诊断是_____。

    A. 严重细菌感染   B. 严重病毒感染   C. 类白血病反应   D. 慢粒

    E. 急性白血病

93. 男性,70 岁,低热,乏力,消瘦半年,两侧颈部可触及数个蚕豆大小淋巴结,质中,脾肋下 3 cm,Hb 130 g/L,WBC 98 ×10^9/L,分类：中性 12%,淋巴88%,BPC11.2 ×10^9/L,血尿酸 7 mg/dl,骨髓象：增生明显活跃,幼淋 2%,淋巴 80%,应诊断为_____。

    A. 急粒   B. 急淋   C. 急单   D. 慢粒

    E. 慢淋

94. 男性,22 岁,头昏乏力,鼻黏膜及牙龈出血 1 周来诊。化验；Hb85 g/L,WBC42 ×10^9/L,BPC23 ×10^9/L,外周血片中有成熟细胞,骨髓涂片增生极度活跃。原始细胞50%,早幼粒细胞21%,POX 强阳性,NAP(—),NSE 部分呈阳性反应,不被 NaF抑制,确诊为急性非淋巴细胞白血病,FAB 分型是_____。

    A. M$_1$ B. M$_2$ C. M$_3$ D. M$_4$

    E. M$_5$

95. 急性非淋巴细胞白血病首选的化疗方案是_____。

    A. VDP   B. HA   C. VDCP   D. VDLP

    E. DA

96. 不是预防急性白血病治疗时发生尿酸性肾病的措施是_____。
    A. 大量补液　　　　　　　　　　B. 静滴碳酸氢钠
    C. 口服别嘌呤醇　　　　　　　　D. 口服保肾康
    E. 以上均正确

97. 常表现稽留热的疾病是_____。
    A. 伤寒　　　　　　　　　　　　B. 败血症
    C. 急性肾盂肾炎　　　　　　　　D. 肺结核
    E. 细菌性心内膜炎

98. 不是内源性致热原的细胞因子是_____。
    A. 白细胞介素-1　　　　　　　　B. 白介素-6
    C. 白介素-11　　　　　　　　　 D. 肿瘤坏死因子
    E. 干扰素-α

99. 一般不应用于急性淋巴细胞白血病的诱导期治疗的药物是_____。
    A. 柔红霉素　　B. 米托蒽醌　　C. 长春新碱　　　　D. 长春地新
    E. 阿糖胞苷

100. 从红细胞形态上,常需与缺铁性贫血进行鉴别的是_____。
    A. 再生障碍性贫血　　　　　　　B. 自身免疫性溶血性贫血
    C. 铁粒幼细胞性贫血　　　　　　D. 巨幼红细胞性贫血
    E. 肾性贫血

101. 血友病甲型、乙型,分别缺乏的凝血因子是_____。
    A. Ⅳ、Ⅷ　　　　B. Ⅲ、Ⅴ　　　　C. Ⅷ、Ⅺ　　　　　D. Ⅷ、Ⅸ
    E. Ⅺ、Ⅸ

102. 凝血功能障碍所致出血的实验室筛选试验,其主要阳性结果可以是_____。
    A. 血小板减少,出血时间延长,束臂试验(+)
    B. 血小板减少,凝血时间延长,血块退缩时间延长
    C. 血小板减少,束臂试验(+),凝血酶原时间延长
    D. 血小板减少,束臂试验(+),凝血时间延长
    E. 凝血时间、凝血酶原时间、凝血酶时间及白陶土部分凝血活酶时间延长

103. 血浆凝血酶原时间明显延长时缺乏的凝血因子最可能是_____。

A. Ⅰ、Ⅱ、Ⅴ、Ⅶ、Ⅷ   B. Ⅰ、Ⅱ、Ⅴ、Ⅶ、Ⅸ

C. Ⅰ、Ⅱ、Ⅴ、Ⅶ、Ⅹ   D. Ⅰ、Ⅱ、Ⅴ、Ⅶ、Ⅻ

E. Ⅰ、Ⅱ、Ⅴ、Ⅶ、ⅩⅢ

104. 为鉴别是由于 FⅩ还是 FⅦ缺陷引起的 PT 延长,可选用的检查是_____。

     A. RT   B. SCT

     C. RVVT   D. 阿司匹林耐量试验

     E. STGT 及其纠正试验

105. 男性,5 岁,无明显诱因出现右膝关节巨大血肿,伴剧烈疼痛与功能障碍,患孩外祖父有类似病史,对患儿进行实验室检查,最不可能出现的结果是_____。

     A. CT 延长   B. 单独 PT 延长   C. APTT 延长   D. 复钙时间延长

     E. 凝血活酶生成不佳,不能被正常人血清纠正

106. 抑制凝血酶活性最主要的物质是_____。

     A. PL   B. APL   C. AT－Ⅲ   D. APC

     E. HCⅡ

107. 蛋白 C 系统包括_____。

     A. 蛋白 C 和蛋白 S

     B. 蛋白 C 和血栓调节蛋白

     C. 蛋白 C、血栓调节蛋白和蛋白 S

     D. 蛋白 C、血栓调节蛋白、蛋白 S 和内皮细胞蛋白 C 受体

     E. 蛋白 C、蛋白 S 和内皮细胞蛋白 C 受体

108. 不属于内源性凝血途径的凝血因子为_____。

     A. FⅨ   B. FⅧ   C. FⅫ   D. TF

     E. PK

109. 导致 DIC 的主要病因是_____。

     A. 妊高征   B. 腹泻   C. 败血症   D. 贫血

     E. 过敏反应

110. 属于致密颗粒内含物的是_____。

     A. ADP   B. PF4   C. β－TG   D. PS

     E. Fn

111. 可溶性纤维蛋白聚合物变为交联纤维蛋白需要_____。

    A. 凝血酶   B. 纤溶酶   C. 因子 X   D. 因子 XIII

    E. 纤溶酶原激活物

112. 正常的凝血和纤维蛋白溶解过程,下列正确的是_____。

    A. 始动因子XII的被激活,止于纤维蛋白降解产物的形成

    B. 因子IXa、V、PF3、Ca^{2+} 组成凝血活酶

    C. 凝血酶激活因子称为凝血酶的自我催化作用

    D. 纤维蛋白溶解酶的激活始于纤维蛋白的多聚体形成

    E. 外源性凝血过程第一阶段不需要 PF3 参与

113. 有一闭塞性脉管炎患者在门诊用具有抗凝作用的小复放治疗(内有新抗凝片),一个月后出现皮肤片状瘀斑,腰部疼痛,有深部肌肉血肿及肉眼血尿。入院后检查除有轻度贫血外,白细胞及血小板计数正常,肝功能正常,血小板功能检查正常。APTT 及 PT 均延长,纤维蛋白原200 mg/dl。3P(—),优球蛋白溶解时间 >120 min,引起出血的原因是_____。

    A. DIC   B. 血友病(甲型)

    C. 维生素 K 依赖凝血因子缺乏   D. 血小板功能缺陷病

    E. 原发性纤维蛋白溶解

114. 男性,24 岁,1 周前右膝关节不慎撞伤后,逐渐肿大,疼痛,过去有类似病史,也有小腿部肌肉血肿,但不严重,应选用的检查是_____。

    A. 凝血酶原时间   B. 出血时间

    C. 血小板计数   D. APTT 测定

    E. 凝血时间(试管法)

115. 女性,32 岁,2 年来下肢反复出现瘀点,间有鼻出血及牙龈出血来门诊检查。体检:下肢散在紫癜和瘀斑,肝脾不肿大,化验:Hb 110 g/L,WBC 5.1×10^9/L,BPC 35×10^9/L,骨髓涂片巨核细胞296 个/全片,其中颗粒型占90%,血小板减少发生机制是_____。

    A. 血小板生成减少   B. 血小板消耗过多

    C. 血小板释放减少   D. 血小板破坏过多

    E. 血小板分布异常

116. 女性,20 岁,反复出现下肢紫癜伴月经量增多 1 年,下列对原发性血小板减少性紫癜的诊断最有价值的是_____。

A. 多次血小板计数低于 $100 \times 10^9/L$

B. 脾不肿大

C. 骨髓巨核细胞数正常或增多伴成熟障碍

D. 血小板相关抗体阳性

E. 激素治疗有效

117. 女性,28 岁,反复下肢皮肤出血点 2 年,间有鼻出血及牙龈出血,实验室检查：BPC $52 \times 10^9/L$,拟诊为 ITP,对 ITP 有确诊价值的是_____。

　　A. 多次血小板计数低于 $100 \times 10^9/L$ 　　B. 出血时间延长,血块退缩不良

　　C. 骨髓巨核细胞数增多 　　D. 血小板相关抗体阳性

　　E. 放射性核素测定血小板寿命缩短

118. 以下不是凝血障碍导致出血性疾病的典型临床表现的是_____。

　　A. 皮肤大片瘀斑 　　B. 皮肤紫癜

　　C. 关节腔出血 　　D. 拔牙后出血不止

　　E. 肌肉血肿

119. 冷沉淀物不含有的凝血因子是_____。

　　A. 纤维蛋白原 　　B. 因子Ⅷ 　　C. vWF 　　D. 因子Ⅹ

　　E. 因子ⅩⅢ

120. 在严重肝病时很少缺乏的凝血因子是_____。

　　A. 因子Ⅱ 　　B. 因子Ⅴ 　　C. 因子Ⅶ 　　D. 因子Ⅷ

　　E. 因子Ⅸ

二、多项选择题

1. 有关慢淋,下列哪项是正确的(　　　)

　　A. 老年人发病率高 　　B. 淋巴结、肝、脾肿大

　　C. 可并发自身免疫性溶贫 　　D. 骨髓涂片中 >10%

2. Auer 小体可见于下列哪些疾病的特殊细胞中(　　　)

　　A. 急粒 　　B. 慢粒急变 　　C. 急单 　　D. 急淋

3. Fe^{2+} 在肠黏膜的吸收速度主要受下列哪些因素调节(　　　)

　　A. 体内铁的储存量 　　B. 幼红细胞生成速率

C. 摄食铁量的多少　　　　　　　　　　D. 性别

4. 正常人体内的储存铁的主要形式是(　　)
   A. 血红蛋白　　　　　　　　　　　　B. 铁蛋白
   C. 肌红蛋白　　　　　　　　　　　　D. 含铁血黄素

5. 血小板在止血过程中有以下作用(　　)
   A. 黏附、聚集、堵塞血管破口
   B. 释放 ADP 促使更多血小板凝集
   C. 释放血小板第 3 因子,参与血液的凝固
   D. 释放 FIX 参与凝血

6. ITP 的发病机理是(　　)
   A. 在抗体作用下,血小板被单核/巨噬细胞破坏增多增快
   B. 骨髓中巨核细胞数减少
   C. 抗体可抑制巨核细胞使成熟障碍
   D. 抗体直接溶解血小板

7. 下列组合哪项是正确的(　　)
   A. 过敏性紫癜—BT 延长　　　　　　B. 血友病甲—PT 延长
   C. ITP—凝血酶原消耗不良　　　　　D. 再障—CT 延长

8. 哪些检验结果不符合 DIC 的诊断(　　)
   A. BT 延长　　　　B. ELT 延长　　　　C. PT 延长　　　　D. FDP 减少

9. 下述 ITP 哪些是正确的(　　)
   A. 患本病的妊娠妇女往往分娩出血小板少的婴儿
   B. 将本病患者的血浆输给正常人会产生严重的血小板减少
   C. 抗血小板抗体(PAIgG)在本病患者的脾脏内产生
   D. 本病患者的血小板寿命缩短

10. ITP 可发生(　　)
    A. CT 延长　　　　　　　　　　　　B. BT 延长
    C. 血块收缩良好　　　　　　　　　　D. 骨髓巨核细胞增多

11. BT 延长见于(　　)

A. ITP   B. 血友病   C. vWD   D. 过敏性紫癜

12. 血小板在止凝血过程中的作用有(　　)
    A. 黏附作用
    B. 凝聚作用
    C. 与 FXa、Ca^{2+}、FVa 形成凝血活酶
    D. 与 FIXa、Ca^{2+}、FVIIIa 组成复合物激活 FX

13. 慢性 ITP 的特点是(　　)
    A. 出血症状轻,常为皮肤紫癜或月经过多
    B. 血小板凝集素部分阳性,血小板寿命约 12~24 h
    C. 反复发作,长达多年
    D. 儿童及青年多见

14. 关于 ITP 正确的是(　　)
    A. 急性型的方法首选脾切除
    B. 肾上腺类固醇对慢性型急性发作有效
    C. APTT 延长
    D. 血小板寿命缩短

15. 能引起继发性血小板减少性紫癜的疾病有(　　)
    A. 再障   B. 急性白血病
    C. PNH   D. 营养性巨幼细胞性贫血

16. 慢淋可有以下改变(　　)
    A. 皮肤可呈红皮病改变   B. 全身浅表淋巴结肿大
    C. 血中 80% 以上为小淋巴细胞   D. 抗人球蛋白试验可阳性

17. 血清铁降低可见于(　　)
    A. 缺铁贫   B. 慢性感染性贫血
    C. 慢性失血性贫血   D. 地中海贫血

18. 一患者的血小板计数是 $20 \times 10^9/L$,一张骨髓涂片中见到巨核细胞 25 个,该患者可能是(　　)
    A. 再障   B. ITP   C. 急性白血病   D. 脾亢

19. 再障的临床表现是(　　)
    A. 贫血　　　　　　　B. 感染　　　　　C. 出血　　　　　　D. 脾显著肿大

20. ITP 的实验室检查结果为(　　)
    A. BT 延长　　　　　　　　　　　B. 血块收缩不良
    C. 束臂试验阳性　　　　　　　　　D. 血浆中有抗血小板抗体

21. 诊断 ITP 正确的依据是(　　)
    A. 临床以出血症状为主,贫血与出血情况一致
    B. 血小板减少,BT 延长
    C. 毛细血管脆性试验阳性
    D. 骨髓增生活跃,巨核细胞数减少或缺乏

22. 血象中出现幼稚粒细胞的疾病有(　　)
    A. 类白反应　　　　　　　　　　　B. 急性白血病
    C. 骨纤　　　　　　　　　　　　　D. 骨髓转移癌

23. 血液凝固的阶段包括(　　)
    A. 凝血活酶(凝血活酶复合物)形成　　B. 凝血酶形成
    C. 纤维蛋白形成　　　　　　　　　　D. 纤维蛋白降解产物形成

24. 溶贫有下列情况(　　)
    A. 血清间接胆红素增高　　　　　　B. 凡登白反应直接阳性
    C. 尿中尿胆原增多　　　　　　　　D. 尿胆红素阳性

25. 下列哪些疾病为血管外溶血(　　)
    A. 珠蛋白生成障碍性贫血　　　　　B. 自身免疫性溶贫
    C. 遗传性球形红细胞增多症　　　　D. PNH

26. 血管内溶血的实验室所见正确的是(　　)
    A. 凡登白直接迅速反应　　　　　　B. 含铁血黄素尿
    C. 结合珠蛋白升高　　　　　　　　D. 血浆游离血红蛋白增加

27. 诊断溶血性疾病的必需条件是(　　)
    A. 红细胞寿命缩短,破坏增加　　　　B. 贫血
    C. 网织红细胞增高　　　　　　　　D. 血清胆红素增高

28. 急粒的原始粒细胞形态学特点为（　　　）
   - A. 核染色质细致网状，分布均匀
   - B. 核仁大，单个，明显突出
   - C. 胞浆中可有 Auer 小体
   - D. POX 染色呈阴性反应

29. 缺铁贫的实验室表现是（　　　）
   - A. 血清铁降低
   - B. 血涂片出现球形红细胞
   - C. 骨髓铁消失
   - D. 骨髓幼红细胞增生低下

30. 缺铁贫可出现（　　　）
   - A. 可见反甲
   - B. 血清总铁结合力下降
   - C. 骨髓铁染色（－）
   - D. MCV90（fl）

31. CT 延长见于（　　　）
   - A. 重型血友病
   - B. 严重 FⅦ缺乏症
   - C. 严重 Vit K 缺乏症
   - D. 低纤维蛋白血症

32. PT 延长见于（　　　）
   - A. 重型血友病
   - B. 阻塞性黄疸
   - C. FⅨ缺乏症
   - D. FV、X缺乏症

33. 非霍奇金淋巴瘤的临床特点是（　　　）
   - A. 结外淋巴组织原发病变多
   - B. 累及胃肠道较霍奇金病多见
   - C. 晚期可并发白血病
   - D. 可伴 Coombs 阳性溶贫

34. 血管内溶血的疾病有（　　　）
   - A. 微血管病性溶血
   - B. G－6－PD 缺乏症
   - C. PNH
   - D. 遗传性球形红细胞增多症

35. PNH 与 AA 鉴别要点是（　　　）
   - A. 可出现黄疸
   - B. 出血少见
   - C. 酸溶血试验阳性
   - D. 网织红细胞增高

36. 对确定是否有自身免疫性溶贫的实验室检查是（　　　）
   - A. 抗人球蛋白试验
   - B. 冷热溶血试验
   - C. 冷凝集素试验
   - D. 尿含铁血黄素试验

37. 能出现红细胞形态改变的溶血性贫血有(　　)
    A. 遗传性球形红细胞增多症　　　　　B. 自身免疫性溶贫
    C. 地中海贫血　　　　　　　　　　　D. 大面积烧伤所致贫血

38. 下列哪些实验所见有助于鉴别患者是铁缺乏还是 Vit B$_{12}$缺乏(　　)
    A. 血小板减少　　　　　　　　　　　B. 血小板增多
    C. 血清乳酸脱氢酶升高　　　　　　　D. 血尿素氮升高

39. 有关再障哪些是正确的(　　)
    A. 尿中红细胞生成素减少　　　　　　B. 铁粒幼红细胞增加
    C. 全血凝固时间延长　　　　　　　　D. 毛细血管脆性增加

40. 下列哪组疾病显示白细胞碱性磷酸酶值降低(　　)
    A. 骨纤　　　　　B. 慢粒　　　　　C. 类白反应　　　　　D. PNH

41. 男,46 岁,两月来疲劳,盗汗,腹胀,末梢血白细胞 21 × 10^9/L,中性分叶核粒细胞 85%,杆状核粒细胞 5%,下列哪些发现有助于鉴别本例是类白反应还是慢粒(　　)
    A. 贫血　　　　　　　　　　　　　　B. 白细胞碱性磷酸酶升高
    C. 骨髓细胞过多,幼粒细胞明显增多　　D. 脾肿大

42. 有关粒细胞减少症哪项是正确的(　　)
    A. 多为高度贫血　　　　　　　　　　B. 在骨髓中见早幼粒细胞相对增多
    C. 常伴有出血倾向,脾大多可触及　　　D. 常主诉有咽部疼痛

43. 下列哪项有助于鉴别伴有骨髓化生的骨纤和慢粒(　　)
    A. 泪滴状红细胞　　　　　　　　　　B. 血清维生素 B$_{12}$浓度
    C. 骨髓活检所见　　　　　　　　　　D. 末梢血中出现幼稚血细胞,脾肿大

44. 下列哪些情况伴有单纯红细胞再生障碍(　　)
    A. 胸腺瘤　　　　　　　　　　　　　B. 急性白血病
    C. 直接对抗幼稚红细胞的血清抗体　　　D. 血清红细胞生成素水平低下

45. 下列哪项有助于类白反应与慢粒的鉴别诊断(　　)
    A. Ph 染色体阳性　　　　　　　　　　B. 嗜碱性粒细胞增加
    C. 中性粒细胞碱性磷酸酶活性降低　　　D. 末梢血出现幼红细胞,血小板减少

46. 在溶贫中红细胞破坏增加的直接依据为(　　)
    A. 红细胞及血红蛋白降低
    B. 血直接胆红素增高
    C. 尿中含铁血黄素试验阳性
    D. 网织红细胞增高

47. 慢粒的实验室检查改变包括(　　)
    A. 嗜酸粒细胞增多
    B. 中性粒细胞碱性磷酸酶积分增多
    C. 嗜碱性粒细胞增多
    D. 原始和早幼粒细胞增多

48. 再障患者的贫血有下列哪些表现(　　)
    A. 常呈进行性加重
    B. 红骨髓呈向心性损害
    C. 可有原位溶血
    D. 一般抗贫血治疗无效

三、问答题

1. 试述血细胞的发育模式。
2. 简述血细胞发育过程中的形态演变规律。
3. 试述常用的 5 种细胞化学染色名称及其主要的应用价值。
4. 目前了解较清楚的血细胞激活素有哪些,各自的主要功能有哪些?
5. 为什么分析骨髓象必须常规分析血象?试举例说明。
6. 试述 3 种常见类型急性白血病原始细胞化学染色的不同点。
7. 珠蛋白合成异常对红细胞有何影响?
8. 试述再障的骨髓病理学特点。
9. 简述正常人体内铁总量中各种形式铁的含量,并描述发生缺铁时各自的变化顺序。
10. 请列表说明血管内溶血和血管外溶血的不同点。
11. 试述红细胞膜骨架结构。
12. 引起缺铁的常见原因有哪些,成人缺铁性贫血最常见的原因是什么?
13. 试述缺铁性贫血各阶段实验室检查有何差异。
14. 根据 MCV、MCH、MCHC 可将贫血分为哪几类?各类划分标准如何,并举例说明。
15. 再生障碍性贫血的诊断标准是什么?
16. 再障与 PNH 有何共同点,两者如何鉴别?
17. 如何鉴别慢粒与骨髓纤维化?
18. 具备哪些条件可考虑为慢粒加速期?
19. 原发性 MDS 可分为哪几型,各型的诊断标准又如何?
20. 恶性淋巴瘤的分期标准如何?
21. 试述 FAB 分类 3 种急淋的细胞学特征。

22. 如何鉴别类白反应和白血病,引起类白反应的常见原因有哪些?

23. 试述原发性纤溶与 DIC 的鉴别要点。

24. 试述血友病 A 的主要临床表现和诊断步骤。

25. 血栓前状态和高凝状态的区别是什么?

26. 何谓易栓症? 目前所知的易栓症有哪些? 试举 5 例。

27. 简述纤溶系统的组成。

28. 何为一期止血缺陷、二期止血缺陷? 两者的筛选试验各包括哪些内容?

29. 试对凝血指标 APTT、PT、FDP、DD 进行临床评价。

30. 何为白血病的 MICM 分型?

31. 试述各类出血性疾病的特点。

32. 属于细胞周期特异性的抗肿瘤药物有哪些?

33. 属于非细胞周期特异性的抗肿瘤药物有哪些?

34. 试述出血的病因及发病机制。

35. 试述抗栓治疗的药物的种类及药理机制。

36. 请叙述 MDS 的 FAB 分型,并举两例需要与之鉴别的引起全血细胞减少的疾病,说明鉴别要点。

37. 如何早期诊断 DIC?

38. 血管性血友病可分为哪几型,各型中 vWF 抗原含量测定和 vWF 多聚体分析的结果有何不同?

【病例讨论】

一、案例与资料

周六下午的急诊室,来了一位年轻的女性患者(26 岁),鼻中塞有消毒棉以止血。患者自诉从昨晚开始流鼻血,牙龈也有出血。患者主诉她的小腿皮肤上有许多散在的红色斑点,非常困扰她,已有 1 个月。

患者无发热、寒战、恶心、呕吐、腹部疼痛或关节痛。患者自诉来就诊前 2 周有过上呼吸道感染,服用过阿莫西林(阿莫仙),没有明显的药物反应,目前已经痊愈。月经正常,最后一次月经大概是 2 周前。既往无鼻出血、淤紫或关节积血等出血过多的情况。无家族异常出血史,无特殊服药史。

患者具体检查情况如下:

体格检查:T:36.8℃ P:86 次/min,R:20 次/min,BP:110/70 mmHg,其他无明显阳性体征。无发热,神志清楚,定位感好,神经系统检查无异常,表现有一些焦虑。无明显黄疸和苍白。鼻出血和齿龈有少量渗血。双下肢皮肤可见分布大量鲜红色或暗红色的瘀点、瘀斑。关节无肿胀及畸形。浅表淋巴结未触及,无肝脾肿大。

血常规:HB:130 g/L,RBC:4.14×10^{12}/L;WBC 8×10^9/L;PBL 16×10^9/L。

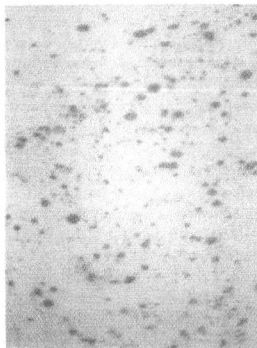

患者体检下肢所见的紫癜

出凝血检查:PT 12 s(正常对照 13 s),APTT 36 s(正常对照 34 s),TT 16 s(正常对照 17 s),血浆硫酸鱼精蛋白副凝固(3P)试验阴性,血浆 D-二聚体0.5 mg/L,纤维蛋白原3.5 g/L,束臂试验阳性,出血时间 8 min,血块收缩试验:24 h 未完全收缩。

尿血红蛋白定性试验为阴性;

肝肾功能正常,总胆红素 13.2 μmol/L,直接胆红素 4.8 μmol/L,间接胆红素8.4 μmol/L,清蛋白 42 g/L,球蛋白 22 g/L;

免疫球蛋白 PAIgG > 78.8 ng/10^7 血小板,PAC$_3$ > 18.0 ng/10^7 血小板;

抗人球蛋白试验(Coombs)阴性,抗核抗体(ANA)阴性,抗线粒体抗体阴性,抗双链 DNA(抗 ds-DNA)抗体阴性,抗 Sm 抗体阴性,类风湿因子(RF)阴性。

其他检查:胸部 X 线、心电图检查正常;腹部 B 超检查:肝脾不大。

患者的骨髓检查报告显示:骨髓增生活跃,G:E =1.81:1;粒系增生,占有核细胞的

56%,各阶段比例形态大致正常;红系增生,占有核细胞的 31%,中、晚幼红为主,成熟红细胞大致正常,淋巴细胞占 10%;全片见巨核细胞 183 个,其中幼稚巨核细胞占 18%,颗粒巨核细胞占 72%,巨核细胞裸核 10%,未见产板型巨核细胞,血小板少见呈大小不一、可见巨大血小板、内容物颗粒少。

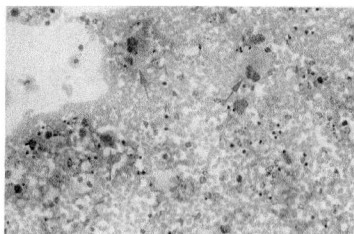

10×40 倍镜下该患者的骨髓象

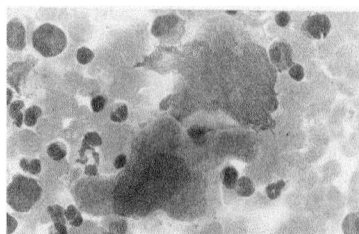

10×100 倍镜下该患者的骨髓象

该患者就诊当天即输注浓缩血小板 5 U,泼尼松 60 mg/d(1 mg/kg·d),达那唑(丹那唑)0.2 g,每日 3 次;第 2 天复查 PLT 40×10^9/L,患者皮肤无新鲜瘀点。但第 4 天,皮肤又出现新的瘀点,PLT 20×10^9/L,再次输注浓缩血小板 5 U;第 6 天复查 PLT 19×10^9/L,即于大剂量静脉输注免疫球蛋白,共 5 天,疗程后血小板计数逐渐恢复,1 个月后患者 PLT 110×10^9/L。泼尼松逐减,随访观察。

二、讨论与训练

1. 讨论要点

(1) 何为出血性疾病? 引起出血的原因有哪些?

(2) 试述止凝血机制。

(3) 出血的时间和类型对临床诊断有价值吗?

(4) 出血性疾病的问诊应包括哪些方面,其对诊断有何价值?

(5) 该患者上呼吸道感染和本次病情有关联吗?

(6) 哪些药物会引起出血?

(7) 试述 PT、APTT 检查的临床意义。

(8) 如果血常规显示血小板减少,则患者是否真的一定是血小板减少?

(9) 血小板减少的原因有哪些? 主要机制是什么?

(10) 如何利用出凝血的相关实验室检查来诊断出凝血疾病?

(11) 患者为什么会表现出焦虑? 你将如何处理?

(12) 该患者是否需要做骨髓检查? 从该患者的骨髓报告结果中你可以得出什么结论?

(13) 试述 ITP 的治疗原则。

(14) 该患者自行缓解的可能性大吗?

（15）该患者输注血小板是否有效?

（16）如果切脾治疗患者难以接受,如何向患者解释沟通保持良好医患关系?

2. 本病例小结

本病例中心议题是：出凝血的机制,出血性疾病(血小板减少)的实验室检查和诊断。以及如何从减轻患者经济负担角度出发,根据循证医学合理选择实验室检查。

（1）引起血小板减少的原因可分为：i. 血小板生成减少;ii. 血小板生存时间缩短(破坏增多、消耗增多);iii. 分布异常(多见于脾大、脾功能亢进);iv. 血液稀释(如大出血后反复输血、输入大量库存血等)。

（2）骨髓异常浸润,例如恶性肿瘤、骨髓纤维化,因化学、药物或射线病毒所致的骨髓增生低下可引起血小板生成减少。在这些病例中,血小板减少通常伴有白细胞和红细胞的异常造血。血小板生存时间缩短是另一个引起血小板减少的原因,生存时间缩短可以是血小板破坏增加,如 ITP(抗血小板 IgG 抗体引起),药物引起的血小板减少性紫癜,继发性免疫性紫癜(如淋巴瘤,狼疮,感染 HIV 1),以及输血后紫癜;也可以是血小板消耗过多,如 DIC,HUS,TTP。

（3）血小板减少性紫癜因抗体黏附于血小板后在脾脏破坏增加,也可以影响骨髓生成血小板。急性 ITP 常见于幼儿,通常是上呼吸道感染后,并且往往是自限性的。儿童,ITP 病程常 3~6 个月。成人往往是隐匿性或亚急性,常见于 20~40 岁的女性,持续数月到数年,少有自发缓解。患者临床特征是血小板减少,瘀点或黏膜出血,没有系统性中毒,没有淋巴结或肝脾肿大,除了血小板外周血细胞计数和血涂片正常。ITP,抗血小板抗体谨慎使用,因为常见假阳性,骨髓象显示巨核细胞增加但其他正常。

（4）PT、APTT、TT 联合应用：

① PT、APTT、TT 均正常：除正常人外,可见于遗传性与获得性因子XIII缺陷、α_2 抗纤溶酶缺陷、血小板质与量异常、血管壁异常所致的出血和凝血因子的亚临床轻度缺陷。

② PT 延长、APTT、TT 正常：多为遗传性或获得性因子VII缺乏。

③ APTT 延长、PT、TT 正常：常见于内源凝血因子缺陷,如血友病、血管性血友病、因子 XI 缺陷症和获得性因子VIII、IX缺乏症、凝血因子抑制物、狼疮抗凝物等。

④ PT、APTT 延长、TT 正常：见于遗传性或获得性因子 I、II、V、X 缺陷症。

⑤ PT、APTT 和 TT 均延长：见于异常抗凝物,如肝素和 FDP 增多、纤维蛋白原缺乏或分子结构异常、多发性骨髓瘤、巨球蛋白血症等。

（5）血小板减少治疗：明确血小板减少的病因给以正确的治疗。如果明确诊断为 TP,治疗很简单。ITP 患儿80%,6 周内自发缓解,但成人很少见。许多医生治疗患者特别是成人患者,口服类固醇,每千克体重 1~2 mg 泼尼松(强的松)。通常不需要输注血小板除非危及生命的情况下,因为 ITP 输注的血小板生存时间只有几分钟。脾脏可破坏结合抗体的血小板,患者对泼尼松无反应可考虑脾切除。当血小板计数 <10 × 10^9/L,通常采用静脉注射免疫球蛋白(IVIg),同时使用类固醇。切脾无效时可使用免疫抑制剂。

3. 血小板减少疾病的诊断思路

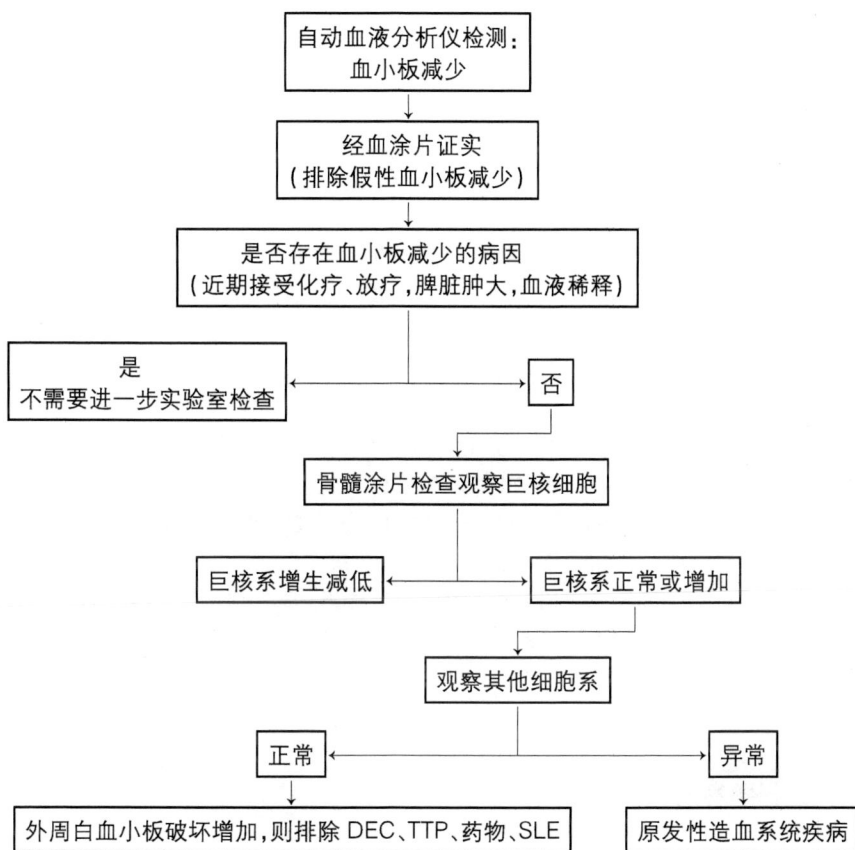

```
        ┌─────────────────────┐
        │  自动血液分析仪检测：  │
        │     血小板减少        │
        └──────────┬──────────┘
                   │
        ┌──────────┴──────────┐
        │     经血涂片证实       │
        │ （排除假性血小板减少）  │
        └──────────┬──────────┘
                   │
   ┌───────────────┴─────────────────┐
   │      是否存在血小板减少的病因        │
   │ （近期接受化疗、放疗,脾脏肿大,血液稀释）│
   └───────────────┬─────────────────┘
                   │
┌──────────────────┐      ┌────┐
│        是         │◄─────┤ 否 │
│ 不需要进一步实验室检查 │      └──┬─┘
└──────────────────┘         │
                   ┌─────────┴─────────┐
                   │ 骨髓涂片检查观察巨核细胞 │
                   └─────────┬─────────┘
                             │
   ┌──────────────┐    ┌─────┴──────────┐
   │  巨核系增生减低  │◄───┤  巨核系正常或增加  │
   └──────────────┘    └─────┬──────────┘
                             │
                   ┌─────────┴─────────┐
                   │    观察其他细胞系     │
                   └─────────┬─────────┘
                             │
        ┌──────┐                      ┌──────┐
        │  正常 │◄─────────────────────┤  异常 │
        └───┬──┘                      └───┬──┘
            │                             │
┌───────────┴────────────────────┐ ┌──────┴──────────┐
│外周白血小板破坏增加,则排除 DEC、TTP、药物、SLE│ │  原发性造血系统疾病  │
└─────────────────────────────────┘ └─────────────────┘
```

【参考答案】

一、最佳选择题答案

1. C　2. D　3. B　4. C　5. C　6. D　7. E　8. B　9. B　10. A　11. B
12. C　13. D　14. E　15. D　16. D　17. C　18. D　19. D　20. E　21. C　22. B
23. B　24. C　25. E　26. D　27. B　28. D　29. D　30. E　31. C　32. C　33. A
34. D　35. B　36. B　37. A　38. B　39. D　40. A　41. B　42. B　43. E　44. B
45. C　46. E　47. D　48. E　49. B　50. C　51. C　52. A　53. D　54. B　55. E
56. D　57. B　58. C　59. A　60. D　61. C　62. E　63. B　64. A　65. C　66. E
67. E　68. D　69. E　70. B　71. B　72. B　73. C　74. C　75. B　76. C　77. C
78. E　79. B　80. B　81. A　82. B　83. C　84. D　85. D　86. C　87. D　88. D
89. B　90. C　91. C　92. D　93. E　94. B　95. E　96. D　97. A　98. C　99. E
100. C　101. D　102. E　103. C　104. C　105. B　106. C　107. D　108. D
109. C　110. A　111. D　112. E　113. C　114. D　115. D　116. C　117. E
118. B　119. D　120. D

二、多项选择题答案

1. ABC　2. AC　3. ABC　4. BD　5. ABC　6. AC　7. AC　8. BD　9. ABCD
10. BD　11. AC　12. ABCD　13. ABC　14. BD　15. ABCD　16. ABCD　17. ABC
18. BD　19. ABC　20. ABCD　21. ABC　22. ABCD　23. ABC　24. AC　25. ABC
26. BD　27. AC　28. AC　29. AC　30. AC　31. ABCD　32. BD　33. ABCD
34. ABC　35. ABCD　36. ABC　37. ABCD　38. ABC　39. BD　40. BD　41. BD
42. BD　43. ABC　44. AC　45. ABC　46. AC　47. AC　48. ABCD

三、问答题答案

（略）

【名词索引】

Principle Hematology
血液系统

W

X

Y

Z

参 考 文 献

[1] 胡翊群,胡建达.临床血液学检验[M].2 版,北京：中国医药科技出版社,2010.

[2] 邓家栋,杨崇礼,杨天楹,等.邓家栋临床血液学[M].上海：上海科学技术出版社,2001.

[3] Shirlyn B McKenzie. Clinical laboratory hematology. Pearson Prentice hall New Jersey 2004

[4] Marshall A lichtman, Ernest beutler, Thomas J Kipps, et al. Williams Hematology [M] seventh edition. McGraw-Hill NewYork, 2006.

[5] Colman Robert W Clowes Alexander W Goldhaber Samuel Z, et al. Emostasis and Thrombosis: Basic Principles and Clinical Practice[M]. 5th Edition. Lippincott Williams & Wilkins Publishers, 2006.

[6] Steven H Swerdlow, et al. WHO classification of tumors of haematopoietic and lymphoid tissues[R]. International Agency for Research on Cancer, Lyon,2008.

[7] http://www.chlab.com.cn/　中国检验医学网

[8] http://www.nccl.ac.cn/　中国临床检验信息网

[9] http://www.hemoline.com　中国血液在线